Gesunde Haut mit Heilkräuter-Essenzen

Ein ganzheitsmedizinisches Therapiekonzept

Von Dr. rer. nat. Dietrich Gümbel

Mit 45 Abbildungen, davon 6 vierfarbig,
und 3 Tabellen

3., erweiterte Auflage

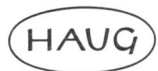

Karl F. Haug Verlag · Heidelberg

CIP-Titelaufnahme der Deutschen Bibliothek

Gümbel, Dietrich:
Gesunde Haut mit Heilkräuter-Essenzen: ein ganzheitsmedizinisches Therapiekonzept / von
Dietrich Gümbel. — 3. Aufl. — Heidelberg: Haug, 1989
  ISBN 3-7760-1065-7

© 1984 Karl F. Haug Verlag GmbH & Co., Heidelberg

2. Auflage 1986
3. Auflage 1989

Verlags-Nr. 8912 · Titel-Nr. 2065 · ISBN 3-7760-1065-7

Satz: Filmsatz Unger & Sommer GmbH, 6940 Weinheim
Druck und Verarbeitung: Progressdruck GmbH, 6720 Speyer

Inhalt

TEIL I

Die Gestaltung des Menschen

1. Embryologie und Hautentwicklung

Der Mensch erlebt sich als eine Innenwelt in einer Außenwelt. Er kann die Außenwelt bzw. Umwelt in seine Innenwelt einwirken lassen, aber auch umgekehrt aus seiner Innenwelt auf seine Umwelt einwirken, sie prägen.

Die Abgrenzung seiner Innenwelt zur Außenwelt ist die Körperoberfläche seines Leibes, die Haut.

Die Haut ist die Grenzmembran zweier Welten, die eine Innenwelt in biologischer Leibesgestalt von einer Außenwelt abgrenzt.

Als „Kosmos" bezeichnete das griechische Altertum die Welt als Ganzes. Der Bedeutung des griechischen Wortes „Kosmos" als „das Geordnete", „das Geschmückte", „das Harmonische", stand die des „Chaos" als „das Ungeordnete", „das Unharmonische" gegenüber. Heute verstehen wir unter Kosmos das All, nämlich alles, was uns umgibt als unendliche Außenwelt. Diesem Makrokosmos gegenüber begreift sich der Mensch als Mikrokosmos, der alle Kräfte und Fähigkeiten des Makrokosmos besitzt.

In Anlehnung an diese Begriffe und unter Berücksichtigung des „Bios", unter dem die Griechen einen lebenden Organismus verstanden, können wir auch sagen:

Die Haut ist das Grenzorgan zwischen Kosmos und Biokosmos.

Der Mensch als Biokosmos besteht aus drei Welten, der *Welt des Geistes* und der *Welt der Gefühle* (Seele = Psyche), die sich in der *Körperwelt* biologisch darstellen. Demnach ist der Mensch *Bürger dreier Welten*, die sich zu einem einzigen Leib, also zu einer einheitlichen Welt als integrales Mensch-Sein vereinigen.

Da eine Membran nicht nur trennende, sondern auch verbindende Funktionen besitzt, kann man unser Grenzorgan Haut als Bewußtseinsorgan bezeichnen, weil es uns den Unterschied zwischen unserem Biokosmos und unserer Außenwelt „begreifen" läßt!

Jegliches Bewußtwerden des heranwachsenden Menschen, sogar schon im Mutterleib, erfolgt mittels Hautberührung über das physische Begreifen der Dinge, wie es sich im Spielen des Kindes zeigt.

Dieses spielende *„Begreifen"* der Gegenstände ist zugleich die Voraussetzung für jegliche geistige „Begriffsbildung". Ein Kind macht sich nur über das physische Begreifen einen „Begriff" von der Welt und seiner Gegenstände. Die Verwendung eines geistigen Begriffs in der Umgangssprache ist also das erneute innere Nacherleben einer vorangegangenen *bewußtgemachten* psychosomatischen (seelisch-körperlichen) Erfahrung.

Die Entwicklung des Menschen im Mutterleib (Embryologie) zeigt in der frühen Keimesentwicklung eine entsprechende Ausbildung seiner drei Welten in den frühembryonalen Organen und deren Vereinigung zu *einer* Welt als seine vollmenschliche Gestalt:

Die embryonale Außenwelt wird vom „Äußeren Keimblatt" (= Ektoderm), die embryonale Innenwelt vom „Inneren Keimblatt" (= Entoderm) umgriffen. Sie stellen sich als sogenannte „Ektoderm- und Entodermbläschen" dar, die aneinander grenzen, sich berühren. Und *nur* aus dem sich berührenden Gewebe (sogenanntes Keimschild) dieser beiden Welten entwickelt sich die *dritte*, die Körperwelt, die Leibgestalt des Menschen (s. Abb. 3 d, S. 17).

Die Reihenfolge der Bläschenbildungen verläuft nun so, daß zunächst das „Außenweltbläschen" (= Ektodermbläschen) entsteht, zu dem sich im Nachhinein eine Gegenwelt als „Innenweltbläschen" (Entodermbläschen) entwickelt. Während nämlich das Ektodermbläschen mit Gewebswasser (dem späteren Fruchtwasser) gefüllt ist, als erstes Ausscheidungs- bzw. Drüsenprodukt seiner Zellen, ist das Entodermbläschen mit Nahrungssubstanzen, dem Dottermaterial erfüllt, das es vom mütterlichen Organismus hat und nun aufzusaugen beginnt.

Es herrschen also zwei polar entgegengesetzte Stoffwechselprozesse vor: hier *abbauende sezernierende Drüsenfunktion* (Ektodermbläschen), dort *aufbauende resorbierende Ernährungsfunktion* im Entodermbläschen; wahrlich, auch im Inneren zeigt sich die Verschiedenheit der Keimblätter im Stoffwechsel mit umgekehrtem Vorzeichen.

Die Embryonalzellen entstammen ja der befruchteten mütterlichen Eizelle. Hier erscheint die *Mutter* als die „Substanzgebende", als diejenige, die die embryonalen Hüllorgane (Fruchtblase und Plazenta) aufbaut und ernährt, die das Bau*material* zur Verfügung stellt. „Material" ist das von der „mater" (lat. = Mutter) gegebene! Insbesondere trifft

10

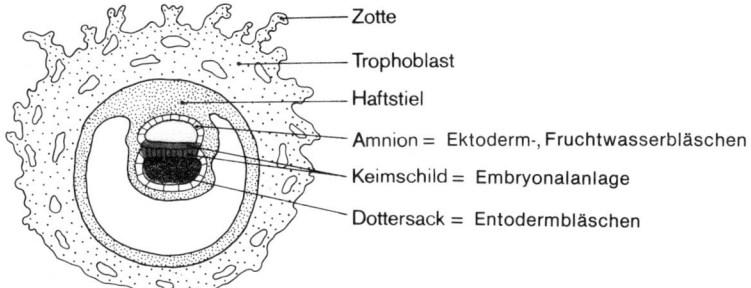

1. Blastocyste des Menschen (12 Tage / 0,5 mm)

- Zotte
- Trophoblast
- Haftstiel
- Amnion = Ektoderm-, Fruchtwasserbläschen
- Keimschild = Embryonalanlage
- Dottersack = Entodermbläschen

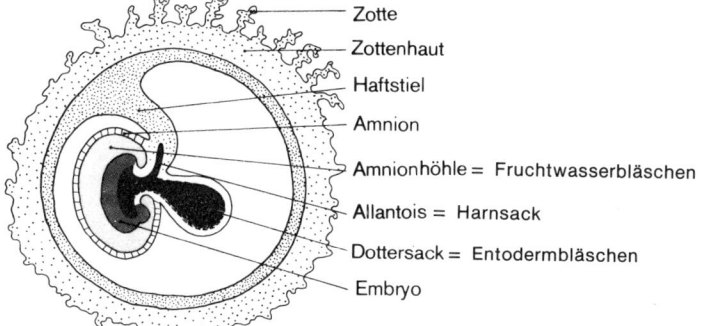

2. Menschlicher Embryo (3 Wochen / 7 mm)

- Zotte
- Zottenhaut
- Haftstiel
- Amnion
- Amnionhöhle = Fruchtwasserbläschen
- Allantois = Harnsack
- Dottersack = Entodermbläschen
- Embryo

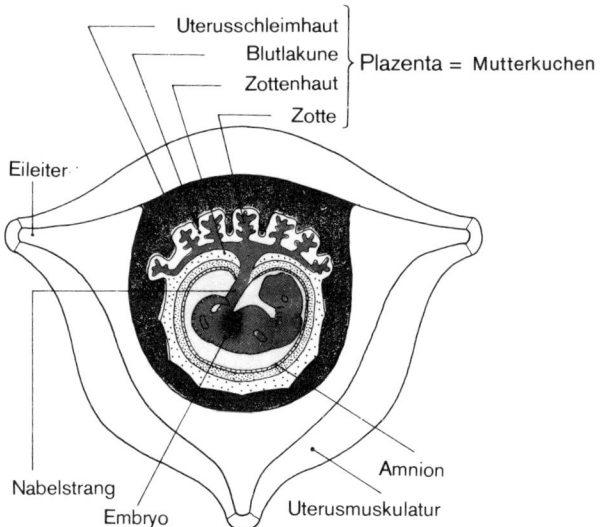

Uterusschleimhaut
Blutlakune
Zottenhaut ⎬ Plazenta = Mutterkuchen
Zotte

Eileiter

Nabelstrang
Embryo
Amnion
Uterusmuskulatur

3. Menschlicher Embryo (6 Wochen / 11 mm)

Abb. 1: Embryonalentwicklung
Mit freundlicher Genehmigung aus: *Lange/Strauß/Dobers,* Biologie 3, erschienen im Hermann Schroedel Verlag, Hannover. Die lateinischen Begriffe wurden vom Verlag ins Deutsche übersetzt.

das für das Dottermaterial im Entodermbläschen (= Dottersackbläschen) zu, welches der frühembryonalen Ernährung des sich entwickelnden Keimes dient!

Die Entwicklung des menschlichen Keimes zeigt nach der Befruchtung der mütterlichen Eizelle durch die väterliche Samenzelle zunächst die Ausbildung der embryonalen Hüllorgane, die sich zu Ernährungsorganen (Plazenta) differenzieren. Durch viele Zellteilungen der befruchteten Eizelle entsteht nach einer Zellhaufenkugel (Maulbeerkeim) eine Zellhohlkugel, der sogenannte Blasenkeim (Blastozyst), der auf der Schleimhaut des beweglichen Eileiters in die Gebärmutter (Uterus) transportiert wird und sich dort bis zum 7. Tag in der Schleimhaut festgesaugt hat (Implantantion des Keimes). Bis dahin können wir nur von der Anlage der embryonalen Hüllorgane des Menschen sprechen, nicht aber von seiner eigentlichen Körperentwicklung, denn diese hat bis dahin überhaupt noch nicht begonnen. Die körperliche Gestaltwerdung beginnt erst mit der Anlage der Keimbläschen (Ektoderm- und Entodermbläschen)!

Das sich zuerst ausbildende *Ektoderm- oder Fruchtwasserbläschen* stellt im weiteren Verlauf der Embryologie das Gewebematerial für die Oberhaut (Epidermis) und sämtliches Nervengewebe einschließlich der Sinnesorgane durch Zellteilungen zur Verfügung. Dies sind zugleich die Organe für das bewußte sinnliche Erleben der Außenwelt und die biologische Voraussetzung für inneres Bewußtsein im Körper (Gehirn und Nervensysteme).

Das sich nachfolgend ausbildende *Entoderm- oder Dottersackbläschen* stellt das Zellmaterial sämtlicher Verdauungsorgane, die der Funktion der Ernährung des ganzen Körpers dienen. Mit der Resorption (Aufsaugung) des Dottermaterials als frühembryonale Ernährung entstehen im Körperinneren die Verdauungsorgane (Speiseröhre, Schilddrüse, Thymusdrüse, Lunge, Magen, Leber, Blase, Bauchspeicheldrüse, Dünndarm, Dickdarm, Enddarm). Bis zum Ende der 8. Woche sind alle diese Organe angelegt und das Dottersackbläschen ist vollständig resorbiert. Die Innenwelt des Menschen ist „inkarniert".

Es gibt aber noch ein überaus wichtiges *drittes,* sogenanntes „*Mittleres Keimblatt",* das *Mesoderm* (das man in flüssiger Form „Mesenchym", gr. = das Dazwischengegossene nennt). Es schiebt sich als Zellmaterial aus der Wand des Blasenkeims zwischen das Fruchtwasser- und das Dottersackbläschen und hat als fließendes Gewebe (Mesenchym)

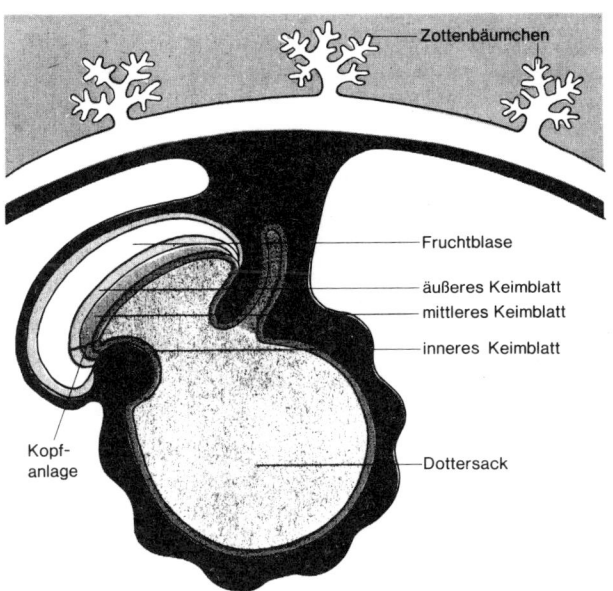

Keim (Embryo) des Menschen (3 Wochen alt, 7 mm lang)

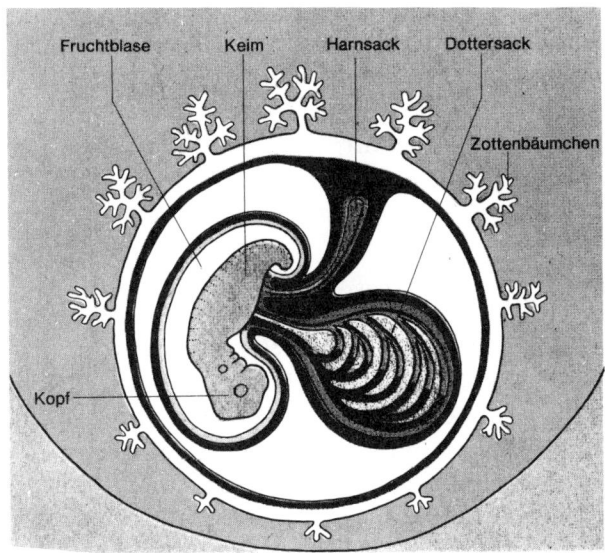

Keim (Embryo) des Menschen (4 Wochen alt, 8 mm lang)

Abb. 2

Mit freundlicher Genehmigung aus: *Garms, Lebendige Welt,* Biologie 2 H/R, erschienen im Westermann Verlag.

ernährende, entgiftende und substanzgebende Eigenschaften. Aus seinem Zellmaterial entwickeln sich Gewebswasser (Lymphe), Blut, Blutgefäße, Herz, Nieren, Keimdrüsen sowie das gesamte Binde- und Stützgewebe (Unterhaut, Sehnen, Bänder, Knorpel, Knochen und vor allem sämtliche Muskeln).

Wie wir gesehen haben, verhält sich das Zellgewebe des Fruchtwasserbläschens und des Dottersackbläschens polar zueinander. Ersteres ist ein *zehrendes System*, weil es durch anhaltende Ausscheidung (Sekretion) von Fruchtwasser und durch schnell sich vergrößerndes Wachstum Nahrungsenergien verbraucht; letzteres ist ein *nährendes System*, dessen Zellen die Dotterflüssigkeit aufsaugen und dem Mesenchym zur Verfügung stellen, damit es als zelluläres Transportmittel die Nährstoffe dem Ektoderm zur Verfügung stellen kann und diese geradezu ansaugt! Im Gegenzug werden Stoffwechselschlacken vom rückfließenden Mesenchym auch wieder zurücktransportiert.

Aus dem dargestellten Stoffwechselverhalten ist es leicht verständlich, daß durch die anhaltende Sekretionstätigkeit des Fruchtwasserbläschens mit beschleunigtem Wachstum der Blasenwand diese immer größer wird, während das Dottersackbläschen sich immer mehr verkleinert, bis es unter Aufsaugung der Dotterflüssigkeit bis zum Ende der 8. Woche in der Gestaltung der Verdauungs- und seiner Anhang-Organe aufgegangen ist.

Drei verschiedene Gewebearten mit ganz bestimmten charakteristischen Stoffwechselverhalten durchdringen im Laufe der Embryonalentwicklung einander und zentrieren sich in ganz bestimmten Körperabschnitten:

Das *Ektodermgewebe*, welches die Oberhaut (= Epidermis) mit allen Hautdrüsen (Schweiß-, Duft-, Milch- und Talgdrüsen) und allen Hautanhangsgebilden (Hornhaut, Haare, Nägel) bildet sowie das sich nach innen abfaltende Neuralrohr, als Vorläufer des gesamten Nervensystems mit Rückenmark, Gehirn und peripheren Nerven mit den Sinnesorganen, *zentriert sich im Kopf*, von wo es über das Gehirn, Rückenmark und Rückenmarksnerven bis in die Peripherie fast den gesamten Körper „durchwurzelt", wenn man das Eingeweidenervensystem (Sympathikus) mit einbezieht.

Das *Entodermgewebe* mit der Ausbildung der gesamten Verdauungsorganisation *zentriert sich im Unterleib*, vor allem in der gewaltigen Oberflächenausdehnung des Darmes (Duodenum = Dünndarm) und

14

zieht von hier über den Magen und die Speiseröhre bis in den Schlund herauf. Aber auch die Lunge als eine Art „Luftdarm" und auch die Leber als „Blutentgiftungsorgan" (= Galle) gehören dazu.

Das *Mesodermgewebe*, welches die gesamte Skelettmuskulatur (auch Eingeweidemuskulatur!), die Unterhaut (Kutis und Subkutis), das Knochenskelett mit Bändern, Knorpeln und Sehnen stellt, hat doch im Kreislaufgeschehen des Blutes seinen stärksten dynamischen Ausdruck und *zentriert sich im Oberkörper*, nämlich im Herzen. Das Herz ist das **Zentralorgan** des mesodermalen Blutkreislaufs. Es *reguliert* die Blutversorgung vom Verdauungssystem (Entoderm) zum Nerven-Sinnessystem (Ektoderm), indem es letzteres mit Sauerstoff und Nährstoffen versorgt und rückfließend die Stoffwechselschlacken mitnimmt. Eine weitere wichtige Funktion des Mesodermgewebes als Bindegewebe ist neben dem Aufbau des Stütz- und Bewegungsapparates die Abwehrfunktion (Immunreaktion) seiner Zellen (RES = Retikulo-Endotheliales System). Im Oberkörper sitzen auch die wichtigsten Blutspeicherorgane, die Leber und die Milz.

Der Embryo zeigt sehr frühzeitig die drei Schwerpunkte seiner drei Keimblätter in der Ausbildung der aufeinander sich entwickelnden Organe an:

a) Das erste und größte ektodermale Organ ist das Gehirn.
b) Das zur Blutversorgung des Gehirns sich bildende mesodermale Organ ist das Herz.
c) Das zur Blutfilterung vor dem Herzen sich nachfolgend ausbildende entodermale Organ ist die Leber.

Diese drei Keimblätter mit ihren embryonalen Schwerpunktorganen (Gehirn, Herz, Leber) sind es auch, die dem Embryo eine erste Gestaltung in Form von Körperabschnitten geben, die diesen sich entwickelnden Menschen *gliedern*! Das Gehirn formt den Kopf; Herz und Leber, zusammen mit dem sich erst später vergrößernden Darm, prägen den Rumpf (s. Abb. 3 c Embryonalentwicklung).

Embryo und Foetus (nach der 8. Entwicklungswoche) sind aber nur zweigliedrig, d.h. man kann deutlich den Kopf vom Rumpf (Herz-Leberwulst im 3. Monat), nicht aber einen Oberkörper vom Unterkörper unterscheiden, der noch ein Ganzes bildet. Erst mit der Entwicklung der Lunge zwischen Herz und Leber und mit ihrer nachgeburtlichen Atmungsentfaltung sowie durch die Darmbelastung mit grobstofflicher irdischer Nahrung nach der Geburt polarisieren sich sichtbar Oberkörper

15

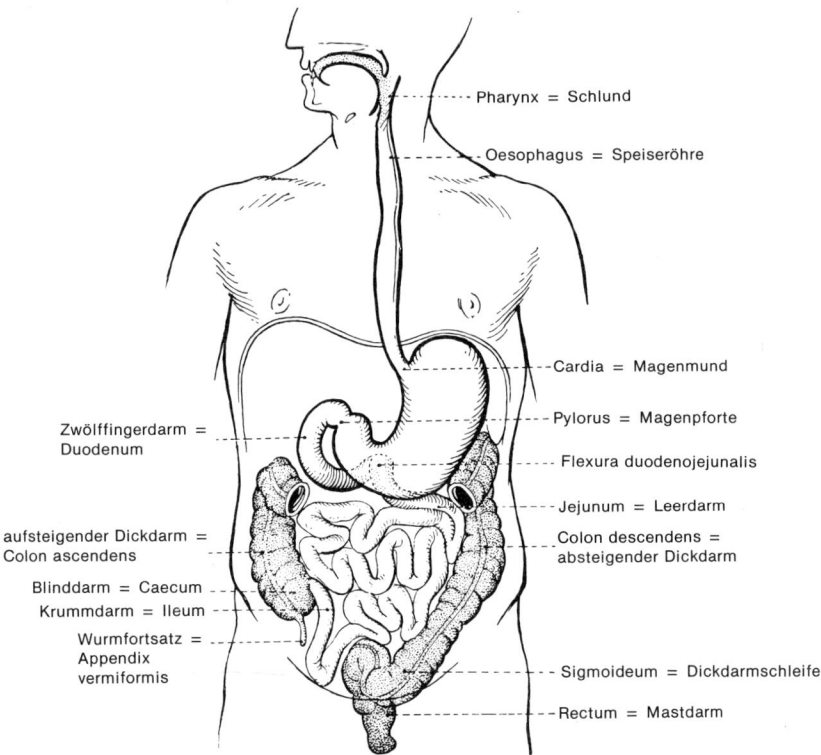

Gastrointestinaltrakt = Verdauungstrakt

Pharynx = Schlund

Oesophagus = Speiseröhre

Cardia = Magenmund

Pylorus = Magenpforte

Zwölffingerdarm = Duodenum

Flexura duodenojejunalis

Jejunum = Leerdarm

aufsteigender Dickdarm = Colon ascendens

Colon descendens = absteigender Dickdarm

Blinddarm = Caecum

Krummdarm = Ileum

Wurmfortsatz = Appendix vermiformis

Sigmoideum = Dickdarmschleife

Rectum = Mastdarm

Abb. 3 a: Schema des Verdauungskanals
Mit freundlicher Genehmigung aus: *Benninghoff/Goerttler*, Lehrbuch der Anatomie des Menschen, Bd. 2, erschienen im Urban & Schwarzenberg Verlag, München. Die lateinischen Begriffe wurden vom Verlag ins Deutsche übersetzt.

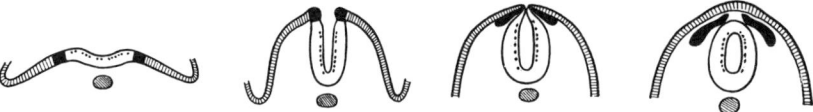

Abb. 3 b: Schematische Darstellung der Entwicklung des Neuralrohres und der Neuralleiste in Querschnitten. Hautektoderm senkrecht schraffiert, Neuralleiste schwarz, Neuralmaterial weiß, darunter Chorda dorsalis. Die Punkte im Nervengewebe zeigen die Häufigkeit und Orte der Mitosen.
Mit freundlicher Genehmigung aus: *Mörike/Betz/Mergenthaler,* Biologie des Menschen, 11. Auflage, erschienen im Verlag Quelle & Meyer, Heidelberg 1981.

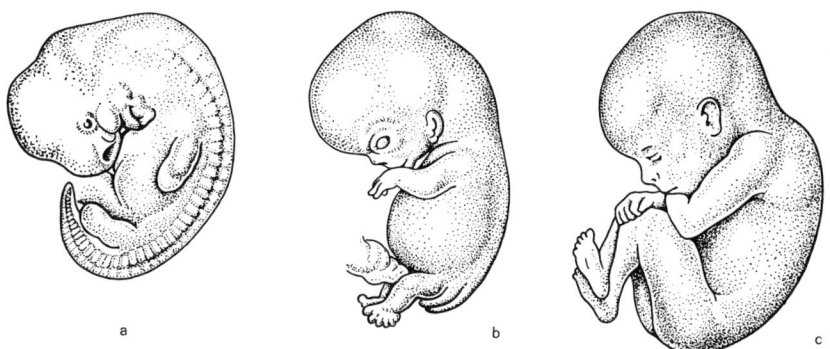

Abb. 3c: Menschliche Keimlinge. *a* Anfang des 2. Monats (5 mal nat. Gr.); *b* Ende des 2. Monats (1 1/2 mal nat. Gr.); *c* Ende des 4. Monats (1/3 nat. Gr.).
Mit freundlicher Genehmigung aus: *Mörike/Betz/Mergenthaler,* Biologie des Menschen, 11. Auflage, erschienen im Verlag Quelle & Meyer, Heidelberg 1981.

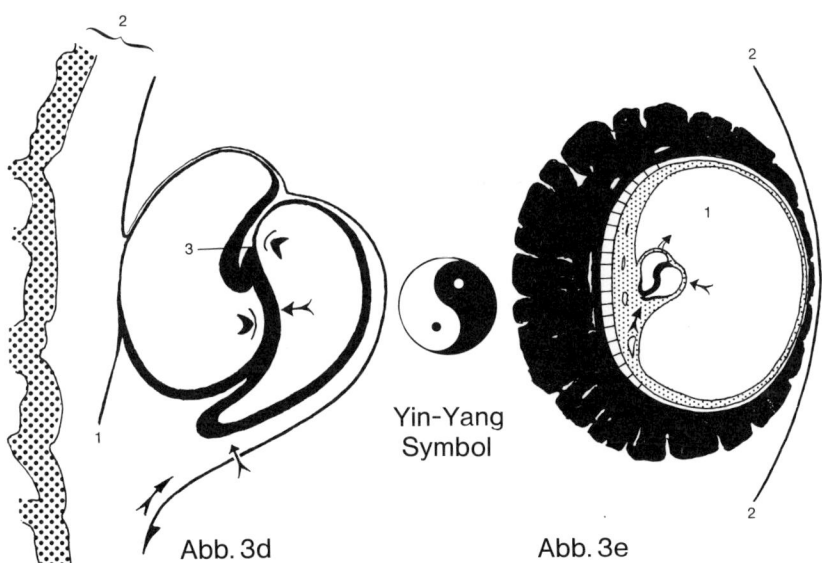

Yin-Yang
Symbol

Abb. 3d   Abb. 3e

Abb. 3d: Längsschnitt durch das zweikammerige Innenei, Ausschnitt aus Abb. 3e. Bildung des Axialfortsatzes. Geschwänzte Pfeile: Stoffwechselbewegungen aus dem Dottersack, der Chorionhöhle und durch die Haftstielgefäße. Pfeilköpfe: Flüssigkeitsdruck, mit dem Ektoderm und Entoderm aufeinandergepreßt werden. 1 Haftstiel, 2 Chorion, dessen Wandmesoblast in den Hüllmesoblast übergeht, 3 Spitze des Axialfortsatzes.
Mit freundlicher Genehmigung aus: *Blechschmidt,* Anatomie und Ontogenese des Menschen, erschienen im Verlag Quelle & Meyer, Heidelberg 1978.

(Atmungsfunktion) und Unterkörper (Verdauungsfunktion) zur vollge-gliederten Menschengestalt mit **Kopf** (Gehirn/Sinnesorgane), **Oberkör-per** (*vom Hals bis zur Taille* mit den Blutorganen: Herz, Leber, Lunge, Nieren, Milz und Speiseröhre/Magen) und **Unterkörper** *(unterhalb der Taille bzw. des Bauchnabels)* mit dem gesamten Darmsystem (Dünn-darm, Dickdarm, Enddarm) und den Geschlechtsorganen der Frau, die beim Manne außerhalb liegen!

Nach dieser Einteilung liegen Leber, Milz, Nieren und Magen noch im Oberkörper!

Der **Kopf als Zentrum des Ektoderms** ist zugleich auch „der Kopf" (Gehirn) des ganzen Entwicklungsgeschehens. „Mehr als die Hälfte der Entozystscheibe (Keimschild, Anmerkung des Verfassers) ist die Anla-ge des späteren Kopfes und so vor allem die Gehirnanlage. . . . Der Hals-und Rumpfbereich erscheinen nur als Anhang der jungen Kopfregion" (*Blechschmidt* 1978). Das heißt, der Mensch entwickelt sich eigentlich aus dem Kopf heraus. „Denn in der Frühentwicklung besteht nachweis-lich fast der ganze menschliche Körper aus Anlagen des Kopfes" (*Blechschmidt* 1978). Zudem gehört das Nervengewebe zu den haupt-sächlichsten Nahrungsverbrauchern und wird damit zum eigentlichen Gestalter des menschlichen Leibes, von außen durch die Oberhaut, von innen durch das Nervengewebe, die insgesamt den Regenerations- und Wachstumskräften des entodermalen Gewebes entgegenstehen.

Der **Oberkörper mit dem mesodermalen Zentralorgan Herz** sorgt ver-bindend als „Bindegewebe" für Ernährung, Entschlackung und Abwehr zwischen Nerven- und Verdauungssystem.

Der **Unterkörper als Zentrum des Entoderms** verdaut die aufgenom-mene Nahrung, das Blut und die Lymphe saugen sie auf, während die unverdaulichen Stoffe ausgeschieden werden. Der Unterkörper ist zu-gleich als Zentrum der materiellen Ernährung des Menschen der Ort, an dem ein neuer Mensch (Schwangerschaft) in materieller Leibesgestalt im Uterus (Gebärmutter) entsteht!

Die **drei Schichten der Haut** (Abb. 4) spiegeln diese „dreidimensio-nale" Gestaltung des Menschen in gewisser Weise wider:

Die *Oberhaut (Epidermis)* ist *ektodermaler* Herkunft, ist nicht durch-blutet, dafür aber stark durchnervt von Fasern des Zentralen Nervensy-stems (sogenannte Freie Nervenendigungen) und wird dadurch zu einem echten Nerven-Sinnes-Epithel, also zu einem **Sinnesorgan**.

Die *Unterhaut (= Kutis,* auch Corium bzw. Lederhaut genannt) ist *mesodermaler* Herkunft, ist stark durchblutet und mit speziellen Nervenendkörperchen vom Zentralen Nervensystem durchsetzt und gehört als Ganzes zum Bindegewebe.

Das *Unterhautfettgewebe (= Subkutis)* gehört ebenfalls zum mesodermalen Bindegewebe, in das als „entodermale Ablagerung" Fett in Speicherzellen eingelagert ist, welches sich aus den aufgenommenen Nahrungsenergien (durch den Darm ins Blut und in die Lymphe) herleitet und hier als Energiedepot für energiearme Zeiten lagert! Das entodermale Verdauungssystem prägt also die Ausgestaltung der mesodermalen Subkutis!

Die dreischichtige Haut spiegelt also den Aufbau der Körpergestalt durch die drei Keimblätter wider!

2. Die Haut als Lebens-Sinn

Um die Sinnesfunktion der Haut in ihrer ganzen Tiefe erfassen zu wollen, müssen wir uns noch einmal der embryonalen Hautentwicklung zuwenden. Wir sagten, daß in der Durchdringung von „Außen" und „Innen", von ektodermalem Fruchtwasserbläschen und entodermalem Dottersackbläschen unter Einbeziehung des dritten Keimblattes, des Mesoderms, eine zelluläre Leiblichkeit entsteht.

In der 4. Entwicklungswoche ist nun der gesamte Embryo einschließlich des Dottersacks und des Haftstiels (die spätere Nabelschnur) vom Fruchtwasserraum umschlossen. Der gesamte Embryo schwimmt nun in dem Fruchtwasser. Die Wand dieses Fruchtwasserraumes besteht aus ektodermalem Gewebe, welches nach innen das Fruchtwasser abscheidet (Drüsensekret der Zellen als Folge eines abbauenden Stoffwechsels). Der dem Embryo zugewandte Teil der Fruchtwasserblasenwand wird zu seinem Ektoderm, aus dem sich u.a. seine Oberhaut (= Epidermis) entwickelt, während die von ihm abgewendete Blasenwand bis zur Geburt die Fruchtblase bildet, die ihn umhüllt und die er zerreißen muß, wenn er geboren werden will.

Es ergibt sich die erstaunliche Tatsache, daß der Embryo bzw. Foetus (ab der 8. Entwicklungswoche nach vollzogener Resorption des Dottersackbläschens) eigentlich *zwei* „Häute" hat! Er ist nicht nur von seiner Oberhaut (= Epidermis) gegen das Fruchtwasser abgegrenzt, sondern ist zusätzlich von dem ihm zugehörigen und von ihm selbst abgeschiedenen

Fruchtwasser seiner „*Urhaut*", der Fruchtblasenwand umhüllt. Fruchtwasser und Fruchtblasenwand sind in diesem vorgeburtlichen Stadium ebenso Teil seiner Leiblichkeit wie seine Körperhaut (= Epidermis). Die eigentliche Geburt wird mit dem Platzen der Fruchtblase eingeleitet, so daß das Fruchtwasser ausläuft.

Bei der Geburt fährt der Mensch aus seiner Haut, nämlich aus seiner „*Urhaut*", der Fruchtblase!

Daraus wiederum folgt, daß, solange der Foetus nicht geboren ist, es für ihn sinnlich keine Außenwelt, kein „außen" gibt, da er in dem Fruchtwasser in der Peripherie immer nur „sich selbst begreifen" kann, immer nur sich selbst berührt an seiner Urhaut der Fruchtblasenwand.

Wir wissen, daß die Zellen des Ektoderms von Anfang an eine Sinnes-Nervenfunktion haben, die sich schon im Ektodermbläschen im abbauend-sezernierenden Stoffwechsel der Zellen (= Fruchtwasser) zeigt. Denn jeglicher Bewußtseinsprozeß in einem biologischen Organismus ist mit einem abbauenden Stoffwechsel = Oxydationsprozeß (Verbrennungsstoffwechsel) gekoppelt. Das heißt, daß überall dort in unserem menschlichen Körper Bewußtseinskräfte wirken, wo ein Abbau- bzw. Oxydationsstoffwechsel einsetzt. Dies gilt auch umgekehrt: Wo ein Verbrennungsstoffwechsel herrscht, ist das der chemische Ausdruck von Bewußtsein!

Der Fruchtwasserraum ist somit ein Bewußtseinsraum und gleichzusetzen mit dem *geistigen Inkarnationsraum*, aus dem sich die Inkarnation des Bewußtseins des Menschen biologisch folgendermaßen vollzieht:

Der ektodermale Fruchtwasserraum faltet sich über das Körperektoderm (spätere Oberhaut[= Epidermis]) mit einer Längsrinne, der sogenannten „Neuralrinne", in den Körper des Embryos ein. Diese Ektodermfalte schnürt sich im Embryo gänzlich von seiner Oberfläche ab und wird zum Neuralrohr, dem Vorläufer des Rückenmarks und des Gehirns, welches noch mit Fruchtwasser gefüllt ist. Als Überbleibsel davon hat der Erwachsene in seinem Rückenmark einen mit Lymphe erfüllten Rückenmarkskanal (Neuralkanal, s. Abb. 3 b).

Die Neuralrinne ist das Ausgangsgewebe für sämtliches Nervengewebe im Körper. Aus ihm entwickelt sich kopfwärts aufblasend und kräftig wachsend das Gehirn, während später seitlich die Rückenmarksnerven (Spinalnerven) aussprossen, die sich als periphere Nerven bis in die Oberhaut (= Epidermis) auswachsen.

20

Die ektodermale Haut des Embryos entwickelt sich durch die Einwachsung (Innervierung) von peripheren Nervenendigungen überhaupt erst zu einer Epidermis als Nerven-Sinnesepithel, also zum Sinnesorgan, weil nur durch diese Bewußtsein *in* der Haut empfunden werden kann. Bis dahin ist es „nur" Ektoderm, welches sein Bewußtsein noch „außer sich hat", also noch nicht *in* sich erleben kann!

Auf diese Art und Weise entstehen sämtliche Sinnesorgane, die ja alle „Bewußtseinsorgane" sind, d. h. als Organe dem Menschen Bewußtsein vermitteln. Und Bewußtsein als *bewußtes Sein ist der Zustand des Geistes*, ist eine rein geistige Eigenschaft. Geist und Bewußtsein sind untrennbar zwei Seiten einer Medaille.

Sinnesorgane entstehen also immer durch das Zusammentreffen von Oberhautektoderm und innerem Nervengewebe, worauf wir noch bei der Besprechung der Sinnesorgane zurückkommen werden.

Die geistige Inkarnation des Menschen ist mit der Ausbildung der Epidermis und der Nerven- und Sinnesorgane nicht abgeschlossen, da diese erst nach der Geburt voll in Funktion treten (Augen, Ohren, Nase, Mund, Haut) und seine Bewußtwerdung im Hinblick auf die Erfahrung einer wirklichen Außenwelt ermöglichen.

Dagegen kann man das Dottersack- bzw. Entodermbläschen als Inkarnationsraum des *feinstofflichen-seelischen Wesens* des Menschen bezeichnen, welches sich mit der Resorption des Dottersacks bis zum Ende der 8. Woche unter Ausgestaltung der *inneren Organe inkarniert.*

Als letztes der entodermalen Organe entwickelt sich die Lunge zwischen dem Herz und der Leber. Ihre Entwicklung geht mit der „Aufrichtung" des nierenförmigen Embryos mit nach vorn abgewinkeltem Kopf, der fast den Herz-Leberwulst berührt, zum gestreckten Fötus. Die Streckung des anfangs noch stark gekrümmten Rückenmarks verläuft parallel mit dem Abstieg (Descendus) des Herzens und der Baucheingeweide bzw. mit dem Aufstieg (Ascendus) des Zentralnervensystem (Gehirnrückenmark). Dabei entsteht bei gleichzeitiger Senkung (Descendus) des Zwerchfells ein Sograum zwischen Herz und Leber, in das hinein die entodermale Darmwand sproßt und die Lungenanlage bildet! *Blechschmidt* (1982) nennt das treffend „Wachstums-Inspiration" (= Wachstumseinatmung). Und er beschreibt dort weiter: „Mit dem relativen Abstieg des Zwerchfells senken sich auch das Herz und die Halseingeweide. Die Körperwand im Halsgebiet kollabiert: Der schlanke menschliche Hals entsteht"(s. Abb. 3 c).

Aus dieser Entwicklungsbeschreibung der menschlichen Lunge wird besonders schön die *seelische Inkarnation* als *inspirierender Faktor* unter Ausbildung der Lunge deutlich. „Inspirieren" ist der medizinische Ausdruck für Einatmung und bedeutet zugleich im übertragenen Sinne „Geist" (= lat. spiritus) in sich aufnehmen.

Die Lungenentwicklung zeigt also noch mehr als bei der Entwicklung der anderen inneren entodermalen Organe, die seelische Inkarnation, die „Einatmung der Seele"; sie geht einher mit der vollständigen Resorption des Dottersacks.

Dieser Entwicklungsabschnitt ist zugleich der Übergang vom Embryo zum *Fötus*, der sich etwa um die 8. Entwicklungswoche vollzieht. Die typisch menschliche Körperform mit individuellen Merkmalen durch die abgeschlossene Anlage aller Organe wird nach außen hin deutlich sichtbar im gestaltlichen Aufgerichtetsein.

Der *Fötus* ist gewissermaßen der seelisch voll inkarnierte Mensch, während die geistige Inkarnation anhält und erst nachgeburtlich, durch die Funktion der Sinnesorgane, eine besondere Verstärkung in Verbindung mit dem Großhirn als bewußte Entwicklung der menschlichen Persönlichkeit erfährt.

Die seelische und die geistige frühembryonale Inkarnation vollziehen sich parallel, d. h. erstere vom Dottersack, also vom Haftstiel (dem späteren Bauchnabel) her, während letztere sich über die Abfaltung der Neuralrinne (Rückenmarksrinne) vom Rücken her einleitet!

Nach der Resorption des Dottersackes ab der 8. Woche übernimmt die Mutter über die plazentaren Blutgefäße die Ernährung des Foetus.

Bei der Geburt fahren wir aus unserer „Urhaut", der Fruchtblase, um diese erstmalig gegen eine wirkliche Außenwelt, gegen eine andere Welt, gegen die Haut der Mutter (die Mutter ist eine *Welt*!) einzutauschen.

Der heranwachsende Mensch ist forthin immer auf der Suche nach seiner „ersten Haut", der Fruchtblase und findet sie in *der* Haut des Menschen, *den* er liebt.

Solange er aber diesen ihm oder ihr zugehörigen Menschen nicht gefunden hat, bleibt er unruhig, unzufrieden, verhält sich neurotisch, d. h. sucht alle möglichen Formen von Ersatzbefriedigungen. Diese Suche nach dieser Urgeborgenheit kann zur Sucht werden, wenn sie sich *zurück* zur Kindlichkeit und Embryonalität wendet und nicht über eine Bewußtseinsentwicklung als liebende Hingabe und Aufgabe in der Welt gelebt wird.

22

Die Geburt bedeutet ja eine schier unvorstellbare Veränderung des Lebensmilieus. Aus der warmen, weichen Geborgenheit im Fruchtwasser des Mutterleibes wird er mit einem Male in eine Erdenwelt gesetzt, die in Form von *Licht, Kälte, Härte, Luft, lauten Geräuschen, Schwerkraft und dem erstmaligen Erleben der Haut eines anderen Menschen* auf ihn einstürmt.

Bei der Geburt entfalten sich erst durch den atmosphärischen Druck die Lungenknospen zu vollen Flügeln — die Atmung beginnt mit dem ersten Schrei, der eine *aktive* Ausatmung im Gegensatz zur *passiven* Entfaltung der Lungen ist. Es ist, als ob der Odem (Atem) in ihn hineinfährt und ihn erfüllt. Gleichzeitig kommt der Lungenkreislauf vom Herzen zur Lunge und wieder zum Herzen in Gang. Auch das arteriovenöse Mischblut des Fötus trennt sich nun mit der Schließung des „ovalen Fensters" zwischen den Herzvorhöfen klar in arterielles und venöses Blut auf. Die Nahrungsaufnahme erfolgt mit der Abnabelung nun nicht mehr über die Zuführung durch die mütterlichen Gefäße (Mutterkuchen [= Plazenta]), sondern er beginnt erstmalig die Nahrung über den Mund als Muttermilch einzusaugen. Und damit beginnt nun überhaupt erst ein wirklicher Verdauungsvorgang.

Und da ist je nach Veranlagung und vorgeburtlicher Erfahrung mehr oder weniger stark diese Hilflosigkeit, dieser Hauthunger, dieser Berührungshunger, der an der Haut der Mutter gestillt wird. Und dieser „Hunger" wird es auch sein, der dann den erwachsenen Erdenbürger seine Frau bzw. ihren Mann suchen läßt, wobei geistige und seelische Ansprüche überformend eingreifen!

Es ist das tägliche Brot der Psychoanalytiker, daß sie immer wieder erfahren müssen, daß Kinder ohne genügenden liebevollen *Hautkontakt* ein gestörtes Bewußtsein, eine seelische Behinderung bis hin zur physischen Verkrüppelung erfahren können. Denn auch das Gehirn kann sich nicht zur vollen Intelligenz entwickeln, wenn ihm nicht prägende Information in Form von sinnlichen Hautreizen zukommt, da es sich ja, wie schon eingangs erwähnt, nur einen *Begriff* von „Liebe" bilden kann, wenn es sie „be-greif-bar", also körperlich, erfahren hat. Denn Gehirn ist ja, wie wir sahen, eingefaltete (Neuralrinne-Neuralrohr) Urhaut (= Ektoderm) und kann nur „begreifen", wenn es eine Erlebnisinformation über das physische Be-greifen zugeführt bekommt. Mit der heutigen elektronischen Fachsprache müßten wir sagen: Hier haben wir einen „Feedback-Mechanismus", der die biologische Vorraussetzung für Bewußtsein ist!

Mit der Geburt geht der Mensch erstmalig aus sich heraus, um sich der Welt zu öffnen, sich ihr zu stellen und sein Leben und das der anderen nach seinem ihm innewohnenden Auftrag zu gestalten. Das ist jetzt die Aufgabe seines ganzen weiteren Lebens.

Wir durften also einmal „aus unserer Haut fahren", ein zweites Mal können wir dies nicht tun, ohne den Tod zu erleiden! Deswegen sollte unserer Haut die ganze Zuwendung und Pflege gelten, damit sie uns zur *bleibenden* Haut wird!

Was folgt nun aus dieser Erkenntnis der Embryonalentwicklung für die praktische Hautpflege? Es ist nicht neu, sie als eine fortgeführte Babypflege zu betrachten, doch wir können noch weiter zurückgehen und sie als bewußte Weiterführung der Fruchtwassergeborgenheit sehen. Bei der Geburt ist die Haut von einer sogenannten Fruchtschmiere (Vernix caseosa) bzw. Salbenschicht bedeckt, die einerseits als Gleitmittel den Geburtsvorgang erleichtert, anderseits aber schützende und ernährende Funktion hat. Es ist ein Talgdrüsensekret der Oberhaut, vermischt mit Wollhaaren des embryonalen Haarkleides, Epithelzellen und Cholesterin (Fett). Weiterhin beinhaltet sie zur Abwehr von Krankheitserregern sogenannte Inhibitoren (Hemmfaktoren) als Infektionsschutz, außerdem Vitamine, Minerale, Hormone und Eiweiße (Aminosäuren). Hebammen pflegen sich gerne selbst mit diesem Hautsekret des Säuglings!

Diese Salbenschicht ist die **Urcreme** des Menschen, ein Mittelding zwischen Feuchtigkeitscreme (mit Fruchtwasser) und Nährcreme *zur Hauternährung* in den ersten Stunden nach der Geburt sowie zum Schutz der Haut, denn diese hat ebenfalls eine ungeheure physiologische Umstellung zu verkraften:

Sie wurde im Fruchtwasser mehr von außen ernährt und mit Wasser versorgt in einem schwach alkalischen Milieu bei konstanter Wärme. Nach der Geburt in der trockenen Außenluft, wo sie leicht abkühlen kann, ist sie zwar durch die Salbenschicht für eine kurze Zeit geschützt, nun aber erfolgt die Ernährung der Haut hauptsächlich von innen her über den jetzt erst sich richtig entfalteten peripheren Kreislauf mit seinen vielen Kapillaren in den Hautpapillen unter der Oberhaut! Ab sofort baut sich mit der Berührung der Haut der Mutter eine eigene Mikroflora, eine Hautflora auf, die zunächst von der pflegenden Person (meist von der Mutter) übernommen wird, und die Haut wechselt vom bisher alkalischen zum sauren Milieu über.

Eine Biokosmetik sollte sich an der menschlichen Keimesentwicklung orientieren, um über die wirklichen Bedürfnisse der Haut etwas Wesentliches aussagen zu können. *Hier* liegt die wissenschaftliche Begründung für eine therapeutische Hautpflege, und hier liegt auch die Notwendigkeit der Hauternährung, die am Beispiel der Salbenschicht (Vernix caseosa) mit den nährenden Inhaltsstoffen so deutlich wird! Die Beliebtheit des Badens läßt sich tiefenpsychologisch als „unbewußte Erinnerung" an das Fruchtwassergeborgensein ableiten, als eine seelische Körperpflege. In diesem Sinne ist Körperpflege zunächst Liebe zu sich selbst. Kann doch ein Fötus zunächst gar nichts anderes lieben als sich selbst, da er ja immer nur in seiner Eigenwelt der Fruchtblase als seiner Urhaut immer nur „sich selbst begreifen" kann. Diese Selbstliebe ist jedoch die unabdingbare Voraussetzung der Liebe zu einem anderen Menschen. Denn was noch nicht empfangen bzw. erlebt worden ist, kann nicht weitergegeben werden.

Jede Hautpflege, jede Hauttherapie und allem voran jede liebende Hautberührung ist eine wirkliche und echte Hilfe für das **Lebensorgan** Haut. *Die Haut ist der eigentliche Mutterboden unseres biologischen Menschseins.* (Man vergleiche auch das Yin-Yang-Symbol mit den Längsschnitten der Keimbläschen der Embryonalanlage in den Abb. 3 d und 3 e.)

3. Entwicklung und Bedeutung der Sinnesorgane

Sämtliche Sinnesorgane haben eine doppelte Herkunft, denn entwicklungsgeschichtlich bilden sich diese Organe als eine gegenseitige „organisierte" Durchdringung von *Nervengewebe* (als Ausläufer des Gehirns) und *Oberhaut (= Epidermis).*

Diese beiden Gewebearten haben aber den gleichen „Mutterboden", aus dem sie sich ableiten, nämlich das *Ektoderm,* das äußere Keimblatt.

Bis zur 8. Entwicklungswoche, also im Übergangsstadium vom „Embryo" zum „Fötus", ist die Haut durch das Einwachsen (Innervierung) von Nervenendigungen des Zentralen (Zerebrospinalen) und des Vegetativen Nervensystems zu einem „Sinnesorgan" geworden. Bis dahin konnten Sinnesreize über die „Urhaut" (= Ektoderm) noch nicht zur Großhirnrinde geleitet werden, so daß ein „inneres" Bewußtsein von der Außenwelt noch gar nicht wahrgenommen werden konnte.

Menschliches Bewußtsein entsteht also nur durch die Verbindung (Kommunikation) von „außen" (= Haut) und „innen" (Nervensystem = Gehirn). Durch diese direkte Verbindung von Haut und Hirn wird erst Bewußtsein möglich, d. h. „Bewußtsein" bedingt die biologisch-physiologische Verbindung beider. So betrachtet, ist nicht nur das menschliche Gehirn, sondern im gleichen Maße auch die Haut ein *Bewußtseinsorgan*.

Die Haut empfängt Sinneseindrücke von außen und leitet sie an das Gehirn weiter. Das Gehirn wiederum „verarbeitet" diese Impulse durch vergleichendes Erkennen von Erfahrungswerten in den sogenannten Assoziationsfeldern und reagiert mit einer „Antwort", z. B. der Auslösung einer Muskelbewegung (motorischer Reiz) und informiert gleichzeitig das Sympathische Nervensystem (Eingeweidenervensystem), welches gleichfalls eine entsprechende Reaktion ausübt (z. B. Blutdrucksteigerung durch Gefäßverengung).

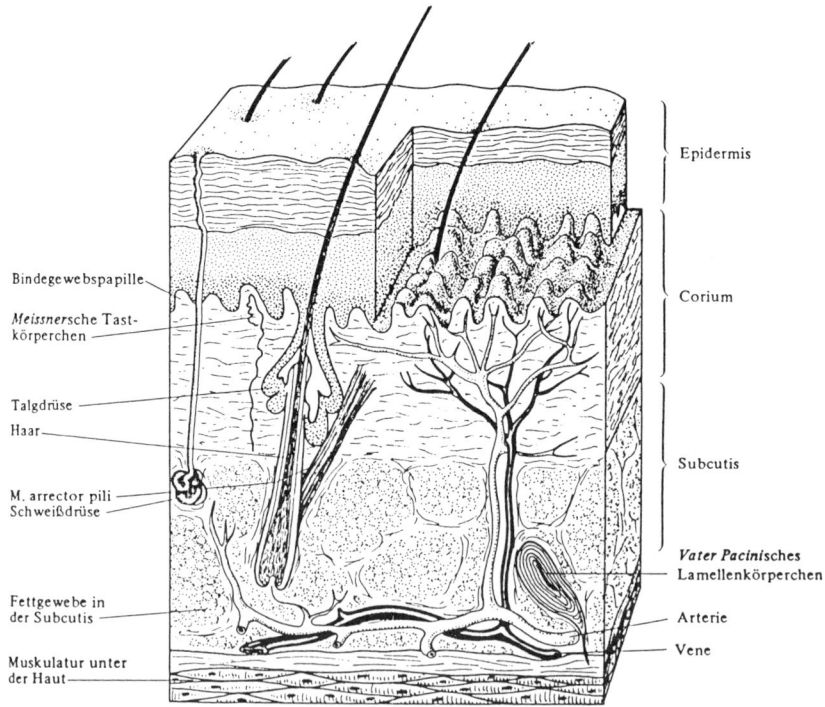

Abb. 4: Schnitt durch die Haut

Andererseits dient die Haut dem Gehirn als Bewußseinsreflektor (Spiegel), denn es leitet über die Zentralen Nervenendigungen „Bewußtsein" in die entsprechenden Hautareale, was z. B. zur Überempfindlichkeit (Hypersensibilisierung) bis zur Allergie führen kann. Ein Schmerz wird mir in der Haut nur dann bewußt, wenn es zu einer direkten Reizleitung zwischen Haut und Großhirnrinde gekommen ist.

Das erste voll funktionierende Sinnesorgan des Menschen im Mutterleib ist die Haut des Embryos mit ihren vielfältigen Sinnesfunktionen, von denen die erste und wichtigste die Tast- und Berührungsempfindung ist. Was sich bisher als Embryonalanlage oder Keim über das „äußere" Keimblatt (= Ektoderm) durch „Wachstumsgestaltung" zum Fötus (ab 8. Woche) entwickelte, wird nun von „innen" durch Zugreifen „begriffen" und im Gehirn als Bewußtsein gespiegelt bzw. bewußt im Innern *erlebt*.

Weitere Sinnesfunktionen der Haut sind Kälte-, Wärme-, Druck- und Lichtempfindung, wobei letztere erst nachgeburtlich in Form der Hautpigmentierung sichtbar in Erscheinung tritt.

Sämtliche weitere Sinnesorgane (Augen, Ohren, Nase und Mund) sind aus dem „Ursinnesorgan" Haut noch im Stadium des *Ektoderms* abgeleitet, d. h. sie entwickeln sich als eine Abfaltung des Ektoderms nach innen und nachfolgender Einwachsung (Innervierung) von Nervenendigungen aus dem Gehirn (sensorische Innervation).

Man könnte auch so sagen: Das Ektoderm als „Ursinnesorgan" und als extra-embryonaler Bewußtseinsträger spezialisiert sich an ganz bestimmten Stellen des Körpers unter Differenzierung seiner Zellen auf eine ganz bestimmte Reizart.

So entsteht die Augenlinse als eine Einstülpung des Ektoderms mit nachfolgender Abschnürung einer kleinen Blase nach innen, aus der sich die spätere Augenlinse entwickelt, während vorausgehend vom Gehirn her ein Hirnbläschen, die sogenannte Augenblase, diese Entwicklung von innen her einleitet und im weiteren zum Augenbecher wird, der mit der Linse dann zusammen den in sich geschlossenen Augapfel bildet.

Das Auge als fertiges Sinnesorgan ist also eine Funktionseinheit von „innerem" (Gehirn) und „äußerem" (Urhaut) *Ektoderm* (!), befähigt zur Lichtenergieaufnahme unter Bewußtseinsbildung. Sinnesorgane sind demnach Initialorte der Bewußtseinsentstehung. Nirgendwo ist Bewußtsein deutlicher erlebbar als über die Sinnesorgane bzw. in den Sinnesorganen!

27

Entsprechend entsteht das Ohr als Sinnesorgan (Abb. 7). Ein Ektodermbläschen, die sogenannte Ohrplakode, schnürt sich nach innen ab und bildet das Ausgangsgewebe für das Innenohr mit Bewegungssinnesorgan (Bogengänge), Statisches Organ (Utrikulus und Sakkulus) und Hörsinnesorgan (Schnecke). Auch diese werden durch Einwachsung eines Gehirnnerven (Seitenast des Gesichtsnerven, Nervus fascialis = N. vestibulo-cochlearis) wieder zur vollen Funktionseinheit von „innerem" und „äußerem" Ektoderm.

Die Sinnesorgane

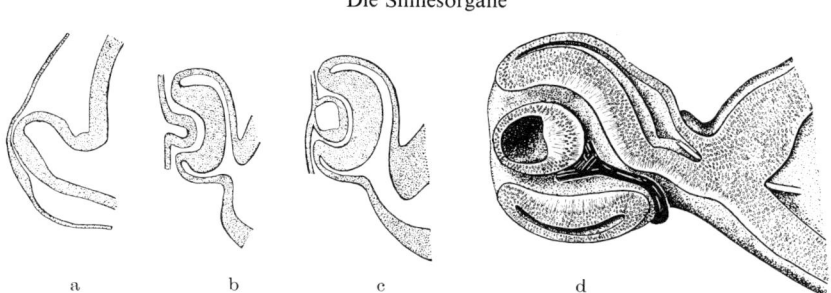

a   b   c   d

Abb. 5: Entwicklung des menschlichen Auges. a) Augenblase und Linsenanlage (Embryo von 4,8 mm größter Länge). b) Augenbecher und Linsensäckchen (Embryo von 6 mm). c) Augenbecher und Linsenbläschen (Embryo von 7 mm). d) Augenbecher, Augenbecherspalte mit A. hyaloidea (Embryo von 11 mm) nach Modellen und Abbildungen von *Hochstetter*, teilweise schematisiert.
Mit freundlicher Genehmigung aus: *Benninghoff/Goerttler*, Lehrbuch der Anatomie des Menschen, Bd. 3, erschienen im Urban & Schwarzenberg Verlag, München.

Bei Mund und Nase kommt es nun nicht mehr zu einer Abfaltung des Ektoderms, sondern lediglich zu einer Einbuchtung nach innen. So entsteht die Nase als Sinnesorgan, als eine paarige Einbuchtung der Gesichtshaut mit den sich nach innen erweiternden Nasen- und Nasennebenhöhlen (Stirnhöhlen, Kieferhöhlen, Siebbeinzellen), die sich jedoch erst nach der Geburt mit einsetzender Atmung ausbilden (Pneumatisation) als Folge eines gewissen Ausatmungsstaus der Atemluft. Beim Einatmen werden sie entlüftet und beim Ausatmen belüftet. Die Nebenhöhlen sind eigentlich „gestaltgewordene Klangfiguren" des Ein- und Ausatemstroms. Ihre nachgeburtliche Ausbildung ist ein wesentlicher Faktor der Gesichtsgestaltung (Physiognomie).

Die Mundhöhle mit Lippen, Zähnen und Zunge bildet sich durch einen Einrollungsvorgang der ektodermalen Mundbucht, gewissermaßen als frühembryonaler Saug- bzw. Lutschreflex, welchen *Blechschmidt* als „Entwicklungs- bzw. Wachstumsbewegung" kennzeichnet. Diese organische Bildungsgestaltung wird später auf seelischer (= psychologischer) Basis als fötales (von „Fötus") Daumenlutschen fortgesetzt und ist zugleich die physiologische und auch psychologische Voraussetzung für das nachgeburtliche Saugen an der Mutterbrust. Späteres frühkindliches Daumenlutschen ist ein Zeichen für seelisches „Ungestilltsein", ist ein Zeichen von psychologischem Hunger! Dieser anhaltende Mangel kann beim Erwachsenen zur Ersatzbefriedigung durch orale (durch den Mund) Genüsse, wie Rauchen, Trinken oder übermäßiges Essen, führen.

Wir stellten eingangs fest, daß Bewußtsein nur durch ein körperliches Begreifen eingeleitet werden kann. Aber auch jede Sinneswahrnehmung ist im Grunde ein körperliches Berührtwerden des Sinnesepithels durch von außen einwirkende *Energien*, ist ein *Tast*vorgang der ektodermalen Zellen für spezifische Sinnesreize, die sich nach Feinheitsgrad unterscheiden.

Eine Hautberührung stellt in diesem Zusammenhang die gröbste Schwingung (= Frequenz) dar, gefolgt von der akustischen Schwingung des Trommelfells, die sich auf das Innenohr mit den Hörsinneszellen überträgt. Die Augen sind eine Art Parabolspiegel für das rein energetische Licht, welches die Sinnezellen der Netzhaut in Schwingung versetzt, die sie in elektrische Energie (Aktionspotentiale) umwandeln. Auch das Riechen ist wie das Schmecken eine energetische Einwirkung der Geruchs- bzw. Geschmacksmoleküle auf die Zellmembran in Form elektromagnetischer Schwingungen, die die Nervenzelle in Aktionspotentiale verwandelt. Demnach hat wohl jedes Geruchs- bzw. Geschmacksmolekül eine ganz bestimmte Schwingungsfrequenz, die wir als einen typischen Geruch oder Geschmack empfinden.

Die Haut als Sinnesorgan stellt somit die Funktionsmatrize für sämtliche anderen Sinnesorgane dar, die sich von ihr ableiten und alle nach ihrem Prinzip arbeiten: einen Reiz zu ertasten.

Die Sinnesfunktion ist ein Tastvorgang der ektodermalen Zellen nach energetischen Schwingungen, die sich nach Feinheitsgrad (Frequenz) und nach dem Milieu (Luft/Wasser/Gewebe) unterscheiden. Alles ist ein Ertasten der Welt, ja, wir können sogar sagen: Alles ist ein *Begreifen* der Welt!

Kein Bewußtsein ohne Sinnesfunktion heißt: Haut und Sinnesorgane sind sämtlich Bewußtseinsorgane, die mir bewußtseinsmäßig erlauben, mich mit meinem Körper zu identifizieren, mich als bewußtes Individuum zu erleben. Diese Selbstidentifizierung könnte in der Aussage gipfeln: Ich bin mein Leib – ich bin meine Seele – ich bin mein Geist oder als integrale Aussage: „ICH BIN" (Joh. 6, 20).

Therapeutische Hautpflege ist somit auch Bewußtseinsförderung und trägt zur Entwicklung (Evolution) des Menschen in eine neue Dimension bei, die ein integrales Bewußtsein seiner selbst, die Einheit von Körper, Seele und Geist, ist!

4. Die Funktion der Sinnesorgane

Wir *sehen* (Hornhaut + Augenlinse), *hören* (Innenohr + Trommelfell), *riechen* (Riechschleimhaut), wir *schmecken* (Geschmacksknospen) und *fühlen* (Epidermis + Kutis) *mit der Haut,* die vom Gehirn mit Nervenendigungen innerviert ist, so daß uns diese Empfindungen bewußt werden.

Bewußtsein ist also eine Sinnesfunktion. Oder anders ausgedrückt: Ohne Sinnesfunktion kann es in der biologischen Leibesgestalt keine bewußte Wahrnehmung von dieser irdischen Welt als materieller Welt geben. So gesehen ist *Bewußtsein eine Funktion der Sinnesorgane.*

Die Sinnesorgane kann man aber auch als „Fenster" des Menschen zwischen seiner Innenwelt (Körper-Seele-Einheit) und seiner Außenwelt sehen. Durch diese „Fenster" nimmt der Mensch die Außenwelt wahr und kann auch umgekehrt aus seiner Innenwelt durch diese sich „äußern". Durch sie „schaut" die Seele gewissermaßen in die Welt hinaus, was beim Sehen durch die Augen besonders deutlich wird. Dadurch werden die Sinnesorgane aus ihrer rein passiven bzw. rezeptiven Rolle herausgehoben und werden zu Werkzeugen des bewußten Geistes, die die Außenwelt auf alle möglichen Reize abtasten, vergleichbar einem Parabolspiegel, der sowohl Sendeimpulse empfangen, als auch in Form einer Richtantenne diese abgeben kann. Die sich drehende Radar-Antenne, die mit ihrer Strahlung die Umwelt abtastet, ist ein gutes Beispiel dafür.

Ebenso können wir mit den Ohren aktiv lauschen, mit den Augen aktiv das Gelände absuchen, die Atemluft prüfend einziehen, um auf verdächtige Geruchsstoffe aufmerksam zu werden oder auf geschmackliche Veränderungen der Nahrung achten. Besonders der blinde Mensch lernt diese aktive Benutzung seiner Sinnesorgane über das tastend-fühlende Vermögen der Haut.

Diese Vorgänge sind der Einsatz des *Bewußtseins* als von innen nach außen ausstrahlendes Moment. Deswegen kann man Sinnesorgane niemals nur auf physikalische Apparate reduzieren. Die Kamera ist nur Empfänger von Licht, das Auge hingegen strahlt zusätzlich *Bewußtsein* aus! Dies gilt grundsätzlich für alle Sinnesorgane einschließlich der Haut, eben weil Bewußtsein eine Funktion der Sinnesorgane ist!

4.1. Die Augen

Die Augen haben eine rein *energetische Funktion*, indem sie *Licht aufnehmen*. Der Augenbecher ist ja eine doppelwandige, nach innen eingestülpte Gehirnblase, und das Licht fällt durch die durchsichtige

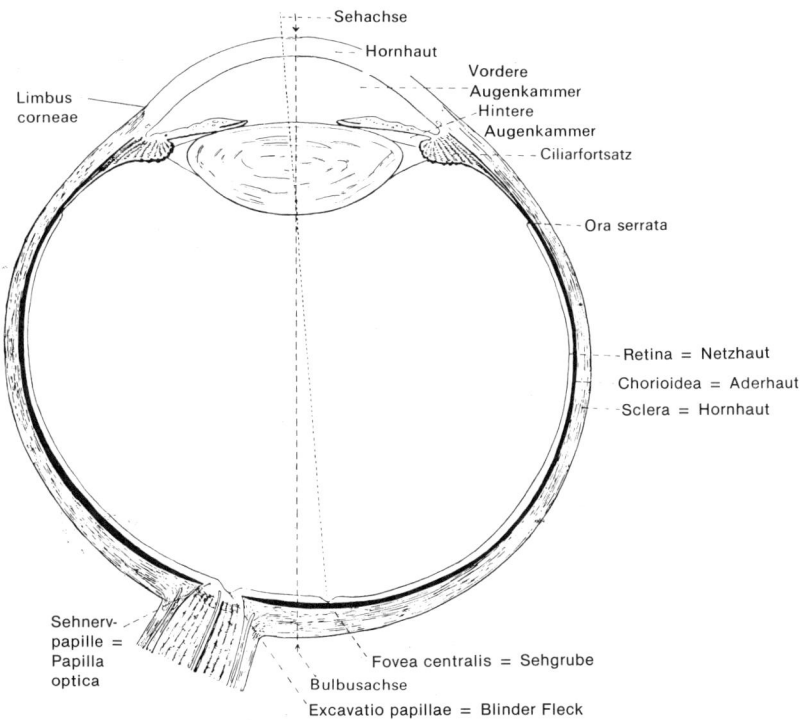

Abb. 6. Horizontalschnitt meridional durch den Augapfel mit Augenachsen. Schematisiert.
Mit freundlicher Genehmigung aus: *Benninghoff/Goerttler*, Lehrbuch der Anatomie des Menschen, Bd. 3, erschienen im Urban & Schwarzenberg Verlag, München. Die lateinischen Begriffe wurden vom Verlag ins Deutsche übersetzt.

Epidermis (Hornhaut = Kornea) und durch die ektodermale Linse auf den Augenhintergrund, auf die Netzhaut, die aus Gehirnmaterial hervorgegangen ist. Daraus wird besonders deutlich, daß wir direkt *mit dem Gehirn* über die durchsichtigen Hautorgane (Hornhaut/Linse) *sehen!* Licht fällt in das Gehirn ein, welches sich zu einem kleinen Becher ausgebildet hat. Und das Gehirn als *Bewußtseinsorgan macht das Auge zu einem geistigen Sinnesorgan!*

Wie aber wird das, was wir sehen für uns *„be-greifbar"*? Auf der Netzhaut zeichnen sich die Bilder der Außenwelt als Lichtfiguren ab. Die Sehpigmente in den lichtempfindlichen Rezeptoren dienen der Umwandlung der Lichtenergie in elektrische Signale (Aktionspotentiale), dabei wird das Sehpigment vorübergehend abgebaut, zerstört, je nach Lichtintensität. So entsteht praktisch ein vom Licht eingeätztes Bild in die Netzhaut:

Sehen ist das Begreifen von Lichtfiguren!

4.2. Die Ohren

Die Ohren empfangen die Schwingungen der feinstofflichen Luft, machen uns die Qualität der Frequenz der gasförmigen Moleküle auf Trommelfell (Membrana tympani), Mittelohr (Hammer, Amboß, Steigbügel) und Innenohr (Gehörschnecke) bewußt.

Das Hören von Tönen beruht auf einem doppelten Phänomen: dem rein *energetischen Impuls* als Schallauslöser (z.B. der Schlag auf eine Trommel) und das dadurch in *Schwingung gekommene Medium*, die Luft. Energie und Materie (schwingendes Medium, z.B. auch Wasser, Holz, Metall usw.) sind gleichsam in einen Dialog getreten.

Im Ohr erreicht die von einem Ton in Schwingung gebrachte Luft zunächst das Trommelfell, welches diesen auf seiner Innenseite im Mittelohr (Paukenhöhle) über die drei Gehörknöchelchen (Hammer, Amboß, Steigbügel) auf das flüssigkeitserfüllte Innenohr im Felsenbein überträgt.

Nun muß aber der Ton, die Schwingung für das Sinnesorgan Ohr *„begreifbar"* werden! Und dies geschieht im Innenohr. Dort geht die Schwingung aus der feinstofflichen Luft mit Hilfe der Gehörknöchelchen (Hammer, Amboß, Steigbügel) auf das grobstofflichere Wasser, die im Felsenbein fest eingeschlossenen Flüssigkeitsspirale, die Schnecke (Cochlea) über. Die Vibrationen übertragen sich auf ein häutiges ovales

Fenster. Dadurch entstehen im Flüssigkeitskörper der Schnecke Wirbel, Strudel, die von einer hochsensiblen Nervenmembran, wie auf einer spiraligen Tonleiter, durch Sinneshärchen *ertastet* werden und in Aktionspotentiale zum Gehirn umgewandelt werden.

Das Trommelfell ist in doppelter Hinsicht eine Grenzmembran. Es ist nicht nur die Grenzmembran zwischen dem „äußeren Gehörgang" und dem „inneren Gehörgang", der sogenannten Ohrtrompete (Tuba eustachii), die die Verbindung vom Mittelohr zum Nasen-Rachenraum dar-

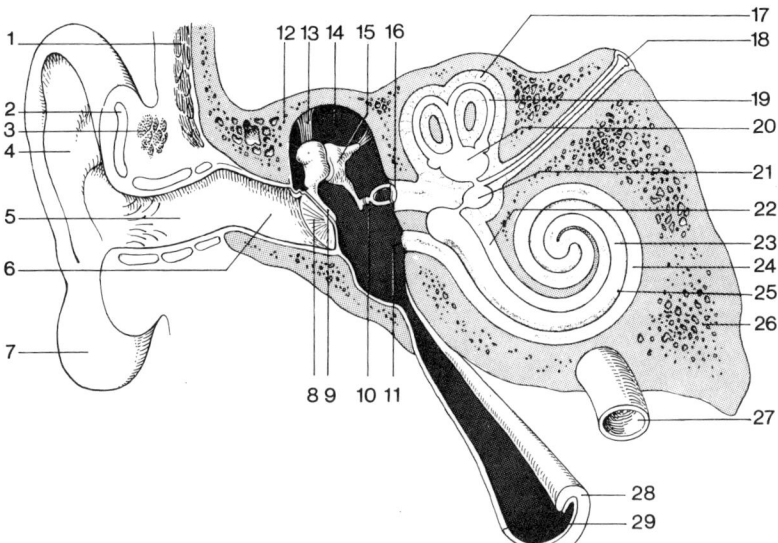

Abb. 7. Übersicht über äußeres Ohr (hell), Mittelohr (dunkel) und Innenohr (hell und dunkel). 1 Schläfenmuskel (M. temporalis). 2 Ohrknorpel. 3 Ohrmuskel. 4 Ohrmuschel. 5 Knorpeliger Teil des äußeren Gehörganges. 6 Knöcherner Teil des äußeren Gehörganges. 7 Ohrläppchen (Lobulus). 8 Trommelfell (Membrana tympani). 9 Hammergriff (Manubrium mallei). 10 Steigbügel (Stapes). 11 Rundes Fenster (Fenestra cochleae). 12 Schläfenbein (Os temporale). 13 Oberes Band des Hammerkopfes (Lig. mallei superius). 14 Paukenhöhle (Cavum tympani). 15 Amboß (Incus). 16 Steigbügelplatte im ovalen Fenster (Fenestra vestibuli). 17 Perilymphatischer Raum. 18 Endolymphatischer Gang (Ductus endolymphaticus). 19 Häutiger Bogengang (Canalis semicircularis). 20 Großes Vorhofsäckchen (Utriculus). 21 Kleines Vorhofsäckchen (Sacculus). 22 Vorhoftreppe (Scala vestibuli). 23 Schneckenkanal (Ductus cochlearis). 24 Paukentreppe (Scala tympani). 25 Cortisches Organ (Organum spirale). 26 Markräume im Knochen. 27 Gehirnkarotis (A. carotis interna). 28 Knorpel der Ohrtrompete (Tuba auditiva). 29 Schleimhaut der Ohrtrompete.
Mit freundlicher Genehmigung aus: *Faller*, Der Körper des Menschen, erschienen im Thieme Verlag, Stuttgart.

33

stellt. (Beim Schlucken und Gähnen erfolgt eine Belüftung des Mittelohres über die Ohrtrompete, die sonst geschlossen ist, wodurch ständig ein Druckausglcich gewährleistet ist, ebenso wie der Abfluß des Schleimsekrets durch das drüsige Schleimhautepithel des gesamten Mittelohres. Bei Ohrtrompetenverschluß kommt es zum Unterdruck, da Luft von der Schleimhaut ständig resorbiert wird und dadurch das Trommelfell so fest angesaugt wird, daß es nicht mehr genügend schwingen kann). Das Trommelfell ist anatomisch auch die Grenzmembran zwischen der „Außenwelt" und der „Innenwelt" des Menschen. Es ist der einzige Ort, wo das innere Keimblatt, das Entoderm des Kopfdarmes (in Form von innerem Schleimhautepithel) zum Ektoderm bzw. der späteren Oberhaut (Epidermis) durchbricht (äußere Trommelfellschicht) und unter Ernährung und Vermittlung des mittleren Keimblattes, des Mesoderms, welches als Faserschicht mit Nerven und Blutgefäßen die Mittelschicht des Trommelfells bildet, als Membran erhalten bleibt (*Blechschmidt* 1978).

Der Hörvorgang ist eine Verbindung von energetischer Schwingung und innerlich-seelischer Schwingung (Resonanz). Dies zeigt sich physikalisch in der vibrierenden feinstofflichen Luft im Mittelohr als Resonanzraum, als auch anatomisch in der Begegnung von Innenwelt = Entodermraum = Psychischer Raum (Mittelohr, Verdauungstrakt, Lunge, Leber, Pankreas, Blase, Darm) und Außenwelt = Ektoderm = Epidermis (die Epidermis hier als bewußtseinsvermittelndes Organ).

Das Ohr ist ein geist-seelisches Sinnesorgan!

Im Hören erleben wir die Verbindung von Geist (Bewußtsein) und Seele (Gefühl), dessen anatomisch-histologischer Ausdruck das dreischichtige Trommelfell ist. In Bezug auf dieses Organ können wir sagen, daß wir mit der Oberhaut und mit dem Darm unter Vermittlung des eingeschobenen Bindegewebes hören.

Was wir also „hören", sind *ertastete Klangfiguren!* Die Töne nehmen in unserem Innenohr „flüssige Gestalt" an und werden dadurch erst *realisiert*, d.h. materiell verwirklicht. Wir können auch sagen: Geist (Energie) wird in der Materie (Gehörwasser) sichtbar!

Hören ist ein Begreifen von Klangfiguren!

4.3. Die Nase

Die Nase und der mit ihr verbundene Geruchssinn dienen der bewußten Wahrnehmung der Zusammensetzung der Atemluft. Die Riechstoffe gelangen über die vorderen Nasenlöcher oder über die hinteren paarigen im Rachen gelegenen Nasenöffnungen (Choanen) an die Riechschleimhaut (Riechepithel), welche mit Sinnes-Nervenzellen durchsetzt
ist. Diese haben an ihren über die Schleimhautzellen hinausragenden
Enden feinste Nervenendigungen, sogenannte Riechhärchen. Die Ner-
venfortsätze der Riechzellen ziehen durch den Siebbeinknochen des oberen Nasen-Rachenraumes zu dem paarigen Riechhirn, den Geruchslap-
pen (Lobi olfactori).

Das Besondere an diesem Sinnesorgan ist, daß hier Nerven-Sinnes-
zellen direkt und unmittelbar mit der Außenwelt bzw. Atemluft in Berührung kommen. Das Riechepithel in den oberen Nasenhöhlen ist also
direkt mit dem Gehirn verbunden!

Von den Riechlappen des Gehirns verlaufen Nervenfasern in das Zwischenhirn, in den Hypothalamus, welches die wichtigsten vegetativen
Nervenzentren beinhaltet (Wärmeregulation, Wach- und Schlafmecha-
nismus, Blutdruck- und Atmungsregulation, Fett- und Wasserstoff-
wechsel, Genitalfunktion, Schweißsekretion u.a.m.), und in die Hirnanhangdrüse (Hypophyse). Die Hypophyse ist der Regulator fast sämtlicher Hormondrüsen (Schilddrüse, Thymusdrüse, Nebennieren, Bauchspeicheldrüse und Keimdrüsen). Sie kann deshalb als hormonelle Steuerungszentrale bezeichnet werden. Diese sogenannten inkretorischen
oder endokrinen Drüsen (weil sie ihr Drüsensekret [= Inkret] nach innen
ins Blut abgeben) stehen wiederum mit dem Vegetativen Nervensystem
in Verbindung (nervös-humoraler Regelkreis), so daß die Hypothala-
muszentren des Zwischenhirns, schneller als über die Hypophysenhormone im Blutkreislauf, die betreffenden Hormondrüsen zur stärkeren
oder schwächeren Produktion durch ihre Nervenhormone (Neurohormone = Neurosekretion) veranlassen.

Diese wenigen Hinweise auf diesen umfassenden Steuerungsmecha-
nismus sollen uns die große Bedeutung des Riechens für die Beeinflussung der Gesamtverfassung (Psyche) und des Stoffwechsels des Menschen vor Augen halten. Konkret heißt das, daß *alle geruchsaktiven
Stoffe*, die wir bewußt oder unbewußt wahrnehmen, wie *Hormone* in
unserem Körper wirken, weshalb man sie auch als äußere Hormone

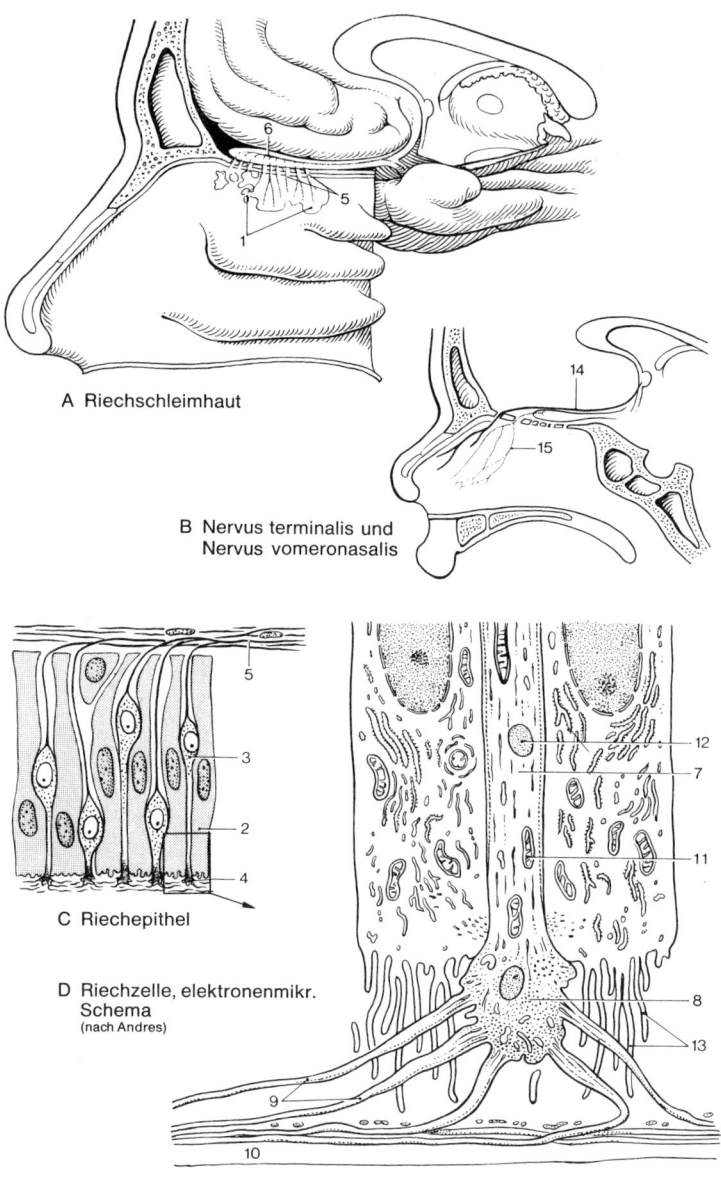

A Riechschleimhaut

B Nervus terminalis und
Nervus vomeronasalis

C Riechepithel

D Riechzelle, elektronenmikr.
Schema
(nach Andres)

Abb. 8: Das Riechepithel nimmt beim Menschen in beiden Nasenhöhlen einen kleinen Bezirk **(Regio olfactoria A 1)** am Oberrand der oberen Nasenmuschel und auf der gegenüberliegenden Fläche der Nasenscheidewand ein. Das mehrreihige Sinnesepithel ist aufgebaut aus Stützzellen **C 2** und Sinneszellen **C 3**, die sich durch helle, meist etwas tiefer liegende Kerne auszeichnen. Außerdem enthält die Regio olfactoria zahlreiche kleine Schleimdrüsen, die *Bowmanschen Drüsen,* deren Sekret die Riechschleimhaut als dünner terminaler Film bedeckt.

Der distale Abschnitt der Sinneszelle verjüngt sich zu einem dünnen Stiel, der die Oberfläche des Epithels etwas überragt. Dieser sog. *Riechkegel* **C 4** ist von einer Anzahl Riechhärchen besetzt. Proximal geht der ovale Zelleib in einen dünnen Fortsatz über, der mit mehreren anderen Fortsätzen von Schwann-Zellen eingehüllt ist. Diese Fortsätze werden zu den *Nervi olfactorii* **AC 5** gebündelt und ziehen durch die Öffnungen der Lamina cribrosa zum Bulbus olfactorius **A 6.** Im Bulbus enden die Fortsätze in den Glomeruli olfactori, in denen sie synaptische Kontakte mit den Dendriten der Mitralzellen eingehen. Bei den epithelialen Sinneszellen handelt es sich praktisch um bipolare Nervenzellen, deren kurzer Dendrit den rezeptorischen Abschnitt bildet und deren Axon als zentripetale Faser zum Bulbus olfactorius-zieht.

Das elektronenmikroskopische Bild einer Riechzelle (Katze) zeigt, daß ihr distaler Schaft **D 7** mit einem Kolben **D 8** endet, von dem zahlreiche lange *Riechgeißeln* **D 9** abgehen.

Die terminalen Abschnitte der Sinnesgeißeln liegen in der Schleimschicht **D 10,** welche die gesamte Oberfläche des Riechepithels vom Luftraum trennt. Schaft und Kolben enthalten Mikrotubuli, zahlreiche Mitochondrien **D 11** und einige Lysosomen **D 12.** Der Kolben überragt die Oberfläche der Stützzellen, an der ein dichter Saum von Mikrovilli **D 13** ausgebildet ist.

Auf welche Weise die Wahrnehmung unterschiedlicher Gerüche zustande kommt, ist nicht sicher bekannt. Die Geruchsstoffe müssen wasserlöslich sein, so daß sie in der oberflächlichen Schleimschicht gelöst werden und bis zu den Sinnesgeißeln vordringen können, an deren Membran sie wahrscheinlich adsorbiert werden. In ausreichend hoher Konzentration bewirken sie eine Veränderung der Membran, die als Aktionspotential im Axon der Zelle weitergeleitet wird. Man nimmt an, daß es wie beim Geschmack einige wenige Grundqualitäten des Geruchs gibt und daß eine einzelne Sinneszelle jeweils nur eine bestimmte Grundqualität registriert. Da die Substanzen, die zu einer Geruchsgruppe gehören, annähernd die gleiche Molekülgröße besitzen, erscheint es möglich, daß die Membran einer Riechgeißel jeweils auf nur eine Molekülgröße reagiert (physikalische Theorie der Geruchswahrnehmung).

Außer den Nervi olfactorii ziehen noch zwei weitere paarige Nerven von der Nasenhöhle zum Gehirn: der N. terminalis und der N. vomeronasalis. Der *N. terminalis* **B 14** besteht aus einem Bündel feiner Nervenfasern, das von der Nasenscheidewand durch die Lamina cribrosa bis zur Lamina terminalis zieht und unterhalb der Commissura anterior in das Gehirn eintritt. Das Bündel enthält zahlreiche Nervenzellen und gilt als vegetativer Nerv. Der *N. vomeronasalis* **B 15,** der vom Vomeronasalorgan zum Bulbus olfactorius accessorius zieht, ist bei den niederen Vertebraten ausgebildet und beim Menschen nur während der Embryonalentwicklung nachweisbar. Das Vomeronasalorgan (Jakobsonsches Organ), ein Sinnesepithel in einer Schleimhauttasche der Nasenscheidewand, soll bei Reptilien für das Aufspüren von Nahrung von Bedeutung sein.

Mit freundlicher Genehmigung aus: *Kahle/Leonhardt/Platzer,* Taschenatlas der Anatomie, Bd. 3, erschienen im Thieme Verlag, Stuttgart.

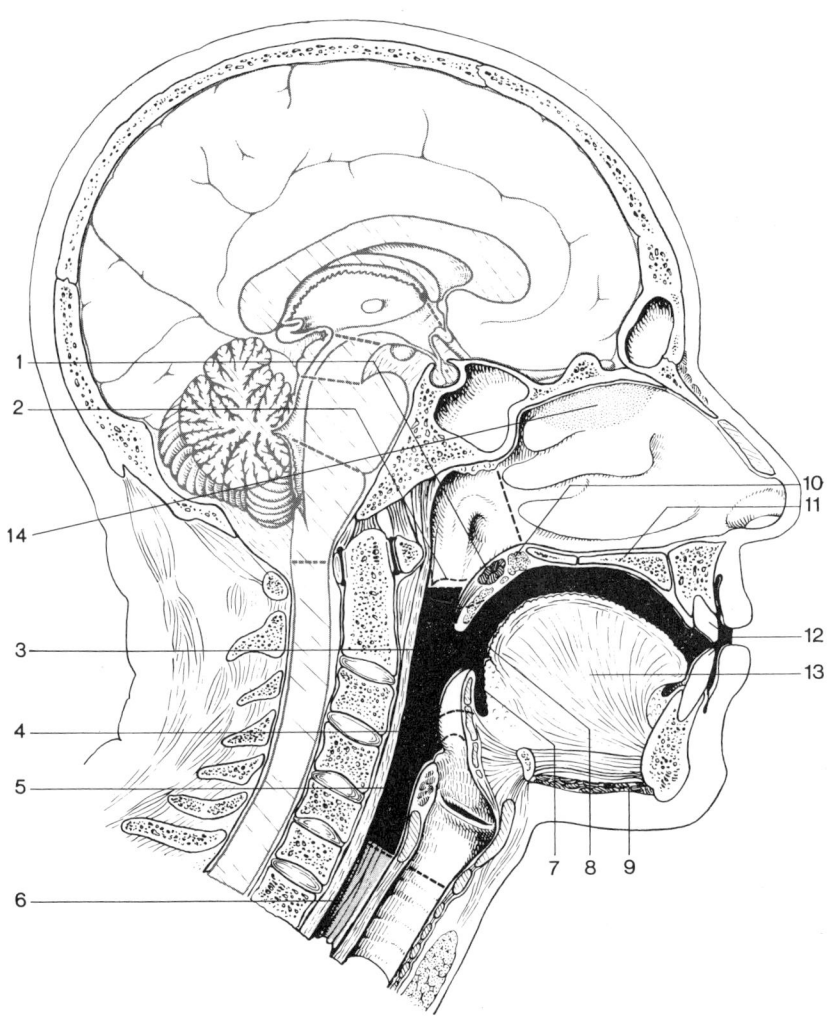

Abb. 9 Teil I: Mittelschnitt durch den Kopf eines erwachsenen Mannes. Speiseweg schwarz.
1 Heber des Gaumensegels (M. levator veli palatini) (Anschnitt). 2 Stellung des Gaumensegels beim Schlucken. 3 Mittlere Rachenetage (Pars oralis pharyngis). 4 Stellung des Kehl-
deckels beim Schlucken. 5 Untere Rachenetage (Pars laryngea pharyngis). 6 Speiseröhre
(Oesophagus). 7 Zungengrund. 8 Gaumenmandel (Tonsilla palatina) zwischen den beiden
Gaumenbögen. 9 Mundbodenmuskel (M. mylohyoideus). 10 Drüsen des weichen Gau-
mens. 11 Harter Gaumen (Palatum durum). 12 Schneidezähne (Incisivi). 13 Kinn-Zungen-
Muskel (M. genioglossus). 14 Riechschleimhaut (Regio olfactoria).
Mit freundlicher Genehmigung aus: *Faller*, Der Körper des Menschen, erschienen im
Thieme Verlag, Stuttgart.

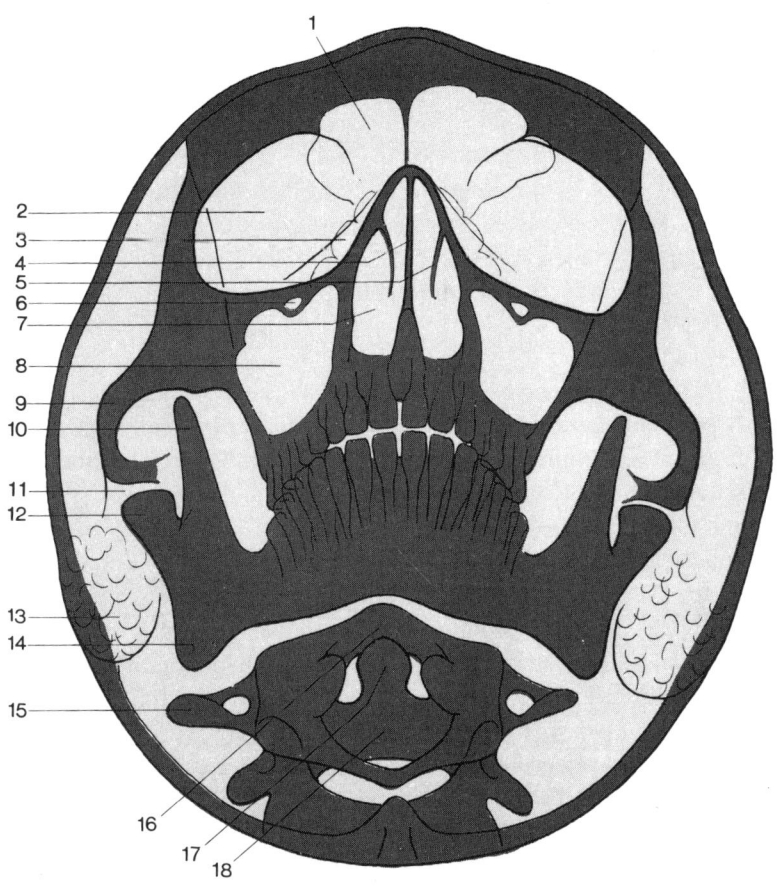

Abb. 9 Teil II: Vereinfachte Durchzeichnung eines Röntgenbildes zur Darstellung der Nebenhöhlen. 1 Stirnbeinhöhle (Sinus frontalis) mit Scheidewand. 2 Augenhöhle (Orbita). 3 Siebbeinzellen (Cellulae ethmoidales). 4 Nasenscheidewand (Septum nasi). 5 Untere Nasenmuschel (Concha nasalis inferior). 6 Infraorbitalloch (Foramen infraorbitale). 7 Nasenhöhle (Cavum nasi). 8 Oberkieferhöhle (Sinus maxillaris). 9 Jochbogen (Arcus zygomaticus). 10 Muskelfortsatz des aufsteigenden Kieferastes (Processus coronoideus mandibulae). 11 Gelenkgrube für das Kieferköpfchen (Fossa mandibularis). 12 Gelenkfortsatz des aufsteigenden Kieferastes (Processus condylaris mandibulae). 13 Mastoidzellen im Warzenfortsatz (Cellulae mastoidea des Processus mastoideus). 14 Unterkieferwinkel (Angulus mandibulae). 15 Seitlicher Fortsatz des Atlas mit Loch für die Vertebralarterie (Processus transversus mit Foramen transversarium). 16 Vorderer Atlasbogen (Arcus anterior atlantis). 17 Zahn des Axis (Dens axis). 18 Wirbelkörper des Axis (Corpus axis). Beachte die Vergrößerung der plattenfernen Partien durch den auseinanderlaufenden Strahlengang.

39

(= *Ektohormone*) den inneren Hormonen (= *Endohormonen*) gegenüberstellt. Riechstoffe stimulieren unseren Körper, unsere Psyche, unseren Geist. Darauf baut sich die Aromatherapie, die Therapie mit Geruchsstoffen, auf.

Die Geruchsmoleküle aktivieren durch ihre elektromagnetischen Schwingungen die Membranen der Sinneszellen über die Riechhärchen, die sie in Aktionspotentiale umwandeln und in das Riechhirn weiterleiten. Die Riechhärchen sind die Tastorgane der Riechzellen. Mit ihnen „*begreift*" die Nase die Aromamoleküle!

Riechen ist ein „Begreifen" des Atemstroms!

Die Nasenhöhle steht in Verbindung mit weiteren paarigen Höhlungen (Nasennebenhöhlen) in den Gesichtsschädelknochen: mit den Stirnhöhlen, den Siebbeinhöhlen, den Kieferhöhlen im Oberkiefer und den in der Schädelbasis unter der Hypophyse (Hirnanhangdrüse) liegenden Keilbeinhöhlen.

Alle diese Nasennebenhöhlen entstehen erst nachgeburtlich durch ein Vortreiben (Wucherung) der Nasenschleimhaut gegen die entsprechenden Knochen. Diesen Vorgang nennt man die Durchlüftung des Gesichtsschädels oder „Pneumatisation". Dadurch bekommt die Nasenschleimhaut insgesamt eine mehrfach vergrößerte Oberfläche. Die Ausbildung dieser inneren Hohlräume geht mit der Gesichtsbildung des heranwachsenden Menschen einher und dauert solange an, wie sich das Gesicht und der Schädel noch gestaltlich verändern, also bis über 30 Jahre hinaus. Interessant ist in diesem Zusammenhang, daß die Ausbildungen dieser Höhlungen individuell verschieden und geradezu ein physiognomisches (gesichtsgestaltendes) Element sind!

Die Nasennebenhöhlen haben eine dreifache Funktion:
1. dienen sie als Resonanzräume für das eigene Sprechen und somit zur Kontrolle der eigenen Sprache (Artikulationskontrolle),
2. zur Vorwärmung der Atemluft mit Hilfe der Venenkomplexe, und
3. zur Resorption von gasförmigen Stoffen über die Schleimhäute ins Blut! (Bei Infektionen, wie z.B. Schnupfen, dienen die Schleimhäute auch als Ausscheidungsorgane, indem sie Krankheitserreger und Giftstoffe mit ihrem Flimmerepithel in den Rachenraum und somit über den Darm zur Ausscheidung bringen).

Die Nebenhöhlen sind gewissermaßen die strömungsdynamische Funktion (Wirbelräume) des Atemstroms. Sie entwickeln sich ja auch erst nachgeburtlich, wenn der Mensch zu atmen beginnt. So werden mit jedem Atemzug die Schädelhöhlungen belüftet, vor allem beim Ausatmen, während sie beim Einatmen entlüftet werden! So gelangen gasförmige Stoffe und Geruchsmoleküle in die abgelegenen Höhlungen, wo sie sich niederschlagen und je nachdem von der Schleimhaut resorbiert oder abgestoßen werden können.

Die Nase ist ja neben ihrer Sinnesfunktion als Riechorgan auch ein Atmungsorgan und steht für den gesamten Körper im Dienste der „Ernährung" mit Luft. Die Atmung ist so gesehen eine „feinstoffliche Ernährung" des Körpers, und diese Funktion erfüllen die Nasennebenhöhlen gleichzeitig mit, indem sie „Resorptionsräume" für die gasförmigen Stoffe (Aromastoffe) darstellen. Wir können auch sagen, die Gesichtsschädelknochen *umgreifen* den Atemstrom, *begreifen* ihn in Form von Höhlungen, um die „Botschaft" ihrer Aromabeimengungen in Form von Resorption (Aufsaugung) aufzunehmen.

Riechen ist vom *Atmen* nicht zu trennen. Man kann nicht riechen, ohne dabei zu atmen; und das Riechen schließt die Be- und Entlüftung der Nebenhöhlen immer mit ein!

> *Riechen ist eine feinstoffliche Ernährung und ein*
> *Begreifen des Atemstroms.*

So wie das Auge über das Sehen sozusagen der „geistigen Ernährung" (Lichtinformation) dient, ist die Nase ein feinstofflich-seelisches Ernährungsorgan, welches direkte Beziehung zum emotionalen Gehirnzentrum (Zwischenhirn), zum Hypothalamus hat.

4.4. Der Mund

Der *Mund* ist in Verbindung mit dem *Geschmackssinn* das Sinnesorgan für die grobstoffliche Ernährung (Lebensmittel) des Menschen.

Er ist aber zugleich das Organ zur Bildung der Sprache, welche die geistige und wesensgemäße Äußerung des Menschen ist. Der Mund ist über die Sprache ein Zeugungsorgan des menschlichen Geistes und dient zugleich zur Aufnahme der materiellen Nahrung als Grundlage seiner biologischen Existenz.

Wenn wir aber vom Geschmackssinn sprechen, dann bezieht sich dies auf die bewußte Wahrnehmung der Zusammensetzung der Nahrung, die eine wichtige Vorfunktion für die sich anschließende Verdauung ist. Das

Schmecken kommt in Verbindung mit dem *Riechen* zustande, da die Riechstoffe über die hinteren Nasenöffnungen zur Riechschleimhaut gelangen. Mit zugehaltener Nase oder bei Schnupfen schmeckt alles nur halb so intensiv oder gar nicht mehr.

Alles, was wir über die Bedeutung der geruchsaktiven Stoffe in bezug auf Nervenreize im Gehirn und auf die hormonelle Wirkung im Blutkreislauf gehört haben, gilt also auch für die Geschmacksstoffe. Schon der angenehme Geruch einer Speise leitet bereits die Verdauung z.B. in Form der vermehrten Ausschüttung des Magenhormons Gastrin ein! Ein Essen ohne guten Geruch oder Geschmack ist wesentlich schwerer verdaubar und weitaus unbekömmlicher als eine wohlschmeckende Speise.

Mit der positiven Geschmacks- und Geruchswahrnehmung wird die Vorverdauung im Mund eingeleitet und gefördert: Der Speichel enthält je nach Nahrungsaufnahme alle wichtigen Verdauungsenzyme zur Verdauungseinleitung von Kohlehydraten (Maltase, Ptyalin), Eiweißen (Proteasen) und Fetten (Lipasen) u.a.m. Vom ph-Wert ist er leicht sauer und zusätzlich bakterizid. Auch verändert sich die Speichelzusammensetzung mit den jeweiligen Nahrungsbestandteilen, d. h. es ist wichtig, daß wir nicht alles durcheinander essen, sondern langsam und geordnet vielleicht zuerst Salat, dann Eiweißkost, dann Kohlehydrate und dann Früchte. Unsere Mahlzeiten werden dadurch verdaulicher und die Gefahr von starkem Fettansatz oder Überbelastung von Organen ist nicht so gegeben!

Die Zentren der Geschmacksempfindung, die sogenannten Geschmacksknospen, liegen hauptsächlich auf der Zunge (Zungenrand), jedoch zusätzlich am weichen Gaumen (Gaumensegel mit Zäpfchen), unter der Zunge und am Kehldeckel. Gutes, bewußtes und langsames Kauen bedeutet hier, daß alle Geschmacksnuancen erkannt werden und eine optimale Vorverdauung eingeleitet wird. Dies steigert die Bekömmlichkeit. Geschmacksknospen liegen nicht direkt auf der Oberfläche der Zunge, sondern in den Faltenwänden der Zungenpapillen, die wie warzenartige Erhebungen aussehen. Diese ektodermalen Sinnesorgane bestehen aus Stützzellen, Sinneszellen (die nervlich innerviert werden) und Ersatzzellen, welche zugrundegehende Sinneszellen dauernd ersetzen können. Außerdem können sich Geschmacksknospen durch Spaltung vermehren (möglicherweise eine Anpassung bei Feinschmeckern!).

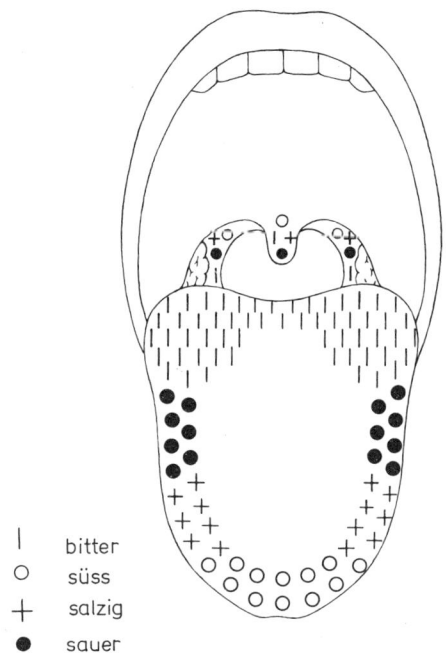

	bitter
o	süss
+	salzig
●	sauer

Abb. 10: Verteilung der Geschmacksqualitäten auf der Zungenoberfläche und im Bereich des Gaumens. Mit freundlicher Genehmigung aus: *Faller,* Der Körper des Menschen, erschienen im Thieme Verlag, Stuttgart.

Für die Geschmacksempfindung sind aber keinesfalls nur diese „Chemorezeptoren" der Geschmacksknospen verantwortlich, sondern eine Vielzahl von anderen Empfindungen wie: Temperatur (warme oder kalte Speise), Struktur der Nahrung (Tastempfindung), Form, Farbe und dekoratives Aussehen (Ästhetik).

Die Zunge ist unser beweglichster Muskel und vermischt, teilt, verdrückt und verteilt die Nahrungsbissen, die von den Backenzähnen zuvor zerkleinert wurden.

Die Nahrung muß also von den Lippen, den Zähnen, der Zunge und dem ganzen Mund *ergriffen* werden, um „geschmeckt" zu werden. Künstler auf diesem Gebiet sind solche Menschen, die sich beruflich auf das Verkosten von Lebensmitteln zur Prüfung und Prämierung spezialisiert haben. Hier wären vor allem auch die Weinkenner anzuführen.

Schmecken ist ein „Begreifen" der Nahrung!

4.5. Die Haut

Wir hatten bereits festgestellt, daß die Sinnesorgane zugleich „Ernährungsorgane" auf verschiedenen Ebenen sind. Alles, was der Mensch in sich aufnimmt, kann also durch das Bewußtsein kontrolliert werden, wobei:

- die *Augen* der geistigen Ernährung (Aufnahme von Lichtenergie),
- die *Ohren* der geistig-seelischen Ernährung (Aufnahme der elektromagnetischen Schwingung der Luft),
- die *Nase* der seelisch-feinstofflichen Ernährung (Aufnahme der Atemluft) und
- der *Mund* der körperlich-grobstofflichen Ernährung (Nahrungsaufnahme) dienen!

Das *Ohr* hat in dieser Reihenfolge also eine Zwischenstellung, welche sich zugleich auch in der anatomischen Lage in der Höhe zwischen Augen und Nase zeigt. Wir können technisch ja auch Töne auf dem Oszillographen (Bildschirm) sichtbar machen, wodurch die Beziehung zum Sehen gegeben ist, und andererseits besteht die Beziehung zur Nasenatmung als Belüftung bzw. „Beatmung" des Mittelohres über die Ohrtrompete (Tuba eustachii).

Wie ist das nun aber mit dem Sinnesorgan Haut, welches wir ja als „Mutterboden" sämtlicher Sinnesorgane gekennzeichnet hatten? Demnach müßte es ja alle oben aufgezählten Sinnesorganschwerpunkte in sich vereinen? In der Tat können wir diese in den drei Hautschichten wiederfinden:

Die *Oberhaut* (Epidermis) ist wie das Auge lichtempfindlich (photosensibel) und bildet als Licht- und Strahlungs-Schutz das Pigment (Farbstoff) Melanin, welches von Pigmentbildungszellen (Melanozyten) in ihrer Basalzellenschicht in andere Hautzellen hinein abgegeben wird. Das Auge hat dafür die pigmentierte Iris, die sich mit der Verkleinerung der Pupille (Miosis) durch den glatten Schließmuskel (M. sphincter pupillae) ausdehnt und den Lichteintritt vermindert. Man kann deshalb bei der Hautpigmentierung dementsprechend von einer „Blendenregelung" oder auch „Fokusfunktion" sprechen. Diese farbstoffbildenden Zellen sind übrigens auch ektodermalen Ursprungs und werden über die Lichtreizung des Auges (vegetative Fasern des Auges zu Hypothalamus und Hypophyse) und von innen (endogen) hormonell gesteuert. Die vielen freien Nervenendigungen machen diese Hautschicht zum größten Sinnesorgan (Schmerz-, Juck-, Kitzelreiz).

Die *Kutis* (Lederhaut/Corium) ist mit der Außenwelt über die Haare und Wollhärchen „sinnlich" verbunden. Haare sind zwar Bildungen der Oberhaut, jedoch ihre Papillen sind Bindegewebe der Kutis. Diese und die Haarwurzeln werden von Nervenendigungen des Zentralen Nervensystem (Gehirn-Rückenmark-periphere Nerven) stark innerviert, so daß jede Berührung der Härchen, jeder leiseste Windhauch, also jede *feinstoffliche* Berührung in der Kutis sofort bewußt wahrgenommen wird. Die Haare fungieren in diesem Falle als Sinnesstifte der Lederhaut. Außerdem finden wir in den Kutispapillen an der Grenze zur Oberhaut sogenannte Wärme- und Kältekörperchen für die Temperaturwahrnehmung. Der *seelisch-feinstoffliche* Bezug dieser mittleren Hautschicht in seiner Sinnesfunktion ist unübersehbar.

Das *Unterhautfettgewebe* (Subkutis) schließlich steht in enger Beziehung zur Körperlichkeit des Menschen, zur aufgenommenen Nahrung. Überschüssige Nahrungsenergien werden in Form von Speicherfett (Depotfett) hier in Bindegewebszellen abgelagert. Die Sinnesfunktion dieser untersten Hautschicht hat seinen Schwerpunkt in der bewußten Registrierung der Schwerkraftveränderungen des Körpergewebes durch Druckrezeptoren (Vater-Pacinische-Lamellenkörperchen), die außerdem noch sehr vibrationsempfindlich sind.

Die Haut als Ganzes ist also ein Sinnesorgan, welches *energetische, feinstoffliche* und *grobstoffliche* Sinnesreize über das Zentrale Nervensystem (Gehirn) bewußt wahrnimmt und so die Ganzheit des Menschen in seiner geistigen, seelischen und körperlichen Dimension umfaßt!

5. Das sechste Sinnesorgan – die Hypophyse

In der dritten Woche der Embryonalentwicklung faltet sich die primitive *ektodermale* Mundbucht nach oben in eine Tasche (Rathkesche Tasche) ab, die sich zu einem Drüsensäckchen mit kurzem Ausgang zur Mundhöhle entwickelt und die Schädelbasisanlage durchsetzt. Dieser Hypophysengang zieht sich zu einem Schlauch (Canalis craniopharyngeus) aus, der später verschwindet. (Am Rachendach bleibt als Rest an der äußeren Fläche des Keilbeins eine kleine Drüse, die Rachendachhypophyse (Hypophysis pharyngea), deren Bedeutung noch unbekannt ist.)

Aus diesem nach innen abgeschnürten ektodermalen Rachendachbläschen entwickelt sich der Vorderlappen (Drüsenhypophyse = Adenohypophyse) der Hirnanhangdrüse (Hypophyse), der sich mit dem Hinterlappen (Neurohypophyse) als eine Aussackung bzw. Absenkung des Zwischenhirn-Bodens (3. Ventrikel) zu einem einzigen funktionellen Organ entwickelt! (*Ferner* 1967, *Kahle* 1976)

Wir haben bereits das Modell der Entwicklung sämtlicher Sinnesorgane kennengelernt, wollen es aber hier noch einmal kurz wiederholen. Es besteht darin, daß Nervenendigungen des Zentralen Nervensystems (Zerebrospinales N.S.) sich mit der ektodermalen „Urhaut" verbinden. Den Vorgang nennt man Innervierung (Einwachsen von Nerven).

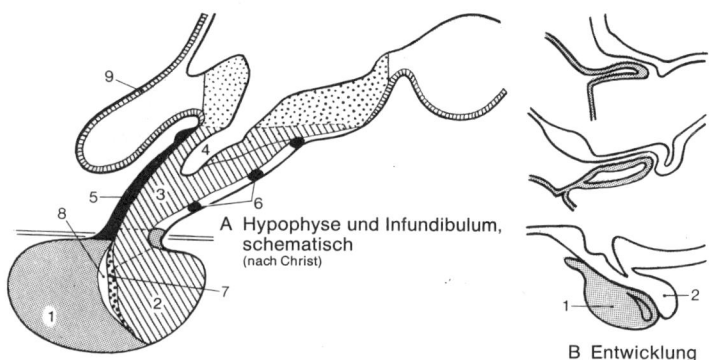

A Hypophyse und Infundibulum, schematisch
(nach Christ)

B Entwicklung

Abb. 11: Hypothalamus und Hypophyse

Die **Hypophyse,** Hirnanhangsdrüse, besteht aus zwei Abschnitten: der **Adenohypophyse** (Vorderlappen) **AB 1,** die aus einer Ausstülpung des primitiven Kopfdarmdaches hervorgeht, und der **Neurohypophyse** (Hinterlappen) **AB 2,** bei der es sich um eine Ausstülpung des Zwischenhirnbodens handelt. Die Adenohypophyse ist eine endokrine Drüse, die Neurohypophyse ein Hirnabschnitt, der Nervenfasern, ein Kapillarnetz und eine spezielle Gliaform, die Pituizyten enthält. Beide Hypophysenteile grenzen mit einer Kontaktfläche aneinander, in deren Bereich das Nervensystem und das endokrin-vaskuläre System miteinander verknüpft sind.

Infundibulum

(Trichter oder Hypophysenstiel) **A 3.** Das Tuber cinereum verjüngt sich basal zum *Infundibulum* mit dem *Recessus infundibularis* **A 4.** Die Adenohypophyse reicht mit einer dünnen Gewebsschicht bis zum Tuber und bedeckt die Vorderseite des Infundibulum *(Pars infundibularis adenohypophyseos* **A 5)** und mit einigen Gewebsinseln **A 6** auch seine Rückseite. Man kann also einen proximalen, an das Tuber anschließenden Abschnitt (Infundibulum und Pars infundibularis adenohypophyseos) und einen distalen, in der Sella turcica gelegenen Abschnitt (Adenohypophyse mit *Pars intermedia* **A 7** und *Hypophysenhöhle* **A 8** und Neurohypophyse) unterscheiden. Für die Verflechtung von nervösem und endokrinem System ist die *proximale Kontaktfläche* von besonderer Bedeutung. Hier fehlt die äußere Gliafaserdeckschicht **A 9,** die sonst die übrige Hirnoberfläche abdichtet, und es treten *Spezialgefäße* C aus der Adenohypophyse in das Infundibulum ein. Es handelt sich dabei um Gefäßschlingen mit einem zu- und einem abführenden Schenkel, die einen gewundenen, manchmal spiraligen Verlauf D haben.

Gefäße der Hypophyse

Die Gefäßversorgung der Hypophyse gewährleistet die Koppelung des nervösen und des endokrin-vaskulären Anteils. Die zuführenden Gefäße, *A. hypophysialis superior* **E 10** und *A. hypophysialis inferior* **E 11** zweigen von der A. carotis interna ab. Die beiden oberen Hypophysenarterien bilden um den proximalen Teil des Infundibulum einen arteriellen Ring, von dem aus kleine Arterien durch den adenohypophysären Belag in das Infundibulum ziehen und sich als *Spezialgefäße* **E 12** aufsplittern. Deren rückläufige Schenkel sammeln sich in den *Portalgefäßen* **E 13,** die das Blut dem Kapillarnetz der Adenohypophyse zuführen. Die Trabekelarterien **E 14** ziehen zur Adenohypophyse und versorgen von kaudal aufsteigend den distalen Abschnitt des Infundibulums. Aus dem Kapillarnetz der Adenohypophyse gelangt das Blut dann in die Venen.

Die beiden unteren Hypophysenarterien versorgen die Neurohypophyse und bilden außerdem mit einigen Zweigen im Bereich der Pars intermedia Spezialgefäße **E 15,** deren Blut über kurze Portalgefäße ebenfalls in die Sinusoide der Adenohypophyse gelangt.

Die Adenohypophyse erhält also keinen direkten arteriellen Zufluß. Dieser erfolgt in das Infundibulum und in die Neurohypophyse, von denen das Blut über die Portalgefäße in die Adenohypophyse gelangt und dann erst in den venösen Schenkel **E 16** der Blutbahn abfließt.

Mit freundlicher Genehmigung aus: *Kahle/Leonhardt/Platzer,* Taschenatlas der Anatomie Bd. 3: Nervensystem und Sinnesorgane, erschienen im Thieme Verlag, Stuttgart.

So entwickelt sich aus dem Ektoderm das Sinnesorgan Haut durch die Innervierung der freien Nervenendigungen; so entwickelt sich das Auge als eine ektodermale Verbindung der Hornhaut (Cornea) und der Augenlinse mit dem Augenbecher des Gehirns; so entwickelt sich das Ohr mit dem Trommelfell als Grenzmembran zwischen Ektoderm und Entoderm und dem ektodermalen Innenohr durch die Innervierung des Gehörnerven (Nervus acusticus); so entwickelt sich die Nase als eine Verbindung von ektodermalem Riechepithel (Riechschleimhaut) mit dem Riechhirn (Lobi olfactori); und so entwickelt sich der Mund als Geschmackssinnesorgan als eine Verbindung von ektodermalen Geschmacksknospen mit dem Geschmacksnerven (Nervus glossopharyngicus).

Nach dem gleichen biologischen Modell vollzieht sich also die Bildung der Hypophyse:

Der Hypophysenvorderlappen ist eine Abschnürung der ektodermalen „Urhaut" und der Hinterlappen eine Bildung des Gehirns, welches gleichfalls ektodermalen Ursprungs ist, wie wir eingangs aufgezeigt haben. Damit entspricht diese Organbildung der wissenschaftlichen Definition eines Sinnesorgans! In einem Punkt unterscheidet sich jedoch die Hypophyse von allen anderen Sinnesorganen: *Ihre Beziehung zur Außenwelt geht verloren!*

Die Hypophyse ist ein in die Tiefe verlagertes Sinnesorgan, sozusagen der „Tiefensinn" des Menschen. Aber was ist der „Sinn", was ist die Sinnesfunktion dieses Organs?

Zur Beantwortung dieser Frage müssen wir noch einmal zu ihrer Entwicklung zurückkehren. Der Vorderlappen (Adenohypophyse = Drüsenhypophyse) entstammt dem Rachendachepithel und zwar aus einem Bereich, aus dem sich später im Rachendach der Nasenhöhlen die Riechschleimhautbereiche des Geruchssinnesorgans (Regio olfactoria) bilden (s. Abb. 9).

Dieses Riechepithel hatten wir gekennzeichnet als „Tastbereich" von Nervensinneszellen für Aromastoffe und zugleich darauf hingewiesen, daß man diese auch wegen ihrer anregenden Wirkungsweise als „Ektohormone" (äußere Botenstoffe) den „Endohormonen" (innere Hormone) gegenüberstellt.

Der Hypophysenvorderlappen ist wie die Rachenschleimhaut ein drüsiges Gewebe, der in der Lage ist, Sekrete, also Abscheidungen zu bilden, die als Hormone nun nicht mehr nach außen abgegeben werden, sondern nach innen ins Blut. Und deshalb nennt man die Hormone nicht mehr „Sekrete", sondern „Inkrete" und bezeichnet dieses Organ als „inkretorische Drüse" oder auch als „endokrine Drüse".

Während die Nase ein Witterungsorgan für die Außenluft ist, die sie auf „Ektohormone" (= Aromastoffe) hin abtastet, ist die Hypophyse ein *inneres Sinnesorgan*, welches das Blut auf Hormone hin abtastet, beschnuppert, kontrolliert. Wir können deshalb sagen:

Die Hypophyse ist ein Blut-Sinnesorgan!

Die Hypophyse ist das Witterungsorgan des Bluts, also des humoralen-hormonellen Regelkreises. Mit dem Begriff „Witterungsvermögen" (was sich aus dem Tierreich herleitet) hängt ja das zusammen, was wir mit „sechstem Sinn" beschreiben! Dann wäre die Hypophyse der „sechste Sinn" als Organ!

Anatomisch betrachtet ist die Hypophyse das höchstliegende Sinnesorgan und es ist zugleich, wie wir noch sehen werden, auch das „übergeordnete" Sinnesorgan im physiologischen Sinne.

Die Hypophyse bildet mit den Augen die Spitze eines nach hinten leicht aufsteigenden exakt gleichschenkligen Dreiecks. Wollte man ihre Lage im Gesicht markieren, so liegt sie genau über der Nasenwurzel wie ein „drittes Auge".

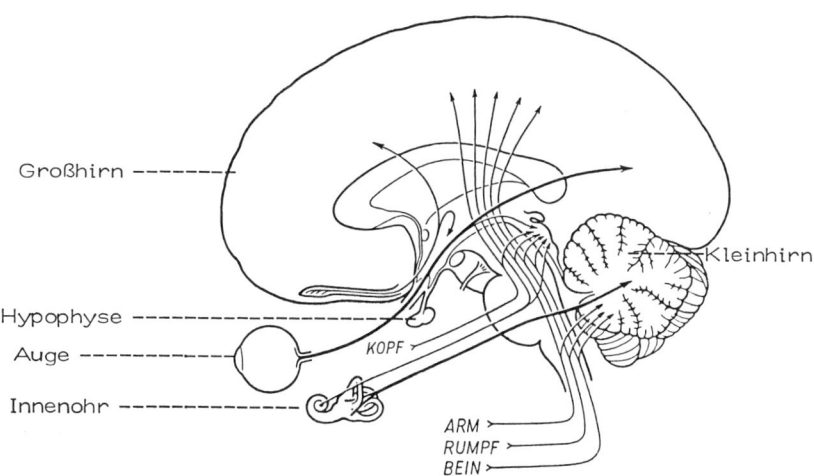

Abb. 12: Lage der Hypophyse
Mit freundlicher Genehmigung aus: *Sobotta/Becher,* Atlas der Anatomie des Menschen, 3. Teil, erschienen im Urban & Schwarzenberg Verlag, München.

In der Tat hat die Entwicklung dieses Sinnesorgans große Ähnlichkeit mit der Entstehung des Auges. Beide, Augenlinse und Hypophysenvorderlappen, sind nach innen abgeschnürte Ektodermbläschen. Nur bleibt aber die Augenlinse über die durchsichtige Hornhaut (mittels Licht) mit

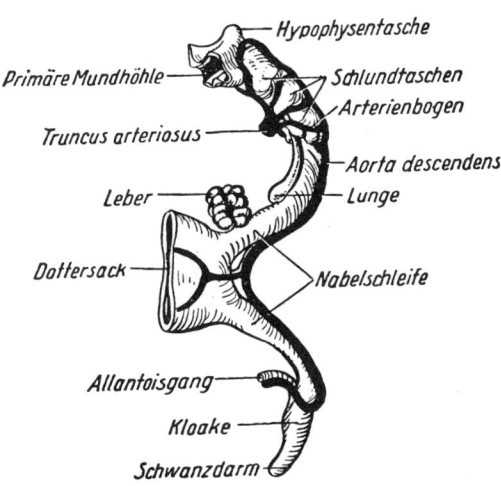

Abb. 13: His'sches Modell des menschlichen Darmrohres (dritte Woche) mit den großen Arterien.

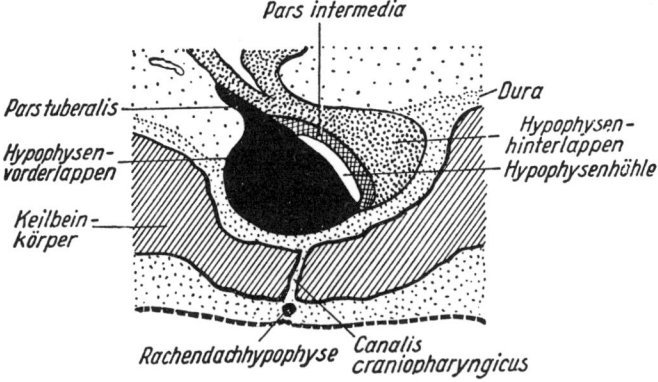

Abb. 14: Sagittalschnitt durch die Hypophyse und die Sella turcica bei einem 10,5 cm langen Embryo (nach Clara).
Mit freundlicher Genehmigung aus: *Ferner,* Entwicklungsgeschichte des Menschen, erschienen im Ernst Reinhardt Verlag, München.

50

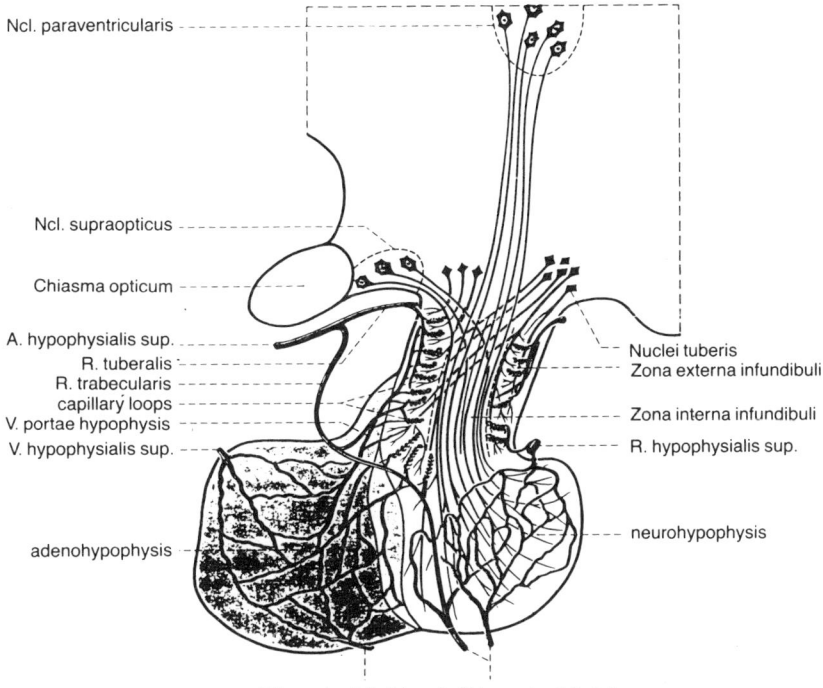

Abb. 15: Schematische Darstellung der Lappenstruktur einer menschlichen Hypophyse in Anlehnung an *Spatz*. Adenohypophyse – weiß; Trichterlappen – punktiert; Mittellappen – schraffiert. Neurohypophyse mit dunklem Raster; Nso – Nucleus supraopticus, Ni – Nucleus infundibularis (Näheres im Text).
Mit freundlicher Genehmigung aus: *Benninghoff/Goerttler,* Lehrbuch der Anatomie des Menschen, Bd. 2, erschienen im Urban & Schwarzenberg Verlag, München.

der Außenwelt in Verbindung, während diese beim Hypophysen-Vorderlappen etwa in der 8. Woche (*Ferner/Blechschmidt*) verlorengeht, also etwa zum Zeitpunkt des Übergangs vom Embryo zum Fötus, sozusagen als „Abschluß" von der Außenwelt, als Hinorientierung nach innen zum Blut!

Außerdem ist die Hypophyse direkt durch vegetative Nervenbahnen mit dem Auge verbunden (Tractus supraopticohypophysialis et paraventriculohypophysialis). (Von den vegetativen Zellen in der Netzhaut des Auges gehen in dem Sehnerv und in der Sehnervkreuzung [Chiasma opticum] vor dem Hypophysenstiel Bahnen in das Zwischenhirn, in den Hypothalamus, d. h. in die Kerne des zentralen Höhlengraus [Tuber cinerium], von wo direkte Nervenschaltungen zum Hypophysenhinterlappen laufen).

Man vermutet, daß durch diese Auge-Hypophyse-Nervenverbindungen die Tages-Nacht-Rhythmik des *Stoffwechsels* gesteuert wird. Der Stoffwechsel ist tags allgemein verstärkt (adrenerg) und nachts allgemein gedämpft (cholinerg). Dieser Rhythmus wird noch nicht einmal bei Nachtarbeitern aufgehoben!

Die Hypophyse ist ein hormonelles Regulationszentrum, ist die eigentliche hormonelle Steuerungszentrale, die das Stoffwechselgleichgewicht des Körpers nicht nur überwacht, sondern durch Hormonabgaben (als endokrine Drüse!) *reguliert.* Sie kann die ihr untergeordneten Hormondrüsen (Thymusdrüse, Schilddrüse, Bauchspeicheldrüse, Nebennieren, Keimdrüsen) zur verstärkten Hormonausschüttung anregen oder aber diese hemmen.

Der Vorderlappen produziert Förderhormone für die untergeordneten Hormondrüsen, sogenannte „glandotrope Hormone" und das Wachstumshormon (Somatotropin). Unterfunktion des Vorderlappens verursacht eine Entwicklungsstörung, den Zwergenwuchs, Überfunktion dagegen den Riesenwuchs. Die Hinterlappenhormone werden im Hypothalamus des Zwischenhirns gebildet, sind Nervenhormone (Neurohormone [= Neurosekretion]), die vor allem eine hemmende, man könnte auch sagen „gestaltende" Funktion für den Stoffwechsel haben. Das „Vasopressin" z. B. wirkt zusammenziehend auf die glatte Muskulatur der Blutgefäße und steuert als „Adiuretin" dadurch die Harnausscheidung in den Nieren. Fehlt es, so tritt die Wasserharnruhr auf und Unmengen von unkonzentriertem Harn als großer Wasserverlust werden ausgeschieden. Es reguliert als gefäßverengendes Hormon den Blutdruck (Hypophysenhormone s. Kap. 10.4).

Stoffwechselmäßig verhält sich der Vorderlappen zum Hinterlappen polar! Wachstumsfördernde, aufbauende, regenerierende, aber auch energieverbrauchende Wirkung hat der Vorderlappen durch seine Hormone (trophotrop, cholinerg, sympathikomimetisch) und energiesparende, abbauende, hemmende Wirkung haben die Hormone des Hinterlappens (histiotrop, adrenerg, parasympathikomimetisch). Ihr Zusammenspiel als *ein* Organ garantiert einen ausgeglichenen Stoffwechsel im Körper.

Wir stellten bei der Besprechung der Funktion der Sinnesorgane fest, daß Bewußtsein eine Sinnesfunktion ist. Wie stellt sich dies nun bei der Hypophyse dar?

52

Ihre Sinnesfunktion ist eine nach „innen" gekehrte als „Blutsinnesorgan", also ist es auch das Bewußtsein: Das Bewußtsein ist hier *auf sich selbst* gerichtet, auf das Bewußtseinszentrum des Gehirns, dessen Ausläufer der Hypophysenhinterlappen (Neurohypophyse) ist. Nun drängt sich uns der Begriff *„Selbstbewußtsein"* auf, als ein auf sich selbst gerichtetes Bewußtsein!

Außerdem stellten wir bereits fest, daß jegliche Sinnesfunktion sinnesphysiologisch ein „Begreifen" im doppelten Sinne des Wortes ist, d. h. sowohl bewußtseinsmäßig als auch physikalisch. Das Auge „begreift" Lichtgestalten, das Ohr Strömungsfiguren im Innenohr (Schnecke), die Nase „begreift" mit den Riechhärchen der Riechzellen und mit den Nasennebenhöhlen den Atemstrom, und der Mund mit Zunge, Zähnen, Lippen und Gaumen „begreift" die Nahrung.

Als ein nach innen gerichtetes Sinnesorgan ist die Hypophyse sozusagen ein „Selbstbegriff", als ein „sich-selbst-begreifendes" Organ, denn hier „begreift" ein Stück Haut (ektodermales Rachendachepithel) als Hypophysenvorderlappen das Bewußtseinszentrum des Menschen, das Gehirn, dessen Aussackung der Hypophysenhinterlappen ist.

Die Hypophyse ist das Bewußtseinszentrum des Menschen!
Die Hypophyse ist das Sinnesorgan des Selbstbewußtseins!
Hier ist der Punkt, wo der Mensch sich selbst „begreift", wo er ICH zu sich sagen kann.
Die Hypophyse ist das Organ des Ich-Bewußtseins!

Die Zusammenfassung dieser Darstellung zeigt, daß jegliche Hormontherapie eine Hypophysentherapie ist und zugleich einen schweren Eingriff in das Regulations- und Steuerungszentrum der Hormone darstellt. Auch stellt sich in diesem Zusammenhang die Frage nach den langfristigen Folgen der regelmäßigen Einnahme von hormonellen Verhütungsmitteln (Ovulationshemmer).

Das Ich-Bewußtsein des Menschen, das Geist- bzw. Wesenszentrum seiner Persönlichkeit ist offenbar der Regulator seines Hormonsystems.

Deshalb ist Hormontherapie und die sich daran anlehnende Aromatherapie und unsere *Heilkräuter-Essenz-Therapie* eine Wesenstherapie, eine Ich-Therapie, die zu einem höheren Bewußtsein führt, wenn sie den Menschen in seiner Eigenverantwortung für seine Gesundheit anspricht.

Daß unser Denken und Fühlen Einfluß auf unser Hormonsystem hat, ist der Medizin seit langem bekannt. Denken wir nur an steigende Adrenalinausschüttung bei Streß und Angst oder an den Anstieg der Geschlechtshormone bei sexuellen und erotischen Absichten. Oder denken wir an die verschiedenen Methoden des autogenen Trainings, die beruhigend und ausgleichend auf das Hormongefüge wirken können.

Die Zerstörung des Hypophysenvorderlappens führt beim Menschen nach einem schweren Kräfteverfall zum Tode (*Benninghoff-Goerttler*). Bei starker Beeinträchtigung der Vorderlappenfunktion (Insuffizienz) kommt es zum Nachlassen von Libido und Potenz, zum Mensesstillstand, zur Atrophie der Geschlechtsorgane und der sekundären Geschlechtsmerkmale wie z. B. der weiblichen Brust und der Schambehaarung. Dies ist verbunden mit einem Gefühl großer Schwäche und Hinfälligkeit (Abbau von Selbstbewußtsein!!). Die Kranken führen ein fast vegetatives Dasein und gehen meist im Koma (tiefe Bewußtlosigkeit) zugrunde (*Hamperl* 1956).

6. Der ganze Mensch als Einheit von Körper, Seele und Geist

Die eingangs dargestellte Entwicklung des *Kopfes* mit dem Gehirn und sämtlichen Sinnesorganen als *Zentrum des Ektoderms*, die des *Oberkörpers* mit dem Kreislaufzentrum des Herzens und sämtlichen Blutorganen als *Zentrum des Mesoderms* und die des *Unterkörpers* mit den Verdauungs- und Geschlechtsorganen als *Zentrum des Entoderms* zeigt sich bereits in der frühembryonalen Gliederung:

Am deutlichsten entwickelt sich zuerst *das Gehirn*, „Zur Zeit der eigentlichen Embryonalentwicklung, also im 2. Monat, nimmt das Gehirn etwa die Hälfte der Gesamtmasse des Embryos ein" (*Blechschmidt* 1982). Überhaupt zeigt sich bei der gesamten Embryonalentwicklung von der Bildung des Ektodermbläschens an bis zur Geburt und bis ins Alter des Menschen, daß das *Ektoderm das gestaltende Keimblatt ist!* Am Anfang geschieht dies durch das Wachstum des Fruchtwasserbläschens, dem sich das Dottersackbläschen als „Nährorgan" anlegt und schließlich ganz nach innen in das Ektodermbläschen aufgesaugt wird. Dadurch entsteht überhaupt erst ein „außen" und „innen". Sodann aber, mit der Bildung des Nervenrohres (Neuralrohr) und der Entwicklung des Nerven-Systems als „Inneres Ektoderm", erfolgt auch eine Gestaltung des Menschen von *innen her*! In jedem Falle aber bleibt zu jeder Entwicklungsphase des Menschen das *ektodermale Gewebe das formende und gestaltgebende Gewebe*, also: Die Oberhaut (Epidermis), Nervengewebe und Sinnesorgane sind die immerwährenden gestaltenden Gewebe des menschlichen Körpers!

Daraus ergibt sich vor allem die Bedeutung der Hautpflege für die Gestaltpflege!

Blechschmidt (1982) faßt seine Untersuchungen so zusammen: „Vielmehr steht, wie wir gezeigt haben, schon in der Entwicklung das Gehirn an ranghöchster Stelle, in seinem Dienst das Herz, in dessen Dienst wiederum die Leber als Zentrum der Eingeweide ...". Oder an anderer Stelle betont *Blechschmidt* (1982), daß mit der Entwicklung des Gehirns der Hauptbeitrag zur gesamten Gestaltung des Embryos geleistet wird. Auch bei der Bildung der Gliedmaßen (Extremitäten) sagt er: „Das Ektoderm ist der Motor ihrer Gestaltung". Er bezeichnet das Ektoderm und insbesondere das Gehirn als „Hauptnahrungsverbraucher des ganzen Embryo". Und damit kommen wir zur Entwicklung des Zentralorgans des Oberkörpers: zum Herzen!

Das *Herz* entsteht als ernährendes Organ für das Gehirn, indem es über die Blutversorgung dem jungen sich entwickelnden Gehirn Sauerstoff und Nährstoffe zur Verfügung stellt: „Die Herzanlage steht so in unmittelbarem Dienst der Gehirnentwicklung" (*Blechschmidt* 1982). Oder mit unseren Worten kann man sagen: Das Zentralorgan des Kopfes, das Gehirn, ist die Voraussetzung für die Entstehung des Zentralorgans des späteren Oberkörpers, das Herz. Auch hier zeigt sich wieder das Gehirn bzw. Ektoderm als „der Kopf des Ganzen"!

Das *Zentralorgan* des *Entoderms* ist beim *Embryo* bzw. *Fötus* noch die Leber, „sie entwickelt sich im Dienst des Herzens. Denn hier konzentrieren sich die aus dem Haftstiel (spätere Nabelschnur, Anmerkg. d. Verf.) und dem Dottersack zufließenden Nahrungsstoffe und gelangen von hier durch Vermittlung des Herzens zum Gehirn" (*Blechschmidt* 1982). Erst nachgeburtlich entwickelt sich mit der irdischen Nahrungsaufnahme der *Darm* zum *Zentralorgan* des *Entoderms* und entfaltet sich zum Gestalter des eigentlichen Unterleibs!

Wir haben beim Embryo bzw. Fötus noch *keine* Differenzierung in Ober-Körper und Unter-Körper, sondern wir können allenfalls den *Kopf* vom *Rumpf* unterscheiden. Herz und Leber bilden nämlich bis zur 8. Woche (Übergang vom „Embryo" zum „Fötus") noch eine gestaltliche Einheit, den sogenannten „Herz-Leber-Wulst" (s. Abb. 3 c). Ein „Unter-Körper" ist eigentlich gestaltlich „noch gar nicht vorhanden". Mit der beginnenden nachgeburtlichen grobstofflichen Nahrungsaufnahme und der sich daran anschließenden Verdauungs- und Ausscheidungsfunktion wird die Leber durch die nun entfallende Blutzufuhr aus dem Nabel *entlastet* und der Darm (Dünndarm, Dickdarm, Enddarm) *belastet*, so daß dieser sich kräftig entwickeln muß.

Bei einem Säugling kann man das vorgewölbte Bäuchlein sehr schön vom flacheren Brüstchen unterscheiden. Dieses ist beim Embryo bzw. Fötus noch nicht zu erkennen, da ja auch die Lungenatmung noch nicht eingesetzt hat und somit eine Verdrängung der Eingeweide durch die entfaltete Lunge nach unten (Zwerchfellatmung) noch nicht stattfinden kann.

Aus der vorangehenden Entwicklungsschilderung können wir erkennen, daß sich beim Menschen *zuerst das Bewußtseinszentrum* im Kopf, das Gehirn, *dann das Kreislaufzentrum* Herz und *abschließend das Verdauungszentrum* Leber und später der Darm bilden, eben weil der Kopf der „Kopf" des Ganzen ist. *Der Mensch entwickelt sich aus dem Kopf (!!), weil er unter der Dominanz des Geistigen steht, dessen Zentralorgane Haut und Hirn sind.*

7. Der Kopf

Der Kopf als Zentrum unseres Bewußtseins bzw. unseres Selbstbewußtseins oder unseres Ich-Bewußtseins (Hypophyse) ist allen anderen Körperabschnitten *übergeordnet*, was sich aus der Entwicklung des Menschen so schön ablesen läßt. Hinzu kommt, daß der Kopf auch der Sitz sämtlicher Sinnesorgane ist, die wir als bewußtseinsvermittelnde Organe für eine „begreifbare" Welt kennengelernt haben. Das Gehirn ist das Zentrum des Zentralen Nervensystems, wozu wir als dessen Ausläufer noch das Rückenmark mit den abzweigenden Rückenmarksnerven (Spinalnerven) und die peripheren Nerven zählen. Diese Endverzweigungen haben wir in der Haut als Nervenendorgane (Freie Nervenendigungen, Kälte-, Wärme-, Druck- und Tastkörperchen) mit verschiedenen Funktionen kennengelernt, so daß uns die Haut zu einem *Bewußtseinsorgan* wurde.

Die Form des Kopfskeletts spiegelt den Schädel als Ausdruck des Individualitätsprinzip in Form einer „abgekapselten Welt", in Form der fast kugelförmigen Schädel*kapsel* wider. Eine Hohlkugel ist ja nichts anderes als die materielle Gestaltung einer *Innenwelt* in einer Außenwelt bzw. die Umkehrung oder Umstülpung der Außenwelt als Innenwelt, als ein Stück abgekapselte „Außenwelt". Hier ist der Mensch am individuellsten, am einmaligsten geprägt (Physiognomie). Von hier versucht der Mensch seinen Körper und seine Umwelt bewußtseinsmäßig zu durchdringen. Das Zentrale Nervensystem „durchwurzelt" den Körper des Menschen, wie ein Bohnenkeim (Gehirn) mit der Wurzel (Rückenmark) den Boden (Bindegewebe).

Damit haben wir den Kopf als *Zentrum des Geistes* gekennzeichnet, dessen Zeugnis die Sprache ist, das Wort.

8. Der Oberkörper

Als Oberkörper bezeichnen wir den Abschnitt vom Hals, als einer „Verengung" zwischen Kopf und Oberkörper, bis zur Taille, als einer „Einengung" zwischen Oberkörper und Unterkörper. Diese Grenze wird auch als „Gürtellinie" bezeichnet. In diesem Körperabschnitt liegen das Herz als Kreislaufzentrum und sämtliche Blutorgane, wie Leber, Lunge, Nieren (!) und Milz, sowie die zum Verdauungstrakt gehörigen Magen und Speiseröhre. Außerdem befinden sich hier die meisten Hormondrüsen, die man ja auch als Blutdrüsen bezeichnet, wie Schilddrüse, Thymusdrüse, Bauchspeicheldrüse mit Inselzellen und die Nebennieren.

Hier finden wir auch in Verbindung mit dem Unterkörper ein *zweites Nervensystem, das Vegetative, Autonome oder Sympathische Nervensystem*, welches sich eine gewisse *Autonomie* (Eigenständigkeit) gegenüber dem Zentralen Nervensystem bewahrt hat. Dieses geflechtartige Nervensystem ist eng verbunden mit den Eingeweiden und allen inneren Organen. Das zentrale Eingeweidegeflecht nennt man wegen seiner strahlenartigen Verflechtung nach allen Seiten Sonnengeflecht (Plexus solaris). Dieses liegt in der Höhe des Magens vor der Wirbelsäule und muß als nervöses Zentrum des Sympathikus angesehen werden.

Während das Zentrale Nervensystem vom Bewußtsein her beeinflußbar ist bzw. uns über Sinnesreize die Außenwelt bewußt macht, ist das

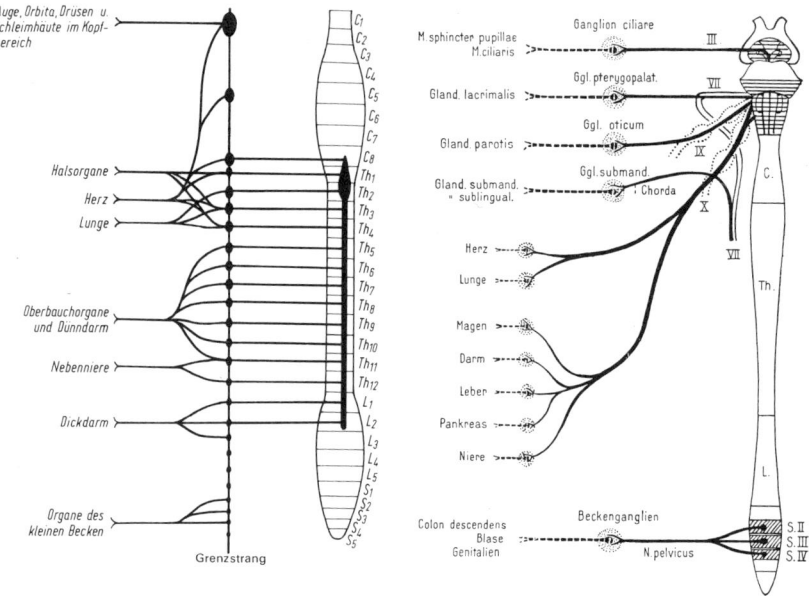

Abb. 16: Zellsäule der sympathischen Ursprungszellen im Rückenmark, Grenzstrang und segmentale Zuordnung wichtiger Organsysteme zur sympathischen Innervation.

Parasympathikus. Präganglionäre Fasern ausgezogen, postganglionäre Fasern punktiert. Schema in Anlehnung an *Villinger-Ludwig*.

Mit freundlicher Genehmigung aus: *Benninghof/Goerttler*, Lehrbuch der Anatomie des Menschen, Bd. 3, erschienen im Urban & Schwarzenberg Verlag, München.

Sympathische Nervensystem direkt nicht über das Bewußtsein willkürlich beeinflußbar, sondern nur indirekt, denn es arbeitet unwillkürlich, spontan und ist den Gemütsbewegungen unterworfen (Beispiel: Freude, Aufregung oder Schmerz übertragen sich auf die inneren Organe und rufen eventuell Magenkrämpfe, Verdauungsstörungen oder Herzbeschwerden hervor).

„Korrigiert" werden diese Gemütsbewegungen oder seelischen Erregungen von einem „Gegenspieler" zum *Sympathikus*, vom sogenannten

Parasympathikus, indem dieser auf die inneren Organe beruhigend, hemmend und gestaltend einwirkt.

Der *Sympathikus* mit seinen Eingeweidegeflechten, die den ganzen Körper des Menschen von Kopf bis Fuß durchziehen, wird durch Emotionen, also durch seelische Regungen, gesteuert, während der *Parasympathikus* aus dem Gehirn (vegetative Kerne des Zwischenhirns) und dem Rückenmark gesteuert wird. Der Sympathikus wird also vom Zentralen Nervensystem her überwacht. Das Gehirn ist das nervliche Steuerungszentrum für beide Nervensysteme. Das Gehirn „gestaltet" den Stoffwechsel des Bauches in folgender Weise:

Der Sympathikus ist der eigentliche „Lebensnerv". Er steigert den Gesamtstoffwechsel und sorgt für eine Energieproduktion im Körper, beschleunigt Herzschlag und Atmung mit allgemeiner Erregung, fördert die Hormonproduktion und erweitert die glatte Muskulatur (Verdauungstrakt, Gefäßmuskulatur der Arterien und Venen, Blase, Uterus, Galle, Pankreas, Pupille, Bronchien). Die Muskulatur der kleinen Arterien ziehen sich zusammen: der Blutdruck steigt. Drüsentätigkeit und Darmbewegung sowie Blasen- und Darmentleerung werden gehemmt. Die Erregungsübertragung erfolgt hauptsächlich durch den Übertragungsstoff (Transmitter) *Noradrenalin* und die Erregung durch Adrenalin, weswegen man den Sympathikus auch als *adrenerges System* bezeichnet.

Dagegen ist der *Parasympathikus* ein *„lebensgestaltender Nerv"*. Er reduziert eine übersteigerte Energieproduktion, um frühzeitige Erschöpfung zu verhindern. Er gibt dem Körper dadurch Gelegenheit, sich zu erholen, neue Energie bereitzustellen und reduziert den Gesamtstoffwechsel, wobei der Herzschlag vermindert wird und im Gegensatz zum Sympathikus sich die Herzkranzgefäße und sämtliche glatte Muskulatur (siehe bei Sympathikuswirkung!) zusammenziehen. Drüsentätigkeit und Darmbewegung werden dadurch in Gang gebracht (allgemeine Verdauungs- und Ausscheidungsanregung, Stuhl, Harn). Die Erregungsübertragung erfolgt beim Parasympathikus durch die Transmittersubstanz *Azetylcholyn*, weswegen man es auch als *cholinerges System* bezeichnet. Im Auge bewirkt der Parasympathikus die Verengung (Miosis) der Pupille, während der Sympathikus eine Erweiterung (Mydriasis) auslöst.

Man kann also am Auge extreme seelische Erregung in diese oder jene Richtung ablesen, was für die Diagnose für verschiedene Krankheiten außerordentlich wichtig ist, vor allem aber zur Erkennung eines Schockzustandes an den überweiteten, nicht mehr reagierenden Pupillen.

Das Vegetative oder auch Sympathische Nervensystem, vor allem aber der Sympathikus selbst, könnte man auch als ein „Nervensystem der Psyche", der Seele bezeichnen, die als „Gefühlsnervensystem" dem „Bewußtseins-Nervensystem" (Zentrales Nervensystem, Gehirn) untersteht.

Die Funktion des Sympathischen oder Vegetativen Nervensystems mit den beiden Gegenspielern (Antagonisten) Sympathikus und Parasympathikus steuert also den gesamten Stoffwechsel des Körpers und die Durchblutung der Körperorgane.

Hier offenbart sich am deutlichsten die Körper-Seele-Einheit des Menschen, die Psychosomatik, indem die seelische Stimmungslage sich z. B. unmittelbar auf das Herz und die Blutgefäße bzw. auf die gesamte Kreislaufdynamik überträgt. Die Durchblutung wird damit Anzeiger der psychischen Stimmung. Ja, wir können das noch eindrücklicher darstellen: Jegliche seelische Stimmungsänderung geht mit einer entsprechenden Änderung von Herzschlagfrequenz, Blutdruck und Durchblutungsänderung (Gefäßverengung oder -erweiterung) einher. Oder noch strenger ausgedrückt: Es gibt keine Veränderung der Kreislaufsituation ohne eine seelische Stimmungsänderung.

Die Kreislaufdynamik ist jederzeit ein exaktes Spiegelbild der Psyche!

Das Herz als Zentralorgan des Blutkreislaufs hat zudem sein eigenes Reizleitungssystem, das jedoch dem Sympathikus- und Parasympathikuseinfluß unterliegt. Der Hauptimpuls für den Kreislauf kommt aber aus dem Herzen selbst, aus dem Vorhof- und Sinusknoten, der als „Herzschrittmacher" bezeichnet wird.

Dieser Herzschrittmacherimpuls als ein energetischer (elektrischer) Impuls ist dagegen für die gesamte Kreislaufdynamik bis in die kleinsten Arterien (Arteriolen) von ausschlaggebender Bedeutung. Er überformt die Sympathikus- bzw. Parasympathikuseinflüsse und wirkt auf diese zurück. Die Funktion des künstlichen Herzschrittmachers beweist uns dies täglich.

Somit muß das Herz als zentrales Steuerungsorgan der Psyche anerkannt werden, als das Gefühlszentrum bzw. als seelisches Zentrum des Menschen.

8.1. Drei Kreisläufe

Die Entwicklung des Blutkreislaufs beginnt in der Embryonalzeit zu Beginn der 4. Woche *(Blechschmidt)* mit der Anlage des Herzens an der Hinterwand der Leibeshöhle (Coelom). „Es stellt hier eine von Flüssigkeit durchströmte Zone des Mesoderms zwischen dem oberen Nabelrand und der intensiv wachsenden Gehirnanlage dar. Die Entwicklung des Herzens steht, so darf man sagen, im Dienste der Blutversorgung des jungen Gehirns. Es schlägt bereits Anfang der 4. Woche" *(Blechschmidt* 1978). Das Herz ist in diesem Stadium noch ein pulsierendes flüssiges Gebilde. Das entscheidende Geschehen ist das *Pulsieren!* Dadurch werden die dem Impulszentrum anliegenden Zellen gedehnt und gestreckt: die Herzmuskulatur entsteht! Dabei wird ständig Nahrungsflüssigkeit aus dem Dottersack angesaugt und zum Gehirn gepumpt, so daß die Herzmuskelzellen gleichzeitig ständig mit Nährstoffen, Sauerstoff und Energie versorgt werden: Der *1. Kreislauf, der Herzkreislauf* als sich selbst versorgendes System, ist angelegt!

Erst danach entwickelt sich der eigentliche Körperkreislauf durch Ausbildung von Blutgefäßen, die beschleunigte, kanalisierte Flüssigkeits- bzw. Nahrungsströme (Dotter) darstellen: „Am seitlichen Rand der Embryonalanlage nahe dem Übergang des Ektoderms in das Amnion entstehen im Mesoderm die ersten *Venen* in einer Kanalisierungszone, in der sie aus den Haftstielgefäßen Blut zum Herzen führen. Von dort gelangt das sauerstoffreiche Blut vor allem zur Gehirnanlage." *(Blechschmidt* 1978) Die *Arterien* bilden sich zunächst als vom Gehirn zum Haftstiel rückfließendes Blut entlang des geschlossenen Neuralrohres, als paarige Aortenanlage: *Der 2. Kreislauf, der Körperkreislauf ist geboren!*

Da vor der Geburt die Lungen nicht atmen, sondern der Sauerstoff über den Mutterkuchen (Plazenta) aus dem mütterlichen Blut ins fötale Blut aufgenommen wird, hat der Fötus noch keinen eigenlichen Lungenkreislauf. Vielmehr wird durch zwei „Kurzschlüsse" das Blut von den Lungen ferngehalten: Einmal kann das venöse Blut des rechten Vorhofs durch eine „ovale Grube" direkt in den Vorhof des linken Herzens gelangen; zum anderen verbindet eine zusätzliche Arterie (Ductus arteriosus) hinter dem Herzen die Lungenschlagader mit der Körperschlagader (Aorta), so daß nur etwa 4% des vom rechten Herzen ausgeworfenen Blutes in die Lungen gehen *(Faller* 1978). Man spricht deshalb vom sogenannten „einfachen Kreislauf" des Föten gegenüber dem „hinter-

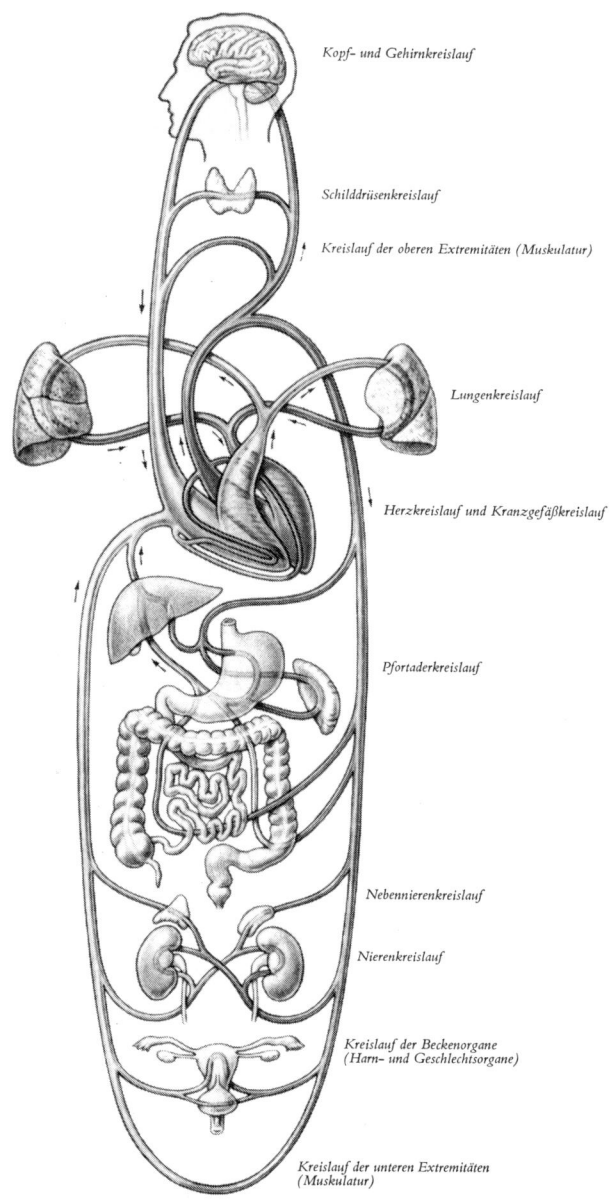

Kopf- und Gehirnkreislauf

Schilddrüsenkreislauf

Kreislauf der oberen Extremitäten (Muskulatur)

Lungenkreislauf

Herzkreislauf und Kranzgefäßkreislauf

Pfortaderkreislauf

Nebennierenkreislauf

Nierenkreislauf

Kreislauf der Beckenorgane
(Harn- und Geschlechtsorgane)

Kreislauf der unteren Extremitäten
(Muskulatur)

Abb. 17: Blutkreislauf des Menschen
Mit freundlicher Genehmigung aus: *Sobotta/Becher,* Atlas der Anatomie des Menschen,
3. Teil, erschienen im Urban & Schwarzenberg Verlag, München.

62

einandergeschalteten" großen (Körperkreislauf) und kleinen (Lungen-kreislauf) beim erwachsenen Menschen.

Weil das Herz selbst aber für sich einen eigenen Kreislauf, den Herz-oder Koronarkreislauf, ausbildet, zur Versorgung der Muskulatur mit Sauerstoff und Nährstoffen, müssen wir von *drei echten Kreisläufen* sprechen!

Der *Herzkreislauf* gestaltet sich folgermaßen:
Zwei Kranzarterien entspringen aus der Aorta direkt über ihren Ta-schenklappen. Die eine zieht nach rechts, die andere nach links in der Herzkranzfurche zwischen den Vorhöfen und Kammern. Aus den Ka-pillaren sammelt sich das Blut in den Herzvenen, die in den rechten Vor-hof neben der unteren Hohlvene als Sammelvene (Sinus coronarius) ein-münden (s. Abb. 18 a).

Welche Bedeutung haben nun diese drei verschiedenen Kreisläufe?

Der *Herz-* oder *Koronarkreislauf* dient der Selbstversorgung des gan-zen Herzens und seiner Muskulatur mit Nährstoffen und Sauerstoff bzw. zu deren Entschlackung.

Seine Funktion ist die Grundvoraussetzung zur Aufrechterhaltung so-wohl des Körperkreislaufs als auch des Lungenkreislaufs.

Der Zusammenbruch des Herzkreislaufs durch einen Herzinfarkt läßt auch die anderen beiden Kreisläufe zusammenbrechen, weil das Herz das Zentralorgan der gesamten Kreislauforganisation ist.

Wie wir jederzeit an uns selbst beobachten können, verändern sich Herzaktion und allgemeine Kreislaufverhältnisse je nach seelischer Stimmung. Je nach Gemütslage verengen (Parasympathikuseinfluß) oder erweitern (Sympathikuseinfluß) sich die Herzkranzgefäße (Koro-nargefäße), so daß die Herzmuskelversorgung mit Nährstoffen und Sauerstoff von der Psyche gesteuert wird, wobei die Herzschlagfrequenz und der Muskeltonus eine wichtige Rolle spielen.

Als wichtigsten Herzschrittmacher haben wir den Sinusknoten ken-nengelernt, der seinen Impuls an den Vorhofkammerknoten zur Erre-gung der Herzkammern weiterleitet. Dieser eigengesetzliche Rhythmus (Autorhythmie) wird vom Einfluß des Vegetativen Nervensystems (Sympathikus und Paraympathikus) lediglich beeinflußt, d.h. modifi-ziert, er bleibt aber „ausschlaggebend" bzw. „tonangebend" für den Herzrhythmus!

Auch in anderer Hinsicht ist der Sinusknoten der „springende Punkt" des Herzens! Dieser Herzschrittmacher ist zugleich ein Temperatur-

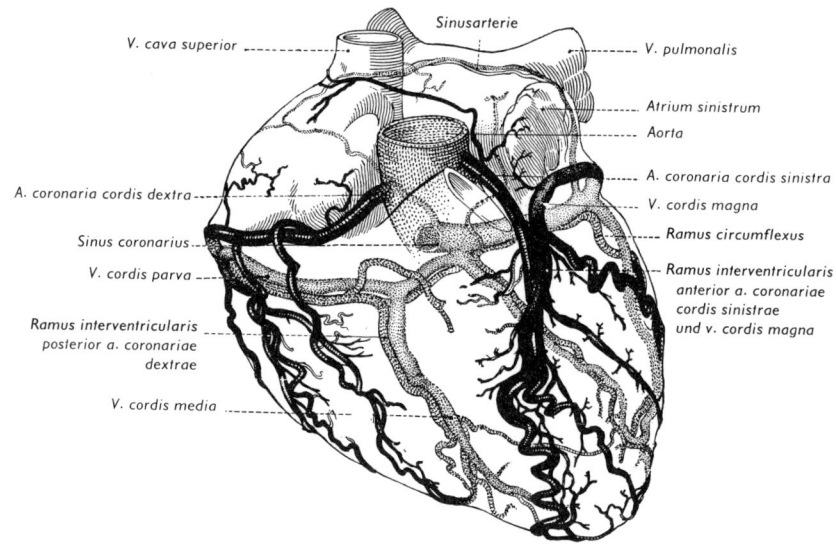

Abb. 18 a: Kranzarterien [image] und Kranzvenen (schwarz) des menschlichen Herzens, das durchsichtig gedacht ist.
Mit freundlicher Genehmigung aus: *Benninghoff/Goerttler,* Lehrbuch der Anatomie des Menschen, Bd. 2, 12. Auflage, erschienen im Urban & Schwarzenberg Verlag, München.

schrittmacher, weil seine energetische Impulstätigkeit (Erregung) *temperaturabhängig* ist. „Bei Erwärmung des Herzens nimmt die Schlagfolge zu"(*Faller* 1978).

Damit ist das Herz auch das Zentralorgan der Temperaturregelung im Körper und zwar offensichtlich in doppelter Hinsicht: Einmal kann es auf Umweltreize (z.B. kalte Außentemperaturen) die periphere Durchblutung steigern, und zum anderen kann eine endogene, also eine psychische (seelische) Ursache möglicherweise das „Herz erwärmen" und zu einer Kreislaufsteigerung führen, denn das Blut ist der wichtigste Wärmeträger des gesamten Organismus!

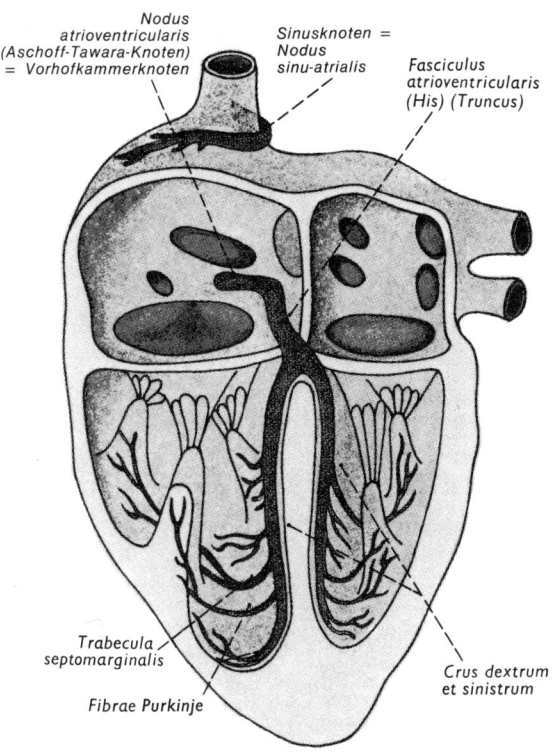

Abb. 18 b: Reizleitungssystem (Erregungsleitung) des
menschlichen Herzens.
Mit freundlicher Genehmigung aus: *Benninghoff/Goertt-
ler*, Lehrbuch der Anatomie des Menschen, Bd. 2, erschienen im Urban & Schwarzenberg Verlag, München.

Bei kalten Gliedmaßen oder unterkühlten Hautpartien hilft nur eine
Durchblutungsanregung, die die normale Temperatur wieder herstellt.
Hierin sehen wir wieder die Abhängigkeit von Gemütslage und Kreislaufsituation (Hämodynamik), diesmal am Beispiel der Temperaturregulation des gesamten Organismus!

Hinzu kommt die erstaunliche Tatsache, daß wir bei sogenannten
„eingeschlafenen" Gliedmaßen kein Gefühl mehr von ihnen haben, weil
die Durchblutung unterbrochen bzw. erheblich reduziert ist.

„Gefühl" tritt also nur in Verbindung mit Blut auf!!!

65

Physiologisch läßt sich das mit einer ununterbrochenen Nervenversorgung über die Blutgefäßkapillaren begründen, denn ein Gefühl ohne Bewußtsein ist undenkbar. Also ist das Zusammenspiel von Nerven und Blut für das Zustandekommen eines *bewußten Gefühls* unabdingbar. *Wir fühlen mit dem Blut, während das Nervensystem uns dies über das Gehirn bewußt macht!!*

Der Herzkreislauf und damit der gesamte Kreislauf wird von unserer Psyche gesteuert, deren Brennpunkt der Sinusknoten als Herzschrittmacher und Temperaturfühler ist!

Wenn wir nun festgestellt haben, daß wir nur etwas fühlen können, was durchblutet und durchnervt ist, so leuchtet uns ein, daß unser Herz als *Gefühlszentrum* selbst stark durchblutet sein muß, eben über die beschriebenen Herzkranzgefäße, als Koronarkreislauf!

Bei anhaltenden seelischen Störungen, die mit Gefühlsstörungen einhergehen, kann es daher zu Verengungen der Herzkranzgefäße kommen, welches die Voraussetzung für mögliche Gefäßverkalkung bis zum Gefäßverschluß beim *Herzinfarkt* werden kann. Umgekehrt „weitet sich unser Herz" bzw. die Herzkranzarterien, wenn wir von wohligen Gefühlen geleitet werden.

Um so wohliger und ausgeglichener die Stimmungslage, um so besser die Herzdurchblutung. In der deutschen Sprache gibt es die vielfältige „Herzsprache" für die Benennung der Gemütslage in Form von „warmem, weitem oder weichem Herz" bzw. als „kaltes, enges oder hartes Herz". Auch ein „leichtes" oder „schweres Herz" weist auf den physiologischen Zustand des Koronarkreislaufs hin. Der „physiologische" Zustand ist *identisch* mit dem „psychischen" (Psychosomatik!).

Der *Große* oder *Körperkreislauf* dient der Nährstoffaufnahme in den Verdauungsorganen und der Nährstoff- und Sauerstoffversorgung sämtlicher Organe und Organsysteme.

Der Körperkreislauf ist ein Abbild der Stoffwechseldynamik!

Das bedeutet, daß mit steigender Organtätigkeit auch die Kreislauftätigkeit im Normalfall steigt. Durchblutung und Organtätigkeit steuern sich gegenseitig, d.h. bedingen sich gegenseitig.

Einmal kann mit steigender Organbelastung (z.B. Hautstimulation) die Durchblutung gesteigert werden, andererseits kann aber auch mit durchblutungs- bzw. kreislauffördernden Maßnahmen (z.B. Sport) die Organfunktion (in diesem Fall Hautfunktion) gesteigert werden.

Nun werden die Körperorgane sowohl hormonell (durch Hormone) als auch neural (über das Nervensystem) gesteuert und fast immer sowohl-als-auch! Doch läuft es meist auf eine verstärkte oder verminderte Hormonproduktion hinaus, so daß man sagen kann, daß die Nervenleitung nur ein Spezialfall der hormonalen Steuerung darstellt, da an den Nervenendorganen ebenfalls Hormone als Reiz- und Überträgerstoffe (Transmitter) ausgeschieden werden (Neurosekretion).

Daher haben die Hormone für den Stoffwechsel und somit für den *Körperkreislauf* eine Schlüsselfunktion, da sie die Organtätigkeit steuern und somit auch indirekt die jeweiligen Organkreisläufe.

Daß die Verdauungsorgane hier die größte Rolle spielen, vor allem das Darmsystem im Unterleib, leuchtet ein, denn hier erfolgt die Nährstoffresorption über die Darmzotten ins Blut.

In bezug auf die Nährstoffresorption und die Entschlackung über Nieren, Blasen und Darm *liegt der Schwerpunkt des Körperkreislaufs im Unterleib!*

Der *Kleine* oder *Lungenkreislauf* dient der Sauerstoffversorgung des Blutes, bzw. der Entgiftung mit Kohlendioxyd (CO_2) und anderer Stoffe. Die Lunge ist das Organ des *Gasstoffwechsels* sowohl als Aufnahmeorgan (O_2) als auch als Ausscheidungsorgan (CO_2). Hier wird der *feinstoffliche* Stoffwechsel (Atem*luft*) vorgenommen.

Die Lunge ist außerdem das einzigste Organ, in dem das Blut direkt mit der Außenluft in Berührung kommt, so daß der Gasstoffwechsel in den Lungenbläschen zwischen den Lungenkapillaren und der Atemluft sich als Diffusion frei entfalten kann. Die unterschiedliche Sauerstoff- bzw. Kohlendioxydspannung von Blut und Atemluft kann sich ausgleichen, wird aber modifiziert durch die Atemfrequenz, Atemtiefe und die Verengung oder Weitung der Blutgefäße der Lunge bzw. der Lungenbläschen.

Auffallend jedoch ist, daß wir die Atmung absolut *bewußt* steuern können. Zwar atmen wir meist unbewußt und automatisch, können jedoch jederzeit die Atmung bewußt modifizieren. Das Atemzentrum für die automatische Atmung liegt im verlängerten Rückenmark (Myelenzephalon), welches noch zum *Gehirn* zählt. Dieses Atemzentrum zeigt weitgehende Selbsteuerung (Autorhythmie) durch die Wahrnehmung des Kohlensäuregehalts im Blut. Bei Sauerstoffmangel erfolgt eine Aktivierung der Atmung.

Die Atmung ist nun entscheidend für die Gestaltung des Lungenkreislaufs, da sich mit jedem Atemzug die Lungenbläschen weiten und dadurch Blut aus dem Herzen über die Lungenarterien zusätzlich angesaugt wird, während bei der Ausatmung der umgekehrte Vorgang durch die Zusammenziehung der Lungen als verstärkter venöser Rücktransport zum Herzen stattfindet.

Auch erfolgt die Einatmung in der Regel über den Nasen-Rachenraum und ist, wie wir bei der Besprechung der Sinnesorgane gezeigt haben, mit der bewußten Geruchswahrnehmung verbunden. Das Riechepithel (Regio olfactoria) war ja direkt mit dem Riechhirn (Lobi olfactori) verbunden, so daß der Atemvorgang unmittelbar mit einer Hirnfunktion einhergeht.

Aus dem bisher Dargestellten können wir zusammenfassend sagen:

Atmen ist eine Funktion des Kopfes!

Und der Lungenkreislauf ist wiederum die Voraussetzung für die Kopffunktion! Wir haben den Kopf als das Zentrum des menschlichen Bewußtseins kennengelernt. Bewußtsein kommt aber nur in Gegenwart von genügend Sauerstoff zustande. Der Lungenkreislauf ist die Voraussetzung für unser Bewußtsein. Bei Mangel an Sauerstoff im Blut werden wir *bewußtlos*, ohnmächtig! Und *Bewußtsein* ist die Eigenschaft des *Geistes!*

Der menschliche Geist kann also über die Atmung direkt den Lungenkreislauf und damit den gesamten Kreislauf (Herz- und Körperkreislauf) gestalten. Hierauf gründen sich ja die vielen verschiedenen Atemtherapien zur Wiederherstellung oder Verbesserung der Kreislaufdynamik.

In den geschilderten drei Kreisläufen zeigen sich verschiedene Schwerpunkte ihrer Wirksamkeit:

- der *Körperkreislauf* steuert den Ernährungsstoffwechsel des *Körpers*,
- der *Herzkreislauf* wird gesteuert von den Stimmungen der *Psyche* und
- der *Lungenkreislauf* ist Voraussetzung für ein Bewußtsein des *Geistes* im Körper.

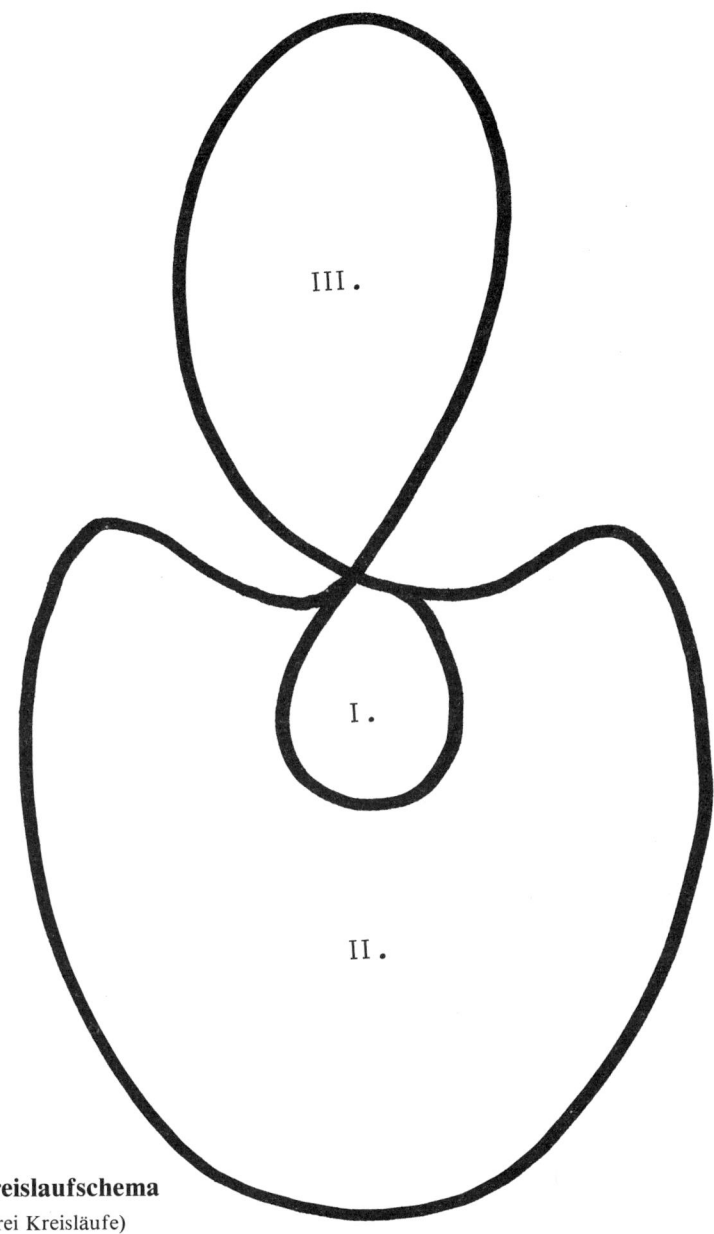

III.

I.

II.

Kreislaufschema

(Drei Kreisläufe)
  I. Herzkreislauf (Herzkranzgefäße)
 II. Körperkreislauf
III. Lungenkreislauf

Abb. 19

Alle drei Kreisläufe sind über das seelische Zentral-Organ *Herz* im fließenden Blut vereinigt, so daß wir hierin das Abbild der *Dreiheit* von *Körper, Seele* und *Geist* haben!

9. Blutorgane und Blutdrüsen

Als Blutorgane hatten wir eingangs solche bezeichnet, die für das Blut eine ganz spezifische Aufgabe bzw. Funktion erfüllen. Wir hatten schon das Herz als Zentralorgan des Kreislaufgeschehens kennengelernt und wollen uns nun mit den wesentlichen Funktionen von Lunge, Leber, Milz und Nieren beschäftigen.

9.1. Lunge und Schilddrüse

Die *Lunge* regelt den Gasaustausch des Bluts und ist sowohl Aufnahmeorgan für den Sauerstoff in der Bindung an den Blutfarbstoff (Hämoglobin) der roten Blutkörperchen als auch Ausscheidungsorgan in bezug auf das Ausatmen des Kohlendioxyds (CO_2) als Stoffwechselschlacke des Verbrennungsprozesses in den Zellen.

Die Lunge stellt die Verbindung des Bluts zur Außenwelt über die Atemluft her. Der Sauerstoffbedarf der Zellen ist jedoch abhängig vom Verbrennungsstoffwechsel der Zellen, und der wird von der Schilddrüse (Thyroidea) gesteuert, die eine Hormondrüse ist!

Die Lunge als Blutorgan ist für die Sauerstoffversorgung des Bluts und damit des ganzen Körpers verantwortlich, während die Schilddrüse als Hormondrüse den Sauerstoffverbrauch *in den Zellen* reguliert. So arbeiten Lunge und Schilddrüse Hand in Hand. Erstere arbeitet für das *extra-zelluläre* Sauerstoffangebot, letztere reguliert *intra-zellulär* über Hormone den Bedarf.

Embryonal entstehen beide Drüsen als Ausstülpungen des entodermalen Darmrohrepithels. Interessanterweise haben auch beide eine ähnliche Form, nämlich einen linken und rechten Flügel, die man bei der schmetterlingsförmigen Schilddrüse unterhalb des Kehlkopfs auf der Luftröhre als „Lappen" bezeichnet.

Die *Schilddrüse* reguliert den Verbrennungsstoffwechsel, indem sie durch die Ausschüttung ihres Hormons Thyroxin die Sauerstoffaufnahme der Zellen steigert. Bei Überfunktion ist deshalb der Energieverbrauch (Abbau) zu hoch, während bei Unterfunktion das Wachstum und die normale Entwicklung gestört sind.

*Lage der Hormondrüsen
(Schema)*

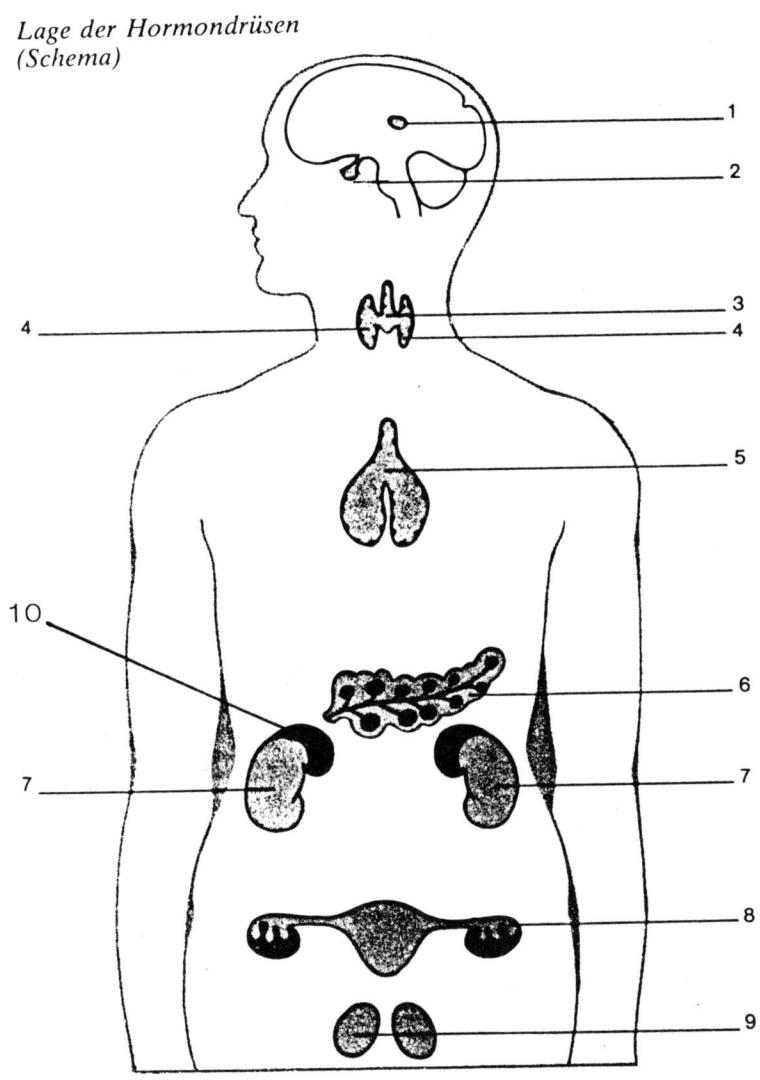

Abb. 20: 1 Zirbeldrüse. 2 Hypophyse. 3 Schilddrüse. 4 Nebenschilddrüse. 5 Brustdrüse. 6 Bauchspeicheldrüse (mit Inselorgan). 7 Niere. 8 weibliche Keimdrüse (Ovarium). 9 männliche Keimdrüse (Testis). 10 Nebenniere.
Aus: *Schellen/Hanss*, Das große Bella Kosmetik-Buch, Nova Buch Verlag.

Die *Nebenschilddrüsen (Epithelkörperchen)* regulieren mit ihrem Parathormon den Kalzium- und Mineralhaushalt des Bluts und steuern zusammen mit dem Vitamin D die Bildung des Knochengewebes. Während das Schilddrüsenhormon Thyroxin den Blutkalziumspiegel senkt und den Knochenabbau hemmt, bringt das Nebenschilddrüsenhormon Parathormon den Kalziumspiegel des Bluts zum Ansteigen und fördert den Knochenabbau zur Phosphatgewinnung.

Beide Drüsenorgane arbeiten also *antagonistisch* und *ergänzend*, sind Funktionszentren *eines* Organs.

Wir hatten die Lunge schon zuvor als ein Organ beschrieben, welches über die Kopffunktion der Atmung (Nasen-Rachenraum, Riechepithel, Kehlkopf, Luftröhre und Bronchien) die Sauerstoffversorgung als Voraussetzung des menschlichen Bewußtseins übernimmt. Allerdings muß auch Blutzucker (Glukose) als Energielieferant für die Gehirnzellen in genügender Menge (Blutzuckerspiegel) gegenwärtig sein.

Der Begriff „Inspiration" (von lat. spiritus = Geist) als medizinische Bezeichnung für Atmung bzw. „Einatmung" wird diesen Verhältnissen im doppelten Sinne gerecht. Die „Stimulation" der Schilddrüse erfolgt durch die „Stimme"; durch Sprache und Gesang überträgt sich die Schwingung von Stimmbändern und Kehlkopf auf die Drüsenzellen. Somit wirkt sich das inspirierte Wort über den Klang auch im physiologischen Sinne auf die Zellinspiration aus. „Inspiration" ist als „geistiger" Begriff die Eingebung von Gedanken und Ideen, der im biologischen Körper unauflösbar mit Sauerstoffaufnahme verbunden ist, wenn man das Bewußtsein *im Körper* meint! (Außerkörperliche Bewußtseinszustände bleiben hier unberücksichtigt!)

9.2. Milz und Thymusdrüse

Die *Milz*, im linken hinteren Oberbauch in der Nähe des Magens gelegen, ist das lymphatische Organ des gesamten Blutkreislaufs und dient der Erneuerung und der Abwehrfunktion und ist sozusagen das Regenerationszentrum des Bluts.

Sie bildet weiße Blutkörperchen (Lymphozyten) und Antikörper (Antigene) in den Reaktionszentren (Lymphknötchen) und wehrt damit Infektionskrankheiten ab (z. B. Typhus). Außerdem baut sie rote überalterte Blutkörperchen ab und speichert das dabei freiwerdende Eisen für den Neuaufbau des Hämoglobins. Die Milz ist aber auch ein Blutspei-

72

cher, die ihr Blut durch Kontraktion ihrer glatten Wandmuskulatur bei vermehrtem Sauerstoffbedarf (z. B. bei Sport) in den Kreislauf ausschüttet, was bei Untrainierten und plötzlicher starker sportlicher Belastung sich als *Seitenstechen* bemerkbar machen kann!

Die größte Bedeutung der Milz liegt im Abbau der überalterten Blutkörperchen und in der Bildung von neuen! Das Blut wird insgesamt mit seinem Plasma oder Serum gereinigt, wie die Lymphe in einem Lymphknoten, wobei Freßzellen (Makrophagen = T-Lymphozyten und Mikrophagen = Monozyten und Granulozyten) Immunkomplexe „verdauen" oder enzymatisch (extrazellulär) vernichten. Wir haben in der Milz ein „Verjüngungsorgan" des Bluts.

Der wichtigste Teil des zellulären Abwehrsystems wird jedoch nicht von milzeigenen Zellen, sondern von sogenannten „T-Lymphozyten" = Thymus-Lymphozyten gestellt, die in der Brustdrüse (= Thymus) zwischen Brustbein und Herz liegt und gleichfalls ein lymphatisches Organ mit vermuteter Hormonbildung ist. Diese T-Lymphozyten haben die Fähigkeit zur Bildung unspezifischer Abwehrstoffe zur extrazellulären „Verdauung" erworben. Diese Abwehrstoffe heißen: Interferon (Virusabwehrstoff) und Lysozym (Enzym zur Auflösung und Zerstörung von Schleimstoffen als Schutzschicht der Zellen).

Der *Thymus* ist eine Hormondrüse, denn Versuche in Form von Extraktgaben zeigten, daß sie auf andere lymphatische Organe (Milz, Mandeln, Lymphknoten) in ihrer Immunfunktion einen fördernden Einfluß hatten (*Pešić,* 1984). Dieses Organ ist auch insofern eine Blutdrüse, als es den wichtigsten Teil des zellulären Abwehrsystems in das Blut bzw. in die Milz abgibt, die T-Lymphozyten.

Thymus und *Milz* steuern gemeinsam die *Abwehrfunktion* des Bluts und des gesamten Organismus!

Diese „Brustdrüse", die man beim Kalb „Bries" nennt, ist bei Neugeborenen noch groß entwickelt und bildet sich beim Jugendlichen unter dem Einfluß der Geschlechtshormone in der Pubertät zurück. Beim Erwachsenen verfettet sie immer mehr und ist nur noch in Resten funktionstüchtig, so daß auch mit zunehmendem Alter die Bildung von T-Lymphozyten zurückgeht und die Abwehrfunktion des Körpers sich reduziert.

Während das Blutorgan Milz die extrazelluläre Abwehrfunktion des Bluts übernimmt, steuert die Hormondrüse Thymus die intrazelluläre

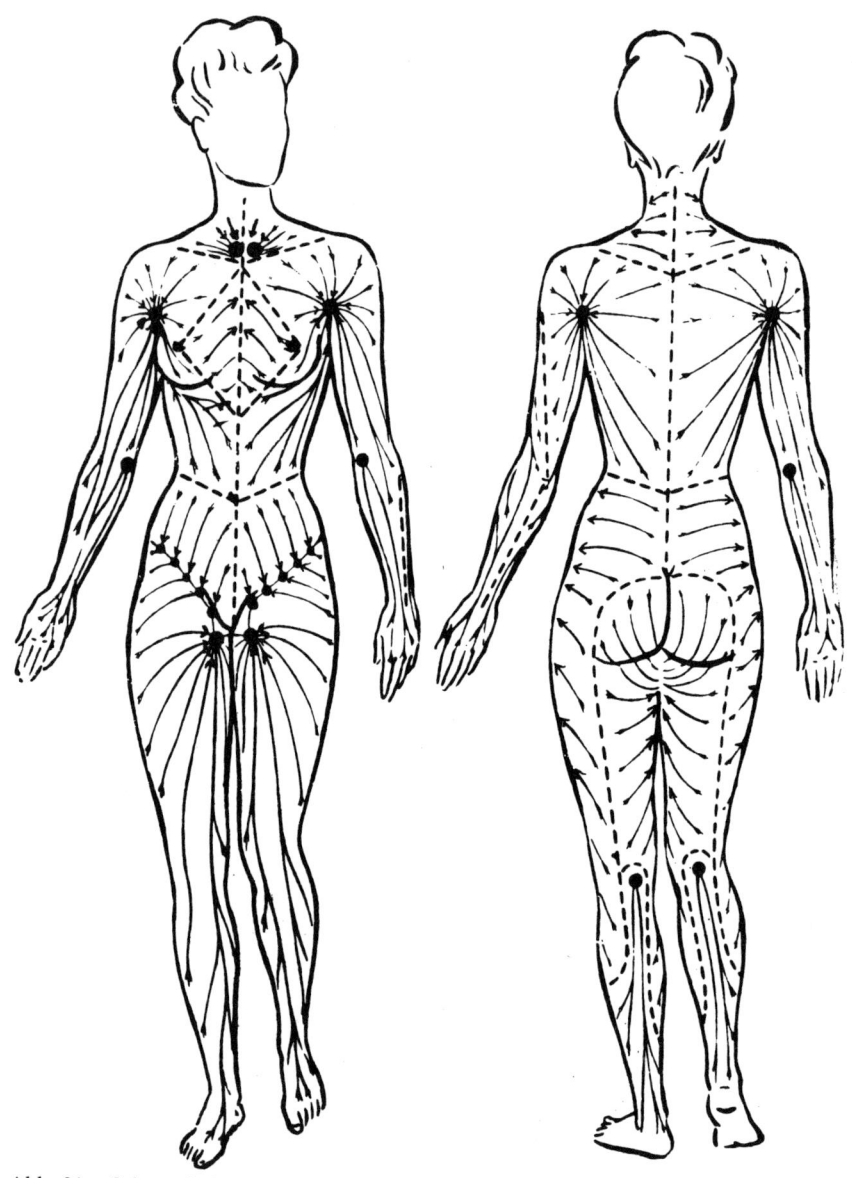

Abb. 21 a: Schematische Darstellung des Lymphabflusses der Haut des Körpers (Vorderansicht) mit den Sammellymphknoten: „terminus", axilläre Lymphknoten, Inguinallymphknoten (nach Dr. Vodder).

Abb. 21 b: Schematische Darstellung der oberflächlichen Lymphabflußbahnen des Körpers (Rückansicht) (nach Dr. Vodder).

Aus: *Kurz*, Einführung in die Manuelle Lymphdrainage nach Dr. Vodder, Bd. 2, erschienen im Karl F. Haug Verlag, Heidelberg.

74

Verdauung (Freßzellen) von Krankheitserregern oder Fremdkörpern (Antigene) durch Hormone.

Die Thymusdrüse entwickelt sich aus entodermalem Darmepithel (3. Schlundtasche), während die Milz als Blutkreislauforgan mesodermalen Ursprungs ist. Jedoch ihre immunologische Funktion verdankt sie offenbar der Thymusdrüse, die die Schlüsselfunktion für Entwicklung, Aufbau und Funktion des gesamten Lymphsystems mit seinen Organen (Reticuloendotheliales System = RES) durch die Produktion von *entodermalen T-Lymphozyten* (*Pešić,* 1984) hat. Die Thymusdrüse gibt demnach ihre T-Lymphozyten in die Blutbahn ab und läßt sie in den Lymphorganen zu funktionstüchtigen Immunzellen heranreifen (stimuliert durch Hormongaben).

Also auch dieses Organpaar von Blutorgan und Blutdrüse (Hormondrüse) stellt letztlich seine ergänzende Funktion durch die Entwicklung aus ein und demselben Keimblatt des Entoderms dar!

Demnach ist die Milz eine Anhäufung von den aus dem Thymus ausgewanderten T-Lymphozyten, die sich in der Milz zu einem neuen Organ gestaltet haben! Die Stimulation der Thymusdrüse erfolgt durch das Herz, dem diese aufliegt, so daß sich sämtliche seelische Stimmungen direkt durch die Herzmuskelbewegung auf sie übertragen. Somit ist das Abwehrvermögen Ausdruck der seelisch-geistigen Stimmungslage!

9.3. Leber und Bauchspeicheldrüse (Inselorgan)

Bei *Leber* und *Bauchspeicheldrüse (Inselorgan)* ist die hormonelle und humorale (über das Blut) Zusammenarbeit noch viel offensichtlicher!

Die *Leber* als zentrales Stoffwechselorgan „ernährt" sich aus dem Pfortadersystem, welches das nährstoffreiche venöse Blut aus den Verdauungsorganen sammelt und chemisch in seinen Zellen verarbeitet. War die *Lunge* über den Atemtrakt mit dem Bewußtseinszentrum des Menschen, mit dem Kopf verbunden (Atmung, eine Kopffunktion!), so „wurzelt" die *Leber* hauptsächlich im Unterleib und ihre Funktion ist unserem Bewußtsein nicht zugänglich und nicht willkürlich beeinflußbar!

In der Leber werden sämtliche Stoffe (Eiweiße/Fette/Kohlenhydrate), die für die Ernährung des Körpers notwendig sind, verarbeitet und können in Form von Leberstärke (Glykogen) gespeichert werden. Diese

Stärke kann von der Leber jederzeit in Traubenzucker (Glukose), den man auch als „Blutzucker" bezeichnet, rückverwandelt werden. Blutzucker ist die Voraussetzung für biologisches Leben und für Bewußtsein, wie wir bei der Besprechung der Atmung gesehen haben! Deshalb entscheidet der richtige Blutzuckerspiegel über unsere Leistungsfähigkeit, weil Traubenzucker der „Betriebsstoff" unseres Organismus ist. Die „Vitalität" eines Menschen steht und fällt mit dem Blutzuckerspiegel.

Das Wort „Leber" kennzeichnet diese Verhältnisse hervorragend, welches sich von „Leben" (= lat. „vita") herleitet. In der Tat kann man sagen, daß die Leber das Blut „vitalisiert", indem sie ständig den Blutzuckerspiegel aufrechterhält und andauernd für die Bereitstellung von Reserven (Stärke = Glykogen) sorgt.

Gesteuert wird dieser Prozeß jedoch von den sogenannten „Inselzellen" als hormonbildende Zellen in der Bauchspeicheldrüse (Pankreas), die alle wichtigen Verdauungsenzyme für die Dünndarmverdauung bereitstellt. Die Bauchspeicheldrüse ist also zugleich eine exkretorische Drüse (Verdauungssaft) und eine Hormondrüse (Inselzellen = Inselorgan). Wir wollen uns in diesem Zusammenhang hier nur mit letzterer beschäftigen.

Die *Inselzellen* bilden zwei antagonistisch oder auch ergänzend wirkende Hormone: das „Insulin" und das „Glukagon".

Das Insulin veranlaßt die Leber, den aus dem Pfortaderblut gewonnenen Zucker in die Speicherform Stärke (Glykogen) zu überführen und in den Leberzellen zu deponieren! Der Blutzuckerspiegel sinkt, während die Zuckerverbrennung in den Gewebszellen gefördert wird!

Das Glukagon dagegen veranlaßt die Leberzellen, das Glykogen (Stärke) wieder in Blutzucker zu verwandeln und dadurch den Blutzuckerspiegel zu erhöhen, wodurch eine Leistungs- und Bewußtseinssteigerung möglich wird.

Während das Blutorgan Leber sich um die Bereitstellung des Blutzuckers bemüht und das Blut „vitalisiert", steuert die Hormondrüse, das Inselorgan, auch die *intrazelluläre* Verwertung des Zuckers in den Geweben.

Leber und *Inselorgan* steuern zusammen den Energiehaushalt über die Zuckerbereitstellung! Die Stimulation der Bauchspeicheldrüse erfolgt durch die Verdauungsbewegung des vor ihr liegenden Magens und der Bewegung der Milz an ihrer Spitze, so daß sich „Stimmungen" des

Magens auf sie direkt übertragen und die Art bzw. Menge und Qualität der Nahrung eine große Rolle spielt. Sie ergänzen sich in ihrer Funktion physiologisch, welches man hier wiederum als einen Ausdruck ihrer embryonal ähnlichen Entstehung werten kann. Beide Drüsenanlagen (die Leber ist mit der Gallebildung als Ausdruck ihrer Entgiftungsarbeit und Fettverdauungsfunktion die *größte Körperdrüse*!) entwickeln sich aus dem entodermalen Darmepithel!

9.4. Nieren und Nebennieren

Als weiteres Organpaar von Blutorgan und Hormondrüse (in engster Nachbarschaft gelegen) sind die *Nieren und die Nebennieren* zu nennen.

Waren die Organe der Atemregulation (Lunge und Schilddrüse) bei gleichem Ursprung (Aussackung des entodermalen Darmepithels) noch relativ weit auseinander gelegen, was wir auch noch bei der Thymusdrüse und der Milz sagen können, so sind Leber und Inselorgan schon recht eng benachbart und haben durch parallelen Ursprung (entodermale Aussackung wie Lunge und Schilddrüse) eine gemeinsame Einmündungsöffnung in den Dünndarm.

Dagegen erscheinen die *Nieren* und die ihnen kappenförmig aufsitzenden *Nebennieren* fast wie ein einziges Organpaar.

Diese räumliche Nähe geht wiederum einher mit enger funktioneller Verknüpfung. Die Niere hat „ihren Kopf" bzw. „ihr Gehirn" gleich über sich obenauf sitzen als Stoffwechselsteuerungszentrale! Dieser Kopf der Niere, die Nebenniere, besteht hauptsächlich (zu 80 – 90%) aus der sogenannten Nebennierenrinde, die sich aus demselben Muttergewebe ableitet wie die Niere selbst, aus dem mesodermalen Bauchfell (Coelomepithel). Das Innere der Nebenniere birgt ihr „Gehirn", das sogenannte Nebennierenmark. Dieses Mark ist in der Tat mit einem Gehirn vergleichbar, denn es entstammt dem Sympathischen Nervensystem, welches man im übertragenen Sinne auch als „Bauchhirn" bezeichnet. Daher hat das Nebennierenmark auch die gleiche anregende, energieverbrauchende und dadurch lebenerzeugende Funktion durch die Hormonbildung von Adrenalin und Noradrenalin, die sie wie der Sympathikus ins Blut ausschüttet.

Somit besteht die Bezeichnung „*Neben*niere" zurecht, denn dadurch ist diesem „Nierensystem" (Niere und Nebenniere) die Möglichkeit gegeben, in das Stoffwechselgeschehen des Körpers durch Aufbau und

Abbau entscheidend einzugreifen, was sich in ihrer antagonistischen bzw. ergänzenden Organfunktion als *exkretorische* (Harnausscheidung der Nieren) und *inkretorische Funktion* (Hormonausschüttung von Nebennierenrinde und Nebennierenmark!) widerspiegelt!

Die Nieren sind Blutfilterorgane, in die überwiegend arterielles Blut einströmt. Durch die beiden Nierenarterien strömt ungefähr ein Drittel der Gesamtblutmenge des Körperkreislaufs. In 24 Stunden fließen etwa 1 500 l Blut durch die Nieren, die damit zu den wichtigsten Ausscheidungsorganen neben dem Darm und der Lunge zählen. Durch die Filtertätigkeit der Nierenkörperchen, die ein *arterielles* Kapillarnetz (im Gegensatz zum *venösen* Kapillarnetz der Leber) darstellen, entsteht in 24 Stunden etwa 150 l Ultrafiltrat, der Primärharn, der vom Nierengewebe zu 99% wieder rückresorbiert wird. Als Konzentrat bleibt der Endharn übrig, der vor allem giftige Stoffwechselendprodukte wie Harnstoff, Harnsäure, Mineralstoffe, Salze und Farbstoffe beinhaltet. Er besteht zu 95% aus Wasser.

Der Sinn der Nierentätigkeit im Ausfiltern der Blutflüssigkeit (etwa 20 – 30%) liegt in der Kontrolle der Nährstoffbestandteile des Bluts. So werden die über die Ernährung aufgenommenen Aminosäuren (Bausteine der Eiweiße), Vitamine, Traubenzucker (Glukose) und die Bausteine der Fette (Glyzerin und Fettsäure) im Primärharn zunächst ausgefiltert, um dann zum größten Teil wieder ins Blut rückresorbiert zu werden. Offenbar „*entscheidet*" die Niere über die augenblickliche Nährstoffzusammensetzung des Bluts und welche Stoffe für den Aufbau und die Ernährung des Körpers nicht gebraucht oder nicht angenommen werden können.

Da das abfließende venöse Blut etwa 1 °C wärmer als das zufließende arterielle Blut ist, kann man auch eine Verbrennung (Oxydation) von „unbrauchbaren" Stoffen zur Entgiftung vermuten. Immerhin hat die Niere einen ungewöhnlich hohen Sauerstoffverbrauch von etwa 20% des Gesamtsauerstoffbedarfs des Körpers!

Die Niere paßt also die Nährstoffzusammensetzung, den Wasser- und Mineralhaushalt, den augenblicklichen körperlichen, seelischen und geistigen Bedingungen an, d. h. die *Niere individualisiert das Blut.*

Man sollte eigentlich darin ihre Hauptfunktion sehen. Immerhin filtert sie zunächst 100 l Primärharn aus, um dann 99% wieder zu resorbieren, so daß nur etwa 1 l Endharn in die Blase gelangt. Die 1%ige Harnausscheidung der Niere wäre in diesem Zusammenhang sekundär gegenüber der 99%igen Rückresorption! Hierin spiegelt sich die *ordnende* und *aufbauende* Funktion der Niere wider.

Alle ernährenden Substanzen, die wir über die Nahrung zu uns nehmen, müssen durch die „Endkontrolle" der Niere, die allein darüber entscheidet, ob diese Substanzen zum Aufbau und zur Energiegewinnung des Körpers taugen! Die „Embryo- oder Samenform" der Niere weist als Signatur daraufhin, daß über dieses Organ der Mensch sich stofflich-materiell „inkarniert"!

Damit sind die

Nieren die Zentralorgane des Stoffwechsels!

Der „Hormondrüsenpartner", die Nebenniere, ist wiederum das Organ, welches über die Bildung und Ausschüttung spezifischer Hormone die *intrazelluläre „Nierenfunktion"* übernimmt. Wir haben es jetzt schon als Regel erkannt, daß die Blutorgane *extrazellulär* und die Blutdrüse (Hormondrüsen) *intrazellulär* arbeiten und wirken! Die Hormone der Nebenniere und der Hypophyse (Neurohypophyse = Adiuretin = antidiuretisches Hormon) enscheiden letztlich über die Ausscheidungsfunktion der Niere und damit über ihre Tätigkeit.

Die *Rindenhormone* (= Kortikosteroide) steuern den Wasserhaushalt und den:

− Mineralstoffwechsel durch „Mineralkortikoide", den
− Zuckerstoffwechsel durch „Glukokortikoide" (auch Fett- und Eiweißstoffe) und die
− sekundären Geschlechtsmerkmale durch „Androkortikoide".

Ganz allgemein kann man der Rindenfunktion lebenserhaltende, trophotrope, cholinerge oder auch parasympathische Funktion zusprechen, im Sinne einer energiesparenden und gestaltenden Funktion, wie wir dies beim Parasympathikus des Vegetativen Nervensystems kennengelernt haben.

Im Gegensatz dazu ist das Nebennierenmark mit seinen Hormonen eine Blutdrüse, die die gesamte Reaktion des Sympathikus als Antagonist des Parasympathikus repräsentiert. Das Nebennierenmark als Abkömmling des Sympathikus produziert wie dieser die sogenannten „Streßhormone" Adrenalin und Noradrenalin. Sie bewirken insgesamt einen energieverbrauchenden Abbaustoffwechsel im Sinn einer adrenergen, ergotropen und sympathischen Wirkung!

Durch Adrenalin und Noradrenalin wird der Sympathikus unterstützt: Durch Verengung der peripheren und kleinen Arterien steigt der Blutdruck, der Herzschlag und das Minutenvolumen des Herzens erhöhen sich, der Blutzuckerspiegel steigt, und die Glykogenvorräte werden in Traubenzucker umgewandelt. Dies ist verbunden mit einer psychischen Energiesteigerung bis zur Aggression (Aggressionshormon!) und mit einer Bewußtseinserhöhung.

Nur 10−20% der Nebenniere gehören zur Marksubstanz. Damit liefert der anatomische Bau dieser inkretorischen Drüse ein gutes Abbild seiner physiologischen Funktion: Seine hauptsächliche Tätigkeit liegt im Erhalt eines ausgeglichenen und insgesamt *aufbauenden* Stoffwechsels, der nur hin und wieder vom *abbauenden* Stoffwechsel des Marks überboten wird.

Die Nebenniere ist das gestaltgewordene Organ der Sympathikus- und Parasympathikusfunktion des Körpers!

Zugleich ist die Nebenniere die hormonelle Steuerungszentrale für den Gesamtstoffwechsel über den Blutkreislauf! Stimuliert werden Nieren und Nebennieren durch die Zwerchfellbewegungen beim Atmen und durch die Verdauungsbewegungen des Dickdarms. Die Lunge ist das Organ des Gasstoffwechsels (Feinstofflichkeit) und der Darm das Organ des Feststoffwechsels (Grobstofflichkeit). Hierin zeigt sich ein biologischer Regelkreis von Nieren/Nebennieren und Darm/Lunge.

9.5 Zusammenfassung: Blutorgane − Blutdrüsen

Die Blutorgane Lunge, Leber, Milz und Nieren haben jeweils einen Hormondrüsenpartner als Schilddrüse, Inselorgan, Thymus und Nebenniere. Beide „Partner" entwickeln sich jeweils aus dem gleichen „Mutterboden" (= embryonales Keimblatt). Und die Erfahrung lehrt, daß Hormondrüsen auf ihren Mutterboden zurückwirken, hier in Form einer hormonellen Wirkung.

Die Hormone wirken intrazellulär, indem sie organ- und zellspezifisch *in den Zellen* ganz bestimmte Enzyme bzw. Gene aktivieren, die wiederum den Zellstoffwechsel entweder anregen oder bremsen.

Die Hormondrüsen wirken also *intrazellulär*, während die Blutorgane eine *extrazelluläre* Funktion haben. Beide Funktionen *zusammen* ergeben erst die *Gesamtfunktion!*

Das *Herz* als wichtigstes Blutorgan und *impulsgebendes* Organ des gesamten Blutkreislauf macht erst das Zusammenspiel von Blutorgan und Blutdrüse möglich, indem es über seine rhythmische Selbststeuerung (Autorhythmie) über die Geschwindigkeit des Hormontransports und die Durchlässigkeit seiner Gefäßwände (Vasodynamik) entscheidet. Das Herz ist wiederum das Organ, welches alle anderen Blutorgane durch den Kreislauf zu einem einzigen Organsystem zusammenfaßt, als dessen Zentralorgan!

Aus dem bisher Dargelegten kommen wir zu folgender Charakterisierung der Blutorganfunktionen:

- Lunge und Schilddrüse wirken *inspirierend* (Lungen- und Zellatmung)
- Leber und Inselorgan wirken *vitalisierend* (Blutzuckerspiegel/Zuckerverbrauch)
- Milz und Thymus wirken *renovierend* (Bluterneuerung in der Milz) und *immunisierend* (T-Lymphozyten im Thymus)
- Nieren und Nebennieren wirken *individualisierend* (Nährstoffzusammensetzung des Bluts), gesteuert vom emotionalen Verhalten (Nebennierenfunktion)
- das Herz *impulsiert* das Ganze durch seinen Blutkreislauf!

10. Der Unterkörper

Der von uns eingangs definierte Unterkörper von der Taille bzw. „Gürtellinie" abwärts beinhaltet das wichtigste Verdauungssystem, den Darm (Dünndarm, Dickdarm und Mastdarm), die Harnblase und die weiblichen Geschlechtsorgane (Eierstöcke, Eileiter, Gebärmutter, Scheide, Schamlippen, Kitzler), während die *männlichen Geschlechtsorgane* (Hodensack, Hoden, Penis) *außerhalb der Leibeshöhle* liegen! Auf die Bedeutung dieses geschlechtsspezifischen Unterschieds wollen wir noch an anderer Stelle eingehen.

Aus der Lage der Organe können wir am Beispiel des Darmsystems erkennen, daß der Schwerpunkt der Nahrungsverdauung, die Nährstoffresorption, im Unterkörper liegt. Die ungeheure Oberflächenvergrößerung des *entodermalen* Darms, vor allem des Dünndarms durch Falten und Zotten (insgesamt 2.200 m^2) zeigt die *Entodermzentrierung* im Unterleib deutlich an!

In diesem Sinne hatten wir eingangs den Unterkörper als das *materielle Zentrum* des menschlichen Leibes charakterisiert. Gleichzeitig ist der Unterleib auch der Ort, wo die festen (Kot) und flüssigen (Harn) Stoffwechselendprodukte (Gifte) über Enddarm und Blase ausgeschieden werden.

Das wichtigste und erstrangigste „materielle" Geschehen ist jedoch die Ausbildung eines neuen Menschenleibes über den Mutterkuchen (Plazenta) in der Gebärmutter (Uterus) während der Schwangerschaft der Frau. Ihr Blut ernährt den Embryo über die plazentaren Zottengefäße und ermöglicht so die Leibwerdung, Substanzwerdung, d.h. die materielle Gestaltwerdung des Menschen!

Hier entstehen neue *Generationen* als Fortpflanzung der Menschengestalt, hier befindet sich auch das Zentrum der *Regeneration* für den Gesamtstoffwechsel des Körpers, die eine Geschlechtsfunktion durch Ausbildung der primären und sekundären Geschlechtsmerkmale überhaupt erst möglich macht. Statt „Generationen" kann man auch den Begriff „*Geschlechter*" einsetzen und sagen: Im Unterleib entstehen neue Geschlechter des Menschen und hier befindet sich sein „Geschlechtszentrum".

Das Zentrum der geschlechtlichen Funktion als Steuerorgane sind die Keimdrüsen, die beim Manne Hoden (Testis) und bei der Frau Ovarien (Eierstöcke) genannt werden. Auch hier zeigt das Wort „Keimdrüsen" ihre physiologische Bedeutung an: Sie produzieren Hormone, die bestimmte Körperzellen zur Keimung, zum Keimen anregen und damit Wachstum und Entwicklung beschleunigen.

Interessanterweise entwickeln sich die Keimdrüsen zusammen mit den Nieren aus einem einzigen Organsystem, dem „Harngeschlechtssystem" (= Urogenitalsystem), welches man in diesem frühen embryonalen Stadium (4. Woche) als „Holonephros" (= Gesamtnierenanlage) (*Portmann* 1969) bezeichnet. Diese Gesamtnierenanlage untergliedert man in einen oberen (kranialen) und einen unteren (kaudalen) Teil, in die sogenannte „Vorniere" (= Pronephros) und in die „Nachniere" (= Opisthonephros).

Die embryonale Nierenanlage erstreckt sich beidseitig an der Rückwand der Leibeshöhle *über den ganzen Rumpf* und reicht mit seiner Spitze (Vorniere) bis in die Höhe der Innenohranlage!

Jedoch geht diese embryonale Anlage zurück, und es bleibt die Nachniere (Opisthonephros) erhalten, aus deren oberen Teil („Sexualteil") sich der Nebeneierstock bzw. Nebenhoden der Keimdrüsenanlagen (Gonaden) gestalten, während aus dem unteren Teil („Nierenteil") sich die bleibende Niere entwickelt!

Mit der weiteren Entwicklung kommt es zu einer völligen Sonderung der eigentlichen Nieren vom genitalen Teil der Nachniere (Opisthonephros), wie *Portmann* darlegt. Aus dem *ursprünglichen* Harngeschlechtssystem (Urogenitalsystem) hat sich ein getrenntes Geschlechtssystem (Geschlechtsorgane) und ein Harnsystem (Nieren, Harnleiter, Blase, Harnröhre) entwickelt.

Diese Entwicklung der Gesamtnierenanlage (Holonephros) in zwei verschiedene Systeme ist das Ergebnis einer frühen *Polarisierung* ihrer oberen (Sexualteil) und unteren (Nierenteil) Teile. Wegen der sich ausbildenden unterschiedlichen Funktionen stoßen sie sich ab (Polarisierung), weil die Geschlechtsfunktion im absoluten *Gegensatz* zur Nierenfunktion steht.

Denn während die Niere ihre Organfunktion aus einem *Abbaustoffwechsel* herleitet (Ausscheidung, Sekretion von Giftstoffen und Stoffwechselschlacken im Harn), stehen die Keim- oder Geschlechtsdrüsen (Gonade) zunächst ganz allgemein in der Aufgabe des *Aufbaustoffwechsel*, in der *Regeneration* der Zellen!

Männliche (Hoden) wie weibliche (Ovarien) Keimdrüsen bilden immer neue Keimzellen (Ei- bzw. Samenzellen), während die Nieren die Stoffwechselprodukte von *abgebauten oder abgestorbenen Zellen* ausscheiden.

Im Übergang vom Embryo zum Fötus (um die 8. Woche) zeigen die Keimdrüsen bei männlichen und weiblichen Embryos größere Verschiedenheiten (*Blechschmidt* 1978). Bis dahin finden wir in beiden Geschlechtern die gleiche embryonale Anlage für die Geschlechtsorgane.

Warum aber bleiben die weiblichen Keimdrüsen im Bauchraum in der Leibeshöhle, und warum treten die männlichen Hoden aus dieser heraus, so daß sie in dem männlichen Hodensack (Skrotum) aufgefangen werden?

Bei der Frau erfolgt die Regenerationstätigkeit ihrer Keimdrüsen nicht mit solcher zentrifugalen Heftigkeit. Hier werden nicht täglich Millionen von Keimzellen gebildet, sondern höchstens einige im Monat, von denen jeweils nur eine im Monat zur befruchtungsfähigen Ausreifung kommt. Zudem benötigen die Eizellen zu ihrer Reifung die Wärme des Bauchraums, während die Samenzellen nur in einem „untertemperierten" Milieu sich entwickeln können, weil sie sich ja als „Zelle" in 4 begeißelte „Kerne" auflösen. Die Eizelle entwickelt sich im Gegensatz dazu zu einer „Riesenzelle", die 85 000 mal größer ist als die „Samenzelle".

Die Eierstöcke stehen also nicht in einem solchen starken polaren Gegensatz zur „konzentrierten Ausscheidung" (Nierentätigkeit) mit ihrer „dezentrischen Regenerationstätigkeit" (Keimdrüsen als Regenerationspol), steigen aber dennoch aus ihrer ursprünglichen Lage ab (Descendus ovarium) und verlagern sich ins kleine Becken (s. Abb. 22).

10.1. Die Geschlechtsorgane

Das *weibliche Gestaltungsprinzip* in Reinform stellt sich als ein „Tropfenbildungsprinzip", als ein *konzentrisches Prinzip* dar und zeigt sich in der weiblichen Eizellenreifung sehr anschaulich, als ein sich verdichtender, sich abrundender Prozeß.

Das *männliche Gestaltungsprinzip* ist mehr ein *dezentrischer Vorgang*, genau umgekehrt zu vorigem. Es ist ein „Tropfenzerspringungsprinzip", ein sich auflösender, *zerstrahlender* Prozeß.

Die Hoden stehen mit ihrem männlichen dezentrischen Strahlungsprinzip im diametralen Gegensatz zur konzentrischen Nierentätigkeit: Der Endharn ist ein „Konzentrat" des Primärharns, und wo dieser Prozeß zu stark wird, kommt es gar bis zur Nierensteinbildung. Beide Organe würden sich physiologisch in ihren Funktionen stören und müssen sich daher so weit auseinanderentwickeln. Wir haben ja schon angemerkt, daß Samenzellen nur in einem untertemperierten Körpermilieu ausreifen können und dies würde die „fiebrige" Niere mit ihrer über $1 - 2\,°C$ höheren Temperatur verhindern. So kommt es also zum Abstieg der Hoden bis außerhalb der Leibeshöhle in den Hodensack!

Die Eierstöcke mit ihrer *konzentrischen* Eizellenreifung ähneln in dieser Hinsicht sogar dem Nierenprozeß, stehen aber über die Regenerationstätigkeit diesem entgegen, so daß es zu einem „verminderten" Abstieg der Eierstöcke nur bis in das kleine Becken kommt.

Das *konzentrische Gestaltungsprinzip* ist ja zugleich das *introvertierte* (nach innen gekehrte) Prinzip, das *dezentrische* zugleich das *extrovertierte* (nach außen gekehrte) *Bildungsprinzip*.

Und genau diese Gestaltungspolarität zeigt sich in der Ausbildung der männlichen und weiblichen Geschlechtsorgane!

· Die noch weitgehend undifferenzierten *äußeren* Geschlechtsorgane des Embryos bis zur 8. Woche zeigen noch eine neutrale Ausgangsform, praktisch ein Zwischenstadium zwischen Mann und Frau. Wir finden zu diesem Zeitpunkt den *Geschlechtshöcker*, den Spalt der *Harngeschlechtsöffnung*, eingerahmt von den beiden parallel angelegten *Harnschwellkörpern*, nach außen begleitet von den beiden *Rutenschwellkörpern* (auch Genitalwülste genannt, s. Abb. 22).

Aus dem embryonalen Geschlechtshöcker entwickelt sich bei der Frau die Klitoris (Kitzler), beim Mann der Penis (Glied). Aus den beiden Harnschwellkörpern entwickeln sich bei der Frau die kleinen Schamlippen und beim Mann die Penisschwellkörper mit der Eichel (Glans penis). Und schließlich bilden die Rutenschwellkörper sich bei der Frau zu den großen Schamlippen um, während sie beim Mann zu dem geschlossenen Hodensack mit einer Naht (Raphe) verwachsen, um die Hoden bergen zu können (Abb. 22).

Dieser Differenzierungsvorgang von außen betrachtet sieht bei der Frau wie eine „Rückentwicklung" aus und beim Mann wie eine „Hypertrophie" (Überentwicklung) der Geschlechtsorgananlage.

Wenn man jedoch die Ausbildung der *inneren Geschlechtsorgane* betrachtet, dann sind die zuvor geschilderten anatomischen Verhältnisse bei Mann und Frau in bezug auf ihre Entwicklung eher genau umgekehrt:

Im „Innern" hat die Frau den Schwerpunkt ihrer geschlechtlichen Organisation! Dort befinden sich ihre Keimdrüsen, die Ovarien, die Eileiter, die Gebärmutter und die Scheide mit Scheidenvorhof. Hier zeigt die Frau an ihrer „weiblichsten Stelle" die *organgewordene Introvertiertheit* ihres Geschlechts. Ihre geschlechtliche Welt ist eine *innere Welt*, deren biologische Erfüllung die *Empfängnis* (als eine „Konzeption" mit der „äußeren-männlichen Welt") ist, als die Bildung einer *konzipierten*, also gemeinsamen, neuen Welt (Leibesfrucht = lat. „fetus") und deren Austragung (Schwangerschaft) bis zur Geburt eines neuen Menschen.

Der Mann hat „innen" geschlechtlich nichts mehr „vorzuzeigen", da er „alles" nach außen „extrovertiert" hat. Seine Keimdrüsen (Hoden) sind im Hodensack (Skrotum) „veräußerlicht" und liegen dort zusammen mit dem Penis deutlich sichtbar als ein zusätzliches Anhangsgebilde des Unterleibes; es zeigt sich bei Erregung als ein zusätzliches „Glied".

Die männlichen Geschlechtsorgane (Skrotum, Hoden, Nebenhoden, Samenleiter, Penis mit Eichel) sind die *organgewordene Hervorkehrung seiner Innenwelt*, ein psychosomatischer „Exhibitionismus", eine Art Selbstentäußerung. Und seine *Funktion* der Geschlechtsorgane *„bezeugt"* das, sie sind sein „Zeugungsorgan".

Der Mann „entäußert" sich „in" die Frau bei der leiblichen Vereinigung. *Sie* „empfängt" ihn und *er* zeugt „von-sich-selbst". Seine Zeugungsorgane erfühlen diese weibliche Innenwelt, was beide Geschlechter als Erfüllung erleben.

Die unterschiedliche Lage der männlichen und weiblichen Geschlechtsorgane verweist auch auf ein unterschiedliches *Erlebnis ihrer Funktion:*

Scheide (Vagina), Gebärmutter (Uterus) und Eileiter (Tubus) entstehen embryonal aus den sogenannten Müllerschen Gängen, die als paariges tubuläres System als Ausfuhrgänge der Eizellen vom Ovar angelegt werden und in den Uterus einmünden. Dieses gesamte Organsystem ist reichlich mit „glatter Muskulatur", also mit *unwillkürlich* (peristaltisch)-arbeitender Muskulatur durchsetzt. Diese Art der Muskulatur ist im Gegensatz zur „quergestreiften" oder Skelettmuskulatur *nicht* willkürlich oder bewußt steuerbar, sondern unterliegt der Kontrolle und Steuerung des Vegetativen Nervensystems, welches wir als ein vom Seelischen her bewegtes, also als ein „psychogen-arbeitendes" Nervensystem kennengelernt haben! Das bedeutet, daß die weiblichen Geschlechtsorgane, besonders eben die „inneren", überwiegend *nach dem Grad der seelischen Erregung* „funktionieren", also psychogen gesteuert werden, eben von „innen" her! Je nach der allgemeinen seelischen Stimmungslage kontrahiert sich die Uterus-Eileiter- und Scheidenmuskulatur oder weitet sich bzw. bewegt sich in verschiedenen Rhythmen. Was die Frau geschlechtlich „bewegt", wird hier „verarbeitet", aber auch alles das, was sie seelisch bewegt, wird allgemein über die „glatte Muskulatur" ausgelebt.

Hier liegen auch die Ursachen für Funktionsstörungen der weiblichen inneren Geschlechtsorgane, angefangen von Eileiterverschlüssen (oft in Verbindung mit seelischen Verkrampfungen) über Fehlgeburten (z. B. weil ein verkrampfter Uterus die Gebärmutter [Plazenta] nur unzureichend mit Blut versorgt) bis hin zur Unfähigkeit, einen Orgasmus zu erleben (eventuell aus Mangel an innerem Antrieb oder wegen psychischer und damit auch muskulärer Verspannung).

Ganz anders dagegen wird die Funktion der Geschlechtsorgane vom Mann erlebt. Sie liegen ja gänzlich in der Haut (Hodensack mit Penis und Vorhaut) außerhalb des Körpers und sind damit viel stärker im Tagesbewußtsein des Mannes. In diesem Zusammenhang sei an die Haut als ein „Bewußtseinsorgan" erinnert, die in engster Verbindung mit dem Gehirn steht.

Ist bei der Frau der Geschlechtsakt überwiegend ein Geschehen, das „über-sie-kommt", mehr als etwas „Unwillkürliches", dem sie „sich hingibt", so ist es für den Mann überwiegend etwas vom Bewußtsein her Gewolltes, etwas „Willkürliches" bis zum Extrem des „Willküraktes". In beiden Geschlechtern lebt jedoch auch in vermindertem Maße das gegengeschlechtliche Verhalten, was natürlich auch gesteigert werden kann. Es gibt Partnerschaftsverhalten, bei dem die Frau mehr den „männlichen ,Part" und der Mann (zeitweise) mehr den „weiblichen Part" übernehmen kann. Dies geht „psychosomatisch" einher mit mehr „männlichem" oder mehr „weiblichem" Erscheinungsbild des jeweiligen Geschlechtspartners.

Da, wie wir gesehen haben, die Keimdrüsen eine doppelte Funktion haben, nämlich einmal die Keimzellen zu bilden und zum anderen die Geschlechtshormone (als innersekretorische Hormondrüsenfunktion) zu produzieren, ist ihre Stimulation für den Gesamtstoffwechsel des menschlichen Körpers von hervorragender Bedeutung.

Im weiblichen Organismus werden die Eierstöcke über die rhythmische kontraktile Bewegung (Peristaltik und unwillkürliche Motorik) des Eileiter-Trichters stimuliert, indem die Fransen die Eierstöcke betasten. Die Eiabnahme beim Follikelsprung ist ein regelrechtes lutschendes Absaugen des reifen Eies durch den Eileiter bis in den Uterus. Man unterscheidet beim Eileiter 1. eine „tubeneigene Muskelschicht" unter der inneren Schleimhaut (Peristaltik) und 2. eine Muskelschicht, die von den begleitenden Blutgefäßen auf diesen übergreift und 3. eine äußere Muskelschicht, die den Eileitern erlaubt, sich wie kleine Greifärmchen zwischen Uterus und Eierstock frei zu bewegen!

Bei mangelnder Durchblutung des Unterleibs (durch mangelnde Erregung und Belebung?) kann also ebenfalls ein Tubenverschluß (Eileiterverklebung) über die kontrahierten Blutgefäßmuskeln, die auf die Eileiter übergreifen, eingeleitet werden!

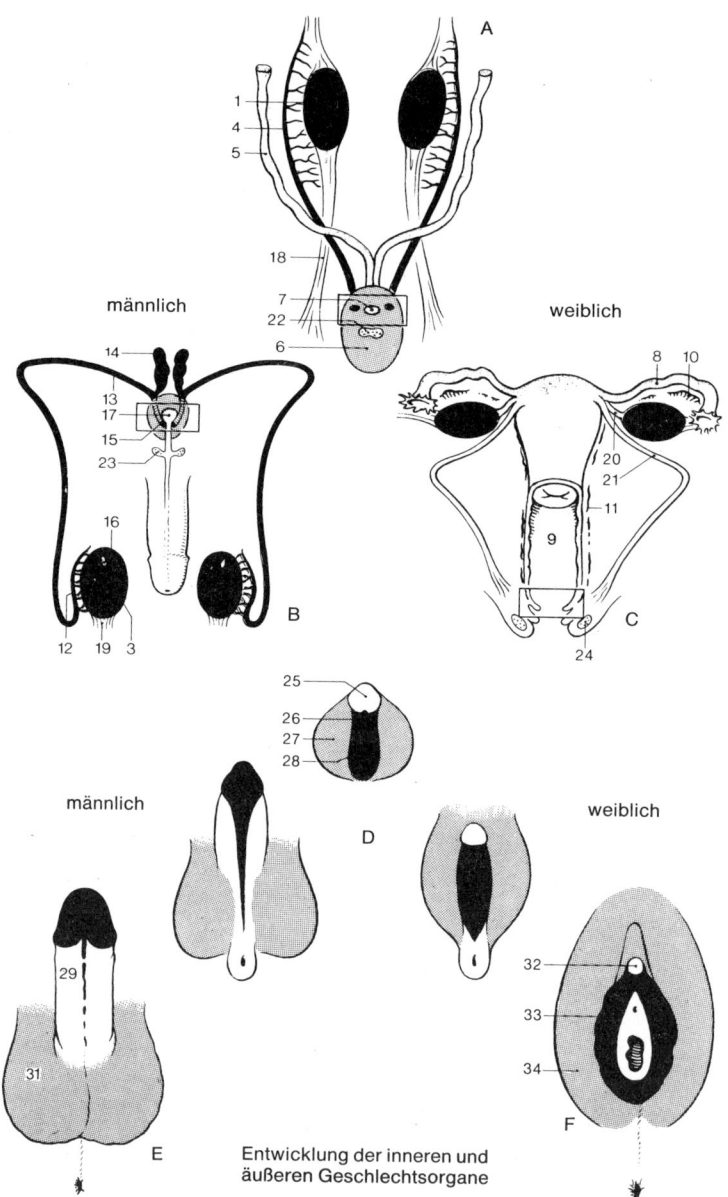

A

männlich

weiblich

B

C

männlich

D

weiblich

E

F

Entwicklung der inneren und
äußeren Geschlechtsorgane

Abb. 22: Die Produktion der Geschlechtszellen (Ei- bzw. Samenzellen), deren Vereinigung und die Pflege des Keimes setzen eine spezifische Differenzierung der Geschlechtsorgane, *Organa genitalia,* voraus. Zu den Geschlechtsorganen gehören: die *Keimdrüsen,* Gonaden, die Geschlechtszellen und -hormone produzieren; die *Geschlechtswege* für den Transport der Geschlechtszellen; die *Geschlechtsdrüsen,* deren Sekrete die Vereinigung der Geschlechtszellen begünstigen und die *äußeren Geschlechtsorgane,* die der geschlechtlichen Vereinigung dienen.

Entwicklung. *Weibliche und männliche Geschlechtsorgane gehen aus der gleichen, indifferenten Anlage hervor.* Die **Anlage des inneren Genitales** sind die *Genitalfalten* **A 1** an der medialen Seite der Urnierenfalte. In diese wandern frühembryonal *Geschlechtszellen* ein und vermehren sich, beim Ovar **C 2** in der Rindenregion, beim Hoden **B 3** im zentralen Bereich. Zwei Paar Ausführungsgänge, der *Wolff-Gang* **A 4** (Urnierengang) und der *Müller-Gang* **A 5** verlaufen seitlich in der Genitalfalte abwärts zur *Kloake* **A 6.** Die *Müller-Gänge* kreuzen nach medial und vereinigen sich zu einem unpaaren Gang, der vor seinem Durchbruch in die Kloake deren dorsale Wand vorbuckelt (= *Müller-Hügel* **A 7**). Beim *weiblichen Geschlecht* gehen aus den *Müller-Gängen* Tuben **C 8,** Uterus und der obere Teil der Vagina **C 9** hervor, die *Wolff-Gänge* und der Rest der Urnierenanlage verkümmern zum Epoophoron **C 10.** Der Urnierengang kann als *Gartner-Gang* **C 11** streckenweise erhalten bleiben. Beim *männlichen Geschlecht* entstehen aus den *Wolff-Gängen* und einem Urnierenrest Nebenhoden **B 12,** Samenleiter **B 13,** Samenbläschen **B 14** und die Ductus ejaculatorii **B 15,** – die *Müller-Gänge* verkümmern zur Appendix testis **B 16** und zum Utriculus prostaticus **B 17.** Das *untere Keimdrüsenband* **A 18** wird zum Gubernaculum testis **B 19** bzw. zu Lig. ovarii proprium **C 20** und Lig. teres uteri **C 21.** Anlage **A 22** der *Cowper-Drüsen* **B 23** bzw. *Bartholin-Drüsen* **C 24.**

Die **Anlage des äußeren Genitales** umfaßt den *Genitalhöcker* **D 25,** zwei *Genitalfalten* **D 26** und zwei *Genitalwülste* **D 27,** ferner den *Sinus urogenitalis* **D 28** (vorderer Teil der Kloake). Beim *Mann* entstehen aus dem Genitalhöcker die Penisschwellkörper **E 29,** die Genitalfalten schließen sich über dem Sinus urogenitalis zum Corpus spongiosum penis mit Glans penis **E 30.** In die vereinigten Genitalwülste, den Hodensack **E 31,** wandern die Keimdrüsen kurz vor der Geburt ein. Die Mündung der vereinigten *Müller-Gänge* liegt in der Harnröhre verborgen (Rechteck in **B**). Bei der *Frau* entstehen aus dem Genitalhöcker Clitoris und Glans clitoridis **F 32,** aus den getrennt bleibenden Genitalfalten die kleinen Schamlippen **F 33** und der Bulbus vestibuli, aus den Genitalwülsten die großen Schamlippen **F 34;** die Mündung der vereinigten *Müller-Gänge* liegt in der Scheide (Rechteck in **C**).

Mit freundlicher Genehmigung aus: *Kahle/Leonhardt/Platzer,* Taschenatlas der Anatomie Bd. 2, erschienen im Thieme Verlag, Stuttgart.

Bei gesunder und harmonischer Funktion arbeiten alle drei Muskelschichten ergänzend zusammen, d. h. transportieren das reife oder gar befruchtete Ei innerhalb 7 Tagen in die Gebärmutter.

Durch die ständige mehr oder weniger intensive Stimulation der Eierstöcke durch die Fransentrichter als eine Art streichelnde Bewegung, wird die Östrogen-Produktion und damit die Eireifung gefördert und gesteuert. Also entscheidet das Seelenleben einer Frau über ihre Fruchtbarkeit und ihr Geschlechtsleben. Gerade diese Vorgänge sollte der Mann verstehen lernen, in diese sollte der Mann sich „einfühlen" lernen, um zu einer wirklichen „Erfüllung" der körperlichen Liebe zu kommen, und da dies ein liebevoller *bewußter* Akt ist, wäre das eine *geistige Steuerung* der körperlichen Liebe. Diese Liebe kennt dann keine Trennung mehr in körperliche Liebe (Sexualität), seelische Liebe (Erotik) und geistige Liebe (Agapé), sondern solche Liebe ist die Einheit von Leib, Seele und Geist.

Man beachte auch, daß in der deutschen Sprache nur *ein* Wort für diese drei Liebesarten existiert, nämlich „Liebe", und die „Art" nur durch Beiworte (körperlich, seelisch, geistig) unterschieden wird.

Die Stimulation der männlichen Keimdrüsen als Keimzellen- und als Hormon-Drüsen erfolgt im wesentlichen über die Haut, einmal passiv durch die Berührung der Beine und Kleider und andererseits durch Selbst- bzw. manuelle Eigenstimulation, die in hohen Maße unbewußt erfolgt. Im Gegensatz zur Frau kann beim Mann die Keimdrüsenstimulation unmittelbarer, leichter und willkürlicher erfolgen, so daß der Mann seinen Geschlechtshormonspiegel durch Selbststimulation bewußt mitsteuern kann, je nach seelischer Stimmungslage und *Willensabsicht*. Damit ist dem Mann seine Geschlechtshormonproduktion, sein Androgenspiegel mehr „in seine Hand" gegeben, d. h. zusätzlich mitbeeinflußbar. Der Mann beeinflußt somit sein Liebesleben bzw. sein Geschlechtsleben vom Bewußtsein her, was über die Geschlechtshormonwirkung einen entscheidenden Einfluß auf seinen Stoffwechsel hat.

Die dargelegten unterschiedlichen anatomischen und physiologischen Verhältnisse der männlichen und weiblichen Geschlechtsorgane und ihre steuernde Beeinflussung lassen es auch verständlich erscheinen, warum die „willkürliche" Selbstbefriedigung (Masturbation) beim Mann wesentlich stärker verbreitet ist als bei der Frau.

Während die Frau anlagemäßig und schwerpunktmäßig aus der Einheit von Leib und Seele, also mehr „psycho-somatisch" liebt, liebt der

Mann anlagemäßig mehr „mental", in Beziehung zu Vorstellung und Wille (es sei an dieser Stelle an *Arthur Schopenhauers* Werk „Die Welt als Wille und Vorstellung" erinnert). Daß sich daraus Einseitigkeiten und Mißverständnisse zwischen den Geschlechtern entwickeln können, ist eine leidvolle Erfahrung. Offenbar ist die „vollkommene Liebe" eine Liebe, die beide Liebesformen zur Einheit verschmelzen läßt, im Bild der erfüllten Ehe.

Die Keimdrüsentätigkeit in der Produktion von Keimzellen wie auch in der Funktion als Hormondrüse ist für die Vitalität und Regenerationsfähigkeit (in der Psychologie spricht man in diesem Zusammenhang von den „Trieb- oder Antriebskräften") des biologischen Organismus von absolut ausschlaggebender Bedeutung. Denn hier ist das *biologisch-körperliche Zentrum* überhaupt! Hier ist der Gegenpol zum Bewußtseinszentrum des Menschen zur Hypophyse (Hirnanhangdrüse) als dem ihm zugehörigen Blutorganpartner. Blutorgan und Hormondrüse steuern sich gegenseitig. Die Hypophyse, als Blutorgan, ist zugleich ein „Blutsinnesorgan" und steuert den Gesamtstoffwechsel über Hormone im Körper.

10.2. Die Geschlechtshormone

In einer jeden Körperzelle des Menschen finden wir 23 Chromosomenpaare im Zellkern = 46 Einzelchromosomen. Von diesen sind das letzte Paar die Geschlechtschromosomen. Bei Frauen finden wir hier zwei gleichgestaltete „X-Chromosomen", während beim Mann ein recht verschieden gestaltetes Chromosomenpaar (Heterochromosomen), ein X-Chromosom und ein sogenanntes „Y-Chromosom", ausgebildet ist. Das X-Chromosom ist das weiblichkeitsbestimmende Chromosom und das Y-Chromosom als verkürztes oder reduziertes X-Chromosom das männlichkeitsbestimmende.

Ausschlaggebend dafür, ob sich aus einer befruchteten weiblichen Eizelle ein Junge oder ein Mädchen entwickelt, ist die von der Eizelle „ausgewählte" männliche Samenzelle, denn sie allein bestimmt das künftige Geschlecht des Keimes. Das Geschlechtschromosom in der Samenzelle entscheidet darüber, ob entweder ein weiteres weibliches Geschlechtschromosom, ein X-Chromosom, zu dem X-Chromosom der weiblichen Eizelle hinzukommt, denn dann entsteht ein weibliches Wesen (XX-

Chromosomenpaar) oder aber ob ein männliches Geschlechtschromosom, ein Y-Chromosom, sich mit dem weiblichen X-Chromosom des Eizellenkerns paart, denn dann entsteht ein männliches Wesen (XY-Chromosomenpaar)!

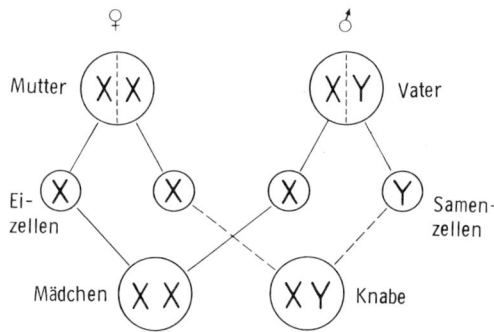

Abb. 23: Einfache Darstellung der Geschlechtsbestimmung durch die Geschlechtschromosomen unter alleiniger Berücksichtigung der beiden Geschlechtschromosomen.
Mit freundlicher Genehmigung aus: *Faller,* Der Körper des Menschen, erschienen im Thieme Verlag, Stuttgart.

Daraus ergibt sich die erstaunliche Tatsache, daß chromosomatisch bzw. *genetisch die Frau eingeschlechtlich („nur" weiblich) ist und der Mann zweigeschlechtlich (androgyn), also weiblich und männlich ist!*
Die Geschlechtschromosomen produzieren mit Hilfe ihrer Genenzyme die Geschlechtshormone, die männlichen heißen „Androgene", die weiblichen „Östrogene". Sie werden hauptsächlich in den Keimdrüsen und zu geringen Teilen auch in der Nebennierenrinde produziert.
Diese Geschlechtshormone entfalten in allen Körperzellen ihren Einfluß, indem sie modifizierend in den Zellstoffwechsel eingreifen; sie überformen die Wirkungen der Stoffwechselhormone der Nebennieren.
Das männlichkeitsbestimmende Y-Chromosom produziert nämlich ein Enzymeiweiß, das sogenannte H-Y-Antigen, welches dafür verantwortlich ist, daß sich aus der geschlechtlich undifferenzierten Keimdrüsenanlage ein Hoden entwickelt und unterdrückt zugleich mit einem besonderen Stoff aus den Sertolizellen seiner Hoden die mögliche (!) gleichzeitige Entwicklung von Eileiter und Gebärmutter. Fallen die Ser-

tolizellen mit ihrem „Ovidukt-Repressor" aus, so kommt es trotz „männlichem Chromosomenpaar" zur Entwicklung eines weiblichen Individuums, wie Versuche bei kastrierten Säugetieren gezeigt haben (*Knußmann* 1982). *Knußmann* folgert daraus: „Dies besagt, daß es zur Entstehung eines weiblichen Organismus gar keiner Keimdrüsen bedarf. Das weibliche Bild stellt vielmehr den unmittelbar im Erbgut festgelegten Bauplan des Menschen dar. Der Mann dagegen ist eine Spezialform, die irgendwann in der langen tierischen Stammesgeschichte als Abwandlung des weiblichen Bauplans entstanden ist. "

Positiv formuliert, können wir aus diesen Untersuchungsergebnissen erkennen, daß das *„Männliche"* eine Abänderung oder *„Umgestaltung"* des eindeutig *weiblich* bestimmten *Bios* (biologische Leiblichkeit) ist! Wir Männer bekommen unseren Leib ja auch von der Mutter, die die Eizelle zur Verfügung gestellt hat. Es sollte uns daher nicht allzusehr erstaunen, wenn die Naturwissenschaft jetzt festgestellt hat, daß auch der männliche Körper, wie der weibliche, *genetisch primär weiblich ist* ! ! ! Die Brustwarzen beim Mann beweisen, daß der biologische Bauplan „weiblich" ist! Hinzu kommt die erstaunliche Tatsache, daß die männlichen Geschlechtshormone, die Gruppe der Androgene, von denen das Wichtigste das „Testosteron" (von lat. testis = Hoden) ist, weil es die primären (innere und äußere Geschlechtsorgane) und die sekundären Geschlechtsmerkmale (breite Schultern, schmale Hüften, Bartwuchs, männl. Körperbehaarung, tiefe Stimme, Scham- und Achselbehaarung, stark entwickelte Oberhaut) auslöst, überhaupt nicht in die Körperzellen gelangen kann, wenn nicht das weibliche X-Chromosom das Transport-Eiweiß (Androgen-Rezeptor) bereitstellt!

Wir ersehen daraus die biologische Zusammenarbeit des „männlichen" und „weiblichen Prinzips" anhand der Geschlechtschromosomenchemie!

Wie schon angedeutet, wird durch den Einfluß der Geschlechtshormone der Zellstoffwechsel charakteristisch überformt. Sie sind ja eigentlich Stoffwechselhormone, denn sie leiten sich wie die NN-Rindenhormone vom Blutfett, dem Cholesterin ab, als sogenannte Steroidhormone.

Also zeigt sich die Polarität der Geschlechter im Zellstoffwechsel einer jeden Körperzelle. Dies läßt sich gerade da besonders klar beobachten, wo es in der Biologie zur größtmöglichen Polarisation von „männlich" und „weiblich" kommt: bei der Bildung der Fortpflanzungszellen (Keimzellen), nämlich bei der Ausbildung der weiblichen Eizelle und der männlichen Samenzelle!

Diese Zellen sind dadurch ausgezeichnet, daß sie ihren doppelten Chromosomensatz auf die Hälfte reduzieren. Und zwar werden die Chromosomenpaare ganz einfach getrennt. Von einem solchen Chromosomenpaar stammt eines vom Vater (Samenzelle) und eines von der Mutter (Eizelle). Väterliches und mütterliches Chromosom werden nun *separiert*, also vereinzelt, so auch das Geschlechtschromosomenpaar. Aus einer Zelle mit einem Geschlechtschromosomenpaar werden nun in der Reifeteilung (Meiose) zwei Zellen mit jeweils nur einem einzigen Geschlechtschromosom. Bei der Frau entstehen durch *Kernteilungen* auf diese Weise 4 Zellkerne (von denen drei als „*Polkörperchen*" außerhalb der Eizelle später wieder zugrundegehen), die *alle* nur ein X-Chromosom haben! Beim Manne entstehen durch *Zellteilungen* der Ur-Samenzelle auf diese Weise 4 Samenzellen (Spermien), von denen zwei jeweils ein X-Chromosom und zwei ein Y-Chromosom haben.

Das Auseinanderreißen der väterlichen und mütterlichen Chromosomen bei der Reifeteilung (Meiose), also die Auflösung der Paarbildung, bewirkt im weiblichen Organismus die Ausbildung einer typisch weiblichen Zelle (= Eizelle) und im männlichen Organismus die Ausbildung einer typisch männlichen Zelle (= Samenzelle)!

Die weiblichen Geschlechtschromosomen (X-Chromosomen) bewirken durch ihre Erbanlagen (Gene) eine Verstärkung des Aufbau- bzw. Assimilationsstoffwechsels (Anabolismus), was sich physiologisch in der Vergrößerung der reifenden Eizelle, die sich mit nährstoffreichem Zytoplasma vollsaugt, deutlich zeigt.

Die männlichen Geschlechtschromosomen (Y-Chromosomen) bewirken durch ihre Erbanlagen (Gene) einen stärkeren Abbaustoffwechsel bzw. Verbrennungsstoffwechsel (Katabolismus), was sich physiologisch in der Verkleinerung durch Vervielfältigung in 4 zytoplasmaarme Samenzellen deutlich zeigt!

Die unterschiedliche Differenzierung zwischen männlicher und weiblicher Keimzelle nimmt astronomische Ausmaße an: Die Eizelle ist 85 000mal größer als eine Samenzelle!!

Nun besteht aber eine normale Körperzelle nicht aus einem Geschlechtschromosom, sondern aus zweien, nämlich aus einem „Paar", und das hat für den Zellstoffwechsel je nach Geschlecht unterschiedliche Auswirkungen:

Die Frau hat 2mal das X-Chromosom, daher dominiert ihr Aufbaustoffwechsel, was sich deutlich im „typisch weiblichen Fettansatz" als sekundäres Geschlechtsmerkmal an Hüften, Gesäß, Oberschenkeln, Armen und Brüsten zeigt. Insgesamt ist das Unterhautfettgewebe bei Frau-

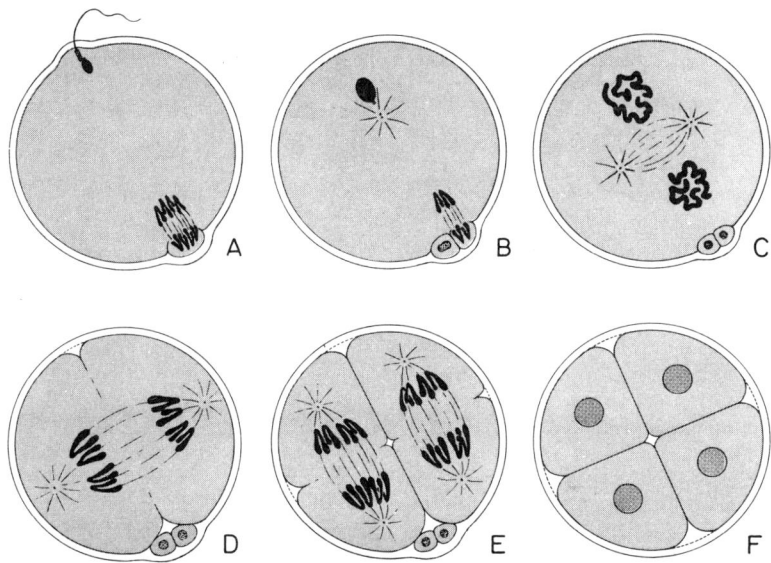

Abb. 24: Vereinfachte Darstellung der Verschmelzung von Ei- und Samenzelle bei der Befruchtung. Der Einfachheit halber wurde ein Chromosomensatz von 4 Kernschleifen gewählt (haploide Zahl 2). A Eindringen des Samenfadens in die Eizelle, erste Reifeteilung der Eizelle. B Anschwellen des Kopfes des Samenfadens, Bildung der Zentralkörperchen und Auflösung des Spermienschwanzes, zweite Reifeteilung (Reduktionsteilung!) der Eizelle. C Bildung des männlichen und des weiblichen Vorkernes, die zusammen einen vollständigen Chromosomensatz liefern. D Erste Zellteilung der befruchteten Eizelle. Beide Tochterzellen haben einen vollständigen Chromosomensatz. E Teilung der beiden Zellen des Zweizellenstadiums. F Embryo im 4-Zellen-Stadium.
Mit freundlicher Genehmigung aus: *Faller,* Der Körper des Menschen, erschienen im Thieme Verlag, Stuttgart.

en wesentlich stärker ausgebildet als bei Männern. „Der Anteil des Fettgewebes am Gesamtvolumen des Körpers macht bei der Frau nahezu doppelt so viel aus wie beim Mann" (*Knußmann* 1980). Fett ist die kalorienreichste, also energiereichste Verbindung und dient als Energiedepot und zugleich als Wärmepolster.

Da der Mann chromosomatisch zweigeschlechtlich ist, hat er einmal durch sein X-Chromosom einen aufbauenden Stoffwechsel wie die Frau, der sich aber bei ihm besonders im Eiweißaufbau (protein-anabole Wirkung) als Muskel- und Bindegewebsbildung zeigt. Er hat aber als zweites ein Y-Chromosom, welches den Abbaustoffwechsel verstärkt und damit insgesamt den Aufbaustoffwechsel im Körper reduziert, so daß der Mann gegenüber der Frau eine geringere Regenerationsfähigkeit besitzt. Zwar hat der Mann eine, im statistischen Durchschnitt gesehen, größere Körpergestalt, mehr Muskelmasse und Blut, doch verbraucht diese Art von Gewebe durch vermehrte Bewegung wesentlich mehr Energien (Sauerstoff + Zucker), während Fett dagegen als Depot weniger Energie verbraucht. Beim Mann ist der Grundumsatz (Verbrennungsstoffwechsel) deshalb auch wesentlich höher (*Knußmann*).

Ei- und Samenzelle bieten uns also ein sichtbares und begreifbares Ergebnis ihres geschlechtstypischen Stoffwechsels. Beide Zellen sind übrigens zum Tode verurteilt, wenn es ihnen nicht gelingt, zum andersgeschlechtlichen Partner zu finden.

Die Eizelle ist überdimensional groß, schwer und vollkommen unbeweglich geworden, ein Koloß an Vitalität und Nährstoffreichtum. Diese Entwicklung ging auf Kosten der Beweglichkeit und auf *Kosten der Teilungsfähigkeit der ganzen Zelle*. Ihr Zellorganell, welches für die Einleitung und Durchführung der Zellteilungen verantwortlich ist, das *Zentriol** (= Zentralorganell = Zentrosom = Zentromer = Zytozentrum), hat sich aufgelöst, ist verschwunden: Die Folge ist, daß sich die

---

* *Zentralkörperchen*, Zentriol, im Zytoplasma der meisten tierischen Zellen und der Zellen einiger Gruppen niedriger Pflanzen nachweisbares Zellorganell, das als Bewegungsorganell bei der Mitose eine wesentliche Rolle spielt.

Die Bewegung der Chromosomen während der Kernteilung geht vorwiegend von den beiden Zellpolen aus. Sie werden deshalb auch als Kinetozentren bezeichnet. In den meisten tierischen Zellen liegt in diesem Polfeld ein Körperchen, das Zentrosom. Vor Beginn der Prophase liegt es in Zellkernnähe. Im Innern des Zentrosoms sind meist 1 bis 2 Körnchen erkennbar, die Z. 2. Z. bezeichnet man als Diplosom.

Vom Zentrosom geht eine radiär verlaufende Plasmastrahlung aus. Nach elektronenoptischen Befunden besteht diese Strahlenzone (Astrosphäre) aus denselben feinen Röhrchen, die z. B. auch die Spindel bilden. Das Zentrosom teilt sich in der Prophase. Beide Teilstücke enthalten je 1 Z. und wandern in entgegengesetzten Richtungen an die Zellpole. Die nun an den Polen liegenden Zentrosomen sind Zentren verstärkt auftretender Strahlung (Polstrahlen). Die Polstrahlen gelten als Vorläufer der Spindel. In der Zellmitte treffen sich die Polstrahlen der beiden Zentrosomen. Dort ordnen sich die Chromosomen in der Metaphase zur Äquatorialplatte an (BROCKHAUS-ABC-BIOLOGIE).

Eizelle als Zelle nicht mehr teilen kann. Da sie aber die Reifeteilungen (Meiose) vor allem die Reduktionsteilung (Verminderung der Chromosomen um die Hälfte, halber Chromosomensatz) durchführen muß, teilt sie sich nur im Zellkern, der ja Träger des Chromosomensatzes ist und schleust die dadurch überzählig auftretenden Zellkerne nach draußen aus, wo sie als „Polkörperchen" zu sehen sind. Die Eizelle muß ohne ein Zentriol zugrundegehen, denn eine nicht mehr teilungsfähige Zelle ist nicht mehr entwicklungsfähig!

Aber auch die Samenzelle ist durch ihre einseitige Überdifferenzierung und Überspezialisierung biologisch nur kurze Zeit lebensfähig, da sie im Zuge ihrer Reifeteilungen ihr Zellvolumen bis auf den Kern reduziert und praktisch kein Zytoplasma mehr enthält. Die Samenzelle hat auf Kosten ihrer Vitalität eine ungeheuer hohe Beweglichkeit gewonnen. Sie benutzt ihr Zentriol als Antriebsaggregat für die Schwanzgeißel und stellt, noch „bepackt mit Zucker als Reiseproviant" und Mitochondrien (Energiekraftwerke der Zelle), gegenüber der voluminösen, massigen und riesenhaften Eizelle ein *einziges Energiebündel* dar. Wie aus der Physik bekannt, verhält sich Energie zu Materie im umgekehrten Verhältnis, so in etwa auch hier: Die Samenzelle hat ungeheuer viel Energie, aber etwa 100 000mal weniger Materie als die Eizelle.

Die Eizelle hat ungeheuer viel *materielle* (von lat. „mater" = Mutter!) Substanz als gebundene Energie (Nahrungsenergien).

In Ei- und Samenzelle ist das Prinzip von Materie und Energie als polare Kräfte symbolisiert bzw. als die zelluläre Darstellung von „Weiblichkeit" und „Männlichkeit". Da jede Zelle, also auch die männliche Samenzelle, immer von der weiblichen Eizelle abstammt, also weiblichen Ursprungs ist, kann man sagen, daß die belebte Materie = Bios *weiblich* und die Energie in der Zelle (Zentriol!) *männlich* ist.

Da sich beide Prinzipien sich als Gegensätze ausschließen, können sie nur in der gegenseitigen Durchdringung biologische, d. h. lebendige Gestalt bekommen.

Die Samenzelle sucht, um zu überleben, die Quellen der Vitalität und dringt in das Zytoplasma der Eizelle ein und *geht damit als Zelle in der Befruchtung der Eizelle total auf (!). Was biologisch von ihr übrigbleibt, sind der Zellkern und das Zentriol* (siehe Fußnote vorige Seite), welches mit in die Eizelle eingeht.

Die Eizelle wiederum braucht, um zu überleben, ein *inneres* Energiezentrum, eben das Zentriol, um wieder sich teilen zu können und einen stärkeren Abbaustoffwechsel zu haben. Vielleicht „sucht" es von den ankommenden Spermien das „energetischste" auf elektromagnetischem Wege aus und gestaltet dadurch als aktiv selektierender Partner die Geschlechtsbestimmung mit. (Verschiedene Beobachtungs- und Untersuchungsergebnisse beim Befruchtungsvorgang an einer lebendigen Eizelle durch *Lennart Nielssen* lassen diese Vermutung zu. Z.B. wird nicht die erstbeste Samenzelle zur Befruchtung von der Eizelle angenommen, sondern es wird offenbar eine von vielen „erwählt"!!)

Beim Eintritt des Kopfes der Samenzelle und des Zentriols in die Eizelle teilt sich das Zentriol sogleich. Nach der Kernverschmelzung („Kernfusion") des männlichen und weiblichen Kerns werden die weiteren Zellteilungen von diesem ausgelöst und gesteuert.

Wir erkennen das *Zentriol* als strahlendes, elektromagnetisch wirksames Organell (Lit.: *Popp* 1977), als ein *primär männliches Organell*, das immer nur vom Vater vererbt wird und das der Zelle seine Strahlungsenergie verleiht. Zellen emittieren UV-Strahlen. Man nennt sie „mitogenetische Strahlen", da sie die Zellteilungsrate (Mitoserate) und damit das Wachstum beeinflusssen (*Popp*).

Wir erkennen im *Zytoplasma* (als die ernährende Substanz aller anderen Zellorganellen) *ein primär weibliches Organell*, da es zu 99% in der Vererbung immer von der Mutter stammt. Man spricht in diesem Zusammenhang auch von der *Zytoplasmavererbung*, die man auch im Gegensatz zur Chromosomenvererbung über den Zellkern als „extrachromosomale Vererbung" bezeichnet. *Knußmann* (1980) führt dazu aus: „Für den Menschen wurde statistisch belegt, daß eine durchschnittlich höhere Mutter-Kind- als Vater-Kind-Ähnlichkeit besteht, und zwar bezüglich des Hautleistensystems (Fingerabdrücke!). ... Möglicherweise liegt die Erklärung hierfür darin, daß mit dem reichlicheren Zytoplasma des Eis mehr Plasmon weitergegeben wird als durch das Spermium". Er schließt diesen Gedankengang mit der Vermutung, daß durch die mütterlichen Vorratsstoffe im Zytoplasma die *mütterlichen* Erbanlagen (Gene) eher oder intensiver aktiviert werden als die väterlichen.

In der Durchdringung des „mütterlichen Prinzips" (Eizelle) durch das „väterliche Prinzip" (Samenzelle) gewinnen wir *biologisch-organisches Leben*.

Zusammenfassend läßt sich sagen:

Eine Körperzelle wird dann männlich oder weiblich, wenn eines der beiden oben genannten Prinzipien überwiegt und dies entscheidet sich bei der Befruchtung. Kommen zwei „weibliche" X-Chromosomen zusammen, wird sich ein Mädchen entwickeln, kommen ein „weibliches" X-Chromosom und ein „männliches" Y-Chromosom zusammen, wird sich ein Junge entwickeln (s. Abb. 23).

Beim Jungen, bei der männlichen Körperzelle, wird durch das Y-Chromosom und seine enzymatische und hormonelle Tätigkeit das *abbauend-energetisch strahlende* „Zentriol-Prinzip" verstärkt, wodurch die Zelle im Stoffwechsel „vermännlicht", indem der „rein weibliche Aufbaustoffwechsel" eingeschränkt, d. h. reduziert wird. Bei einer weiblichen Körperzelle bleibt der Aufbaustoffwechsel stärker erhalten und tritt markanter hervor.

In diesem Zusammenhang muß man wissen, daß beide, Mann und Frau, jeweils auch die Geschlechtshormone des anderen Partners ausbilden. Also die Frau produziert auch in ihren Eierstöcken und in den Nebennierenrinden Androgene, wenn auch in geringem Ausmaß, was aber für ihren Gesamtstoffwechsel, vor allem für ihren *Abbaustoffwechsel unbedingt notwendig ist*. Erst beim Überhandnehmen der Androgene sprechen wir von der „Vermännlichung" (Virilismus/Hirsutismus) der Frau.

Und der Mann produziert in seinen Hoden und Nebennieren eine geringe Menge Östrogene, die kostbar für ihn sind, weil sie den Erhalt seiner Regenerationsfähigkeit und seiner Jugendlichkeit sichern!

Alterung geht einher mit der Verschiebung der männlichen und weiblichen Geschlechtshormonanteile: Bei der Frau finden wir mit zunehmendem Alter ein Abnehmen der Östrogene (Wechseljahre/Klimakterium) und einen zunehmenden Einfluß der Androgene, was zu einer „Vermännlichung" (tiefere Stimme, stärkere Behaarung, Rückgang der subkutanen Fettbindung, Atrophie der Haut mit Faltenbildung usw.) führt. Hat jedoch eine Frau zu wenig Androgene, so kommt es wegen der überstarken Östrogenwirkung leicht zu Trägheit, Übergewicht, Stoffwechselstörungen (eingeschränkter Abbaustoffwechsel) und sogar zu Krebsgefahr, denn Krebs ist biologisch gesehen ein regenerativer Zellteilungsvorgang, der allerdings degenerativ endet. Krebs entsteht durch gestaute, nicht physiologisch ausgelebte Energie, die die Zentriolen zu überstarker Teilungsaktivität anregt, der zum Sauerstoffdefizit der Zelle führt!

Beim Mann gibt es nach seiner zweigeschlechtlichen genetischen Veranlagung tatsächlich auch zwei polar verschiedene Alterungsmöglichkeiten, ebenfalls in Verbindung mit einer Verschiebung des Verhältnisses seiner Geschlechtshormone:

Entweder nimmt bei ihm der sowieso schon geringe Östrogenanteil ab, so daß seine Jugendlichkeit und Regenerationsfähigkeit sowie seine psychische und geistige Beweglichkeit abnehmen und er auf allen genannten drei Ebenen „verhärtet", „sklerotisiert" und „vertrocknet", denn allein das Östrogen sichert das Wasserbindevermögen in Haut und Gewebe; oder aber er wird „kindisch", verweichlicht, erschlafft psychisch und physisch und „verweiblicht" geradezu durch „weiblichen (östrogen-bedingten) Fettansatz" (Bauch, Hüften, Gesäß, Oberschenkel, Oberarm, Brust) und wird träge. (Diese Phänomene können durch den überstarken Genuß des östrogenhaltigen Bieres [Hopfen hat östrogen-wirksame Inhaltsstoffe!] noch beschleunigt werden). Man könnte zu diesem Alterungsbild sagen: Der Mann geht aus dem „Leim". Dieses zweite Alterungsbild geht einher mit rückläufiger männlicher Geschlechtshormonproduktion seiner Hoden (Testosteron!), wodurch die Östrogene stärker zur Geltung kommen. Zwar kann dabei der Mann an Korpulenz und Vitalität zunehmen, doch fehlt ihm die physische und psychische Straffung seines Gewebes, was sich in einem gestörten Abbaustoffwechsel zeigt mit zunehmender Verschlackung seines Gewebes!

Aus diesen Beispielen eines gestörten Geschlechtshormonverhältnisses bei Mann und Frau zeigt sich, daß es um die „richtige Einordnung" des gegengeschlechtlichen Prinzips geht. Wo dies nicht gelingt, kommt es zu Stoffwechselstörungen. Dies ist jedoch eine für die Entwicklung des Menschen evolutive Aufgabe, die er auf geistiger und seelischer Ebene einleiten muß, wenn sie sich auf physischer, sprich: hormoneller Ebene, manifestieren soll!

Alterung geht also einher mit dem Auseinanderdriften des männlichen und weiblichen Prinzips, welches zur Verzerrung des wahren Menschenbildes führt.

Zukunftsweisend kann nur sein, eine anhaltende harmonische Verbindung zum „anderen Geschlecht" zu finden, was sich unmittelbar in unserem Geschlechtshormonspiegel *als ein Spiegel unserer Einstellung zum anderen Geschlecht* darstellt.

Der Mann läuft nach wie vor Gefahr an seiner einseitigen Vermännlichung zugrunde zu gehen: „Mit seinen testosterongemachten Eigenschaften ruiniert er sich aber auch selbst. Seine Aggression und sein Rangstreben werden zur Sucht und treiben ihn in den dauernden Streß.

100

Magengeschwür und Herzinfarkt sind die Quittung. So wird der Mann zur vom Ehrgeiz als Fluch des Testosteron zerissenen Kreatur" (*Knuß-mann* 1982). Und an anderer Stelle gipfelt die Aussage des gleichen Autors in dem Satz: „Er (der Mann) ist eigentlich nie richtig Mensch geworden". Diese extreme Ansicht von *Knußmann* weist uns darauf hin, daß zu einem *höheren Menschsein* die geistige, seelische und körperliche Einbeziehung des anderngeschlechtlichen Teils gehört bei *Mann und Frau*, so daß in beiden Geschlechtern es ein Doppeltes zu verwirklichen gilt, allerdings mit jeweils verschiedenen Schwerpunkten.

Vereinseitigungen führen bei *beiden Geschlechtern* zu Krankheit, vorzeitiger Alterung und Tod. Gesundheit ist nicht nur die Harmonie der Hormone, sondern es ist die *Harmonie der Geschlechter*, die zur Hormonharmonie führt.

Die *Frau* läuft heute ganz besonders Gefahr, durch eine in den letzten Jahrzehnten zunehmende „männliche" Lebensweise ihren Androgenspiegel zu hoch zu schrauben und frühzeitig zu vermännlichen. Dies hat, wie wir gesehen haben, tiefgreifende seelische, aber vor allem auch physiologische, sich im Stoffwechsel bemerkbar machende Folgen. Denn für „sie" bedeutet eine Vermännlichung vorzeitiges Altern: „Der Ausfall der weiblichen Hormone bei anhaltender Produktion androgener Hormone durch die Nebennierenrinde bedingt eine gewisse Vermännlichung des Habitus wie z. B. durch Auftreten von Barthaar und vereinzelten Haaren an der Brustwarze" (*Knußmann* 1980). Vor allem das Hautbild „leidet" erheblich und verändert sich mehr und mehr in Richtung der männlichen Haut mit all ihren Problemen (es kann sogar wieder, wie vielleicht schon in der Pubertät, Akne auftreten, die immer mit einem zu geringem Östrogenspiegel einher geht!).

In diesem Zusammenhang muß auf den Einfluß „der Pille" hingewiesen werden, also auf die hormonell wirksamen konzeptionsverhindernden Mittel (Antikonzeptiva), die in der Entwicklungsgeschichte der Menschheit einen unvergleichlichen und einmaligen tiefgreifenden Eingriff in das weibliche Geschlecht darstellen.

Dieser gewaltige Angriff auf „die Weiblichkeit" – auf die Frau – hat nämlich in der Regel, auch unter Berücksichtigung der dauernden Korrektur der Hormonzusammensetzung der Mittel, zu einer zunehmenden langfristigen „Vermännlichung" der Frau geführt!! Sicher möchte kein gebildeter und aufgeschlossener Mann die „reine Östrogenfrau", ein passives, träges „immer-zu-Diensten-stehendes Mastweibchen", jedoch läuft die Frau heute Gefahr, in das andere Extrem zu fallen und ihre Weiblichkeit und damit ihre Wesenhaftigkeit (sie ist vom Wesen her Frau!) zu verlieren!

Knußmann sieht sogar in der Frau „das Bild des künftigen Menschen", weil sie gegenüber dem Mann aus anatomischer, physio-

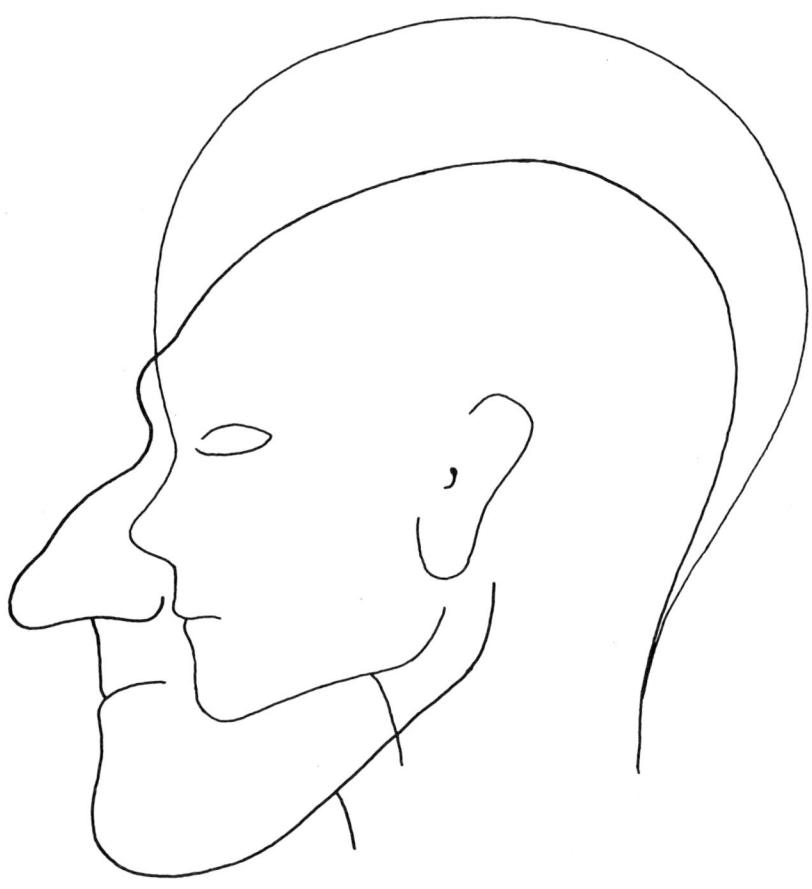

Abb. 25: Männliche und weibliche Entwicklungstendenz in karikaturhafter Übersteigerung.
Mit freundlicher Genehmigung aus: *Knußmann,* Der Mann − Ein Fehlgriff der Natur; ein Stern-buch, erschienen im Verlag Gruner & Jahr, Hamburg.

gnomischer und psychologischer Sicht vitaler, beweglicher, offener, entwicklungsfähiger, insgesamt „kindlicher" ist und dadurch allein die Möglichkeit der Weiterentwicklung in der biologischen „Art" des Menschen hat. Den Mann in seiner einseitig „testosteronisierten" Art (er nennt den Mann scherzhaft „Testosteronsklaven") sieht er auf dem „absterbenden Ast", weil seine Aggressionsneigung mit der Menge an Testosteron zunimmt, da dieses die Adrenalinausschüttung des NN-Marks auslöst und Streß und Aggression verursacht! „Der Mann ist es denn auch seit eh und je, der Kriege führt. Die hohe menschliche Intelligenz ohne entsprechende moralische Entwicklung gibt ihm die Möglichkeit seine Art in den Untergang zu treiben. ... Der Mann – ein mißglückter Versuch der Natur"! Und an anderer Stelle: „Das Mengenverhältnis von Testosteron zu Östrogen ist *charakterbestimmend*: Der Mann ist der Unverträgliche, die Frau die Friedfertige". Allerdings müssen wir vorsichtig sein und bei der „Friedfertigkeit" an unser altes „immer-zu-Diensten-stehendes Mastweibchen" erinnern, was ja wohl von keiner Seite erstrebt wird.

Wahrer Frieden, *innerer Frieden*, begründet sich wohl aus einem ausgewogenen geschlechtsspezifischen Verhältnis von „Testosteron" und „Östrogen"! Und dies ist ja nur ein physischer Ausdruck von der jeweiligen geistig-seelischen Einstellung zum „anderen Geschlecht", wie wir schon dargelegt haben. Der Mann sollte seine „weibliche Seite" *bewußt entwickeln*, hin zu einem *androgynen** Wesen! Es gilt eigentlich im Manne die *Weiblichkeit* zu fördern, sein eigenes weibliches X-Chromosom mehr aktiv werden zu lassen, um eine gefährliche, die Menschheit durch Aggression bedrohende Einseitigkeit (*Knußmann*: „Die Aggression des Mannes ist die größte Friedensgefahr") aufzuheben.

„Testosteron" ist ja nur im Extrem, in der einseitigen Wirkung, ein gefährliches Hormon, ein „Aggressionshormon". Es ist ja immer die Frage, auf *was* es angewendet wird. Letztlich verbergen sich dahinter schöpferisch-gestaltende Kräfte, wie jeder psychologisch Interessierte weiß. Ohne diese „Antriebsstoffe", das nämlich ist die sinngemäß richtige Übersetzung des aus der griechischen Sprache abgeleiteten Wortes „Hormon", *würde das Leben in uns ersterben* und es gäbe keine Entwicklung!

---

* von griech.: *andros* = Mann und *gynae* = Frau.

Durch tragische und traurige Kastrationsbeispiele wissen wir, daß solche „Männer" nurmehr ohne ihr „Testosteron" (weil sie keine Hoden mehr haben und die Nebennieren zu wenig als Ersatz liefern) *dahinvegetieren*, kraftlos, antriebslos, willenlos in Ermangelung schöpferischer Ideen und Kräfte.

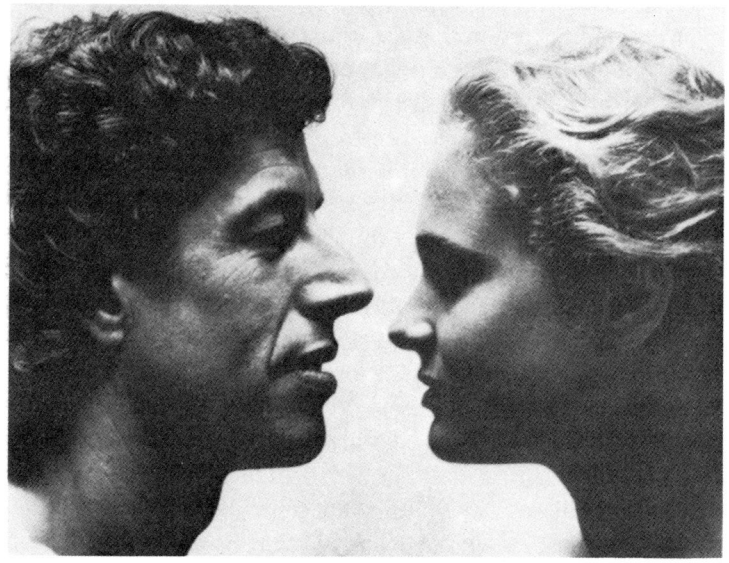

Abb. 26: Mit ihrem grazilen Gesicht, dem steilen Profil und der hohen Stirn ähnelt die Frau einem Kind mehr als der Mann. Das kindliche Bild aber ist stammesgeschichtlich weiter über das tierische Stadium hinaus entwickelt als das Bild des erwachsenen Mannes.
Mit freundlicher Genehmigung aus: *Knußmann*, Der Mann – Ein Fehlgriff der Natur; ein Stern-buch, erschienen im Verlag Gruner & Jahr, Hamburg.

Dies gilt natürlich auch für das von der Frau (in ihren Eierstöcken und Nebennieren) produzierte „körpereigene" Testosteron, und zwar uneingeschränkt. Auch die Frau bedarf dieser „männlichen Antriebsstoffe", um schöpferisch tätig zu sein! Schöpferische Kräfte sind ja eigentlich *geistige* Kräfte. Die *nicht* auf das irdische Leben ausgerichtete geistige Kraft ist letztlich für dieses noch nicht „*wirksam*" und wird, wenn sie biologische Lebensgesetze nicht beachtet, in jedem Falle *zerstörerisch*!!

In der Tat kann man mit Östrogengaben Aggressionen dämpfen, doch geht es ja wohl darum, daß unsere innere Einstellung sich dahingehend verändert, daß hormonelle Einseitigkeiten vermieden werden können. Hormonproduktionen entstehen ja allein schon durch Gedanken (je nach Art und Zielrichtung das entsprechende Hormon) und Gefühle!

Wir können aus dem bisher Dargelegten folgern, daß die *Östrogene* als weibliche Geschlechtshormone für „Weiblichkeit", d. h. für biologische Vitalität, Regenerationsfähigkeit der Körperzellen, für Offenheit, Empfänglichkeit und Friedfertigkeit stehen.

Wir können für die männlichen Geschlechtshormone, die *Androgene*, hier vor allem das Testosteron, den hormonellen Ausdruck für „Männlichkeit", d. h. Gestaltungswillen, Zielgerichtetheit, Aktivität, geistiges Bewußtsein und schöpferische Kraft setzen!

Nur im *heilenden Zusammenwirken der beiden Welten* sind diese Hormone ausschließlich und eindeutig *positiv*, d. h. haben einen lebensfördernden Effekt im Sinne einer geistigen Höherentwicklung und Weiterentwicklung menschlich-biologischen Lebens.

In diesem Sinne stehen sich beide Geschlechter nichts nach, keines ist das minderwertigere, keines ist das höherwertigere, sondern in ihrer Selbstfindung und Selbstverwirklichung *bedingen sie einander*, weil sie sonst zugrunde gehen.

Dies sind die wahren Ursachen dafür, warum wir heute vor der Möglichkeit eines allesvernichtenden Krieges mit der Aussicht der Selbstauslöschung der Menschheit stehen. Aber wir wissen den Weg für die Überwindung und werden den Frieden finden, weil wahrer äußerer Frieden immer nur Ausdruck des wahren inneren Friedens sein kann.

Der menschliche Körper ist kein Kriegsschauplatz der Hormone, sondern der „Raum" der Vereinigung von männlichem Geist in einem weiblichen Körper!

10.3. Stoffwechsel und Haut (männliche und weibliche Haut)

Wir hatten den Geschlechtshormonen eine Schlüsselfunktion für den Gesamtstoffwechsel (anabole Wirkung) im Körper zugesprochen. Am Beispiel der Ausbildung der männlichen und weiblichen Keimzellenreifung konnten wir für die weibliche Eizelle ein konzentrisches, nach innen gerichtetes (introvertiertes) und insgesamt aufbauendes Prinzip und für die männliche Samenzelle ein dezentrisches, nach außen gerichtetes (extrovertiertes) und insgesamt abbauendes Prinzip erkennen.

Und zwar haben die Geschlechtshormone nicht nur einen Einfluß auf die primären (innere und äußere Geschlechtsorgane) und sekundären (Körperbau, Behaarung, Fettanlagerung in der Unterhaut, Brustbildung) Geschlechtsmerkmale, sondern prinzipiell, wenn auch in ganz unterschiedlichem Maße, auf *alle Zellen des Körpers!*

Dieser Einfluß wirkt sich auch auf die Zellen anderer Hormondrüsen aus. So ist das männliche Geschlechtshormon, das Testosteron, für die Ausschüttung des Adrenalins und Noradrenalins im Nebennierenmark verantwortlich, welches wir als energiemobilisierendes, also abbauendes Hormon, auch als „Streßhormon" bekannt, kennengelernt haben. Das Testosteron fördert also die „Sympathikuswirkung" im Sinne einer Energiemobilisierung!

Die Stoffwechselhormone im engeren Sinne, die Nebennierenrindenhormone oder sogenannte Kortikoide, steuern den Nährstoff- und Energiehaushalt, so z. B. halten sie den Blutfettspiegel, Blutzuckerspiegel, den Mineral- und Salzhaushalt sowie den Einweißstoffwechsel aufrecht. Die Geschlechtshormone sind ja enge Verwandte der Nebennierenrindenhormone (Steroidhormone), da sie alle dieselbe „Mutter" haben, das Cholesterin (= Blutfett). Übrigens entstammen das Gewebe der Nebennierenrinde und das der Keimdrüsen auch beide demselben „Muttergewebe", dem Bauchfell oder Epithel der sekundären Leibeshöhle (Coelomepithel) und waren in der embryonalen Ur-Nierenanlage eng benachbart, woraus verständlich wird, daß sie ähnliche Hormone produzieren.

Aus dem Cholesterin bildet sich bei den Stoffwechsel- und Geschlechtshormonen ein Steroidkörper, der der Ausgangsstoff für alle diese Hormone ist. Die antagonistischen Geschlechtshormone und deren Hauptvertreter, das weibliche Östradiol und das männliche Testosteron, leiten sich beide von einem gemeinsamen Ausgangshormon, dem Gelbkörperhormon „Progesteron" ab. Es wirkt den Östrogenen in gewisser Weise entgegen und kann die Befruchtung verhindern (kontrazeptive Wirkung) und ist deshalb ein Hauptwirkstoff der hormonellen empfängnisverhütenden Mittel. Dabei treten die schon besprochenen „vermännlichenden" Erscheinungen („Androgenisierungserscheinungen") wie zunehmende Behaarung mit Muskelansatz (androgen-anabole Wirkungen) auf. Das sich davon ableitende Östradiol steigert noch die aufbauende (anabole) Wirkung des Progesterons, während das sich dazu parallel entwickelnde Testosteron die aufbauende Wirkung des Östradiols reduziert, wie wir das schon beschrieben haben.

In jedem Falle aber haben alle diese Steroidhormone (Rinden- und Geschlechtshormone) anabole, d. h. stoffwechsel*aufbauende* Wirkung, im Gegensatz zu den Hormonen des Nebennierenmarks, die den *Abbau*- bzw. Verbrennungsstoffwechsel fördern!

Die aufbauende Wirkung der Östrogene beruht auf dem Prinzip der Eiweißsynthese, denn es hat wie die Androgene „protein-anabole" Eigenschaften und fördert die Zytoplasmaanreicherung in der Zelle. Diese Anreicherung mit der wichtigsten Nährsubstanz der Zelle ist die Voraussetzung für eine *Reproduktion* der Zelle, also für eine Zellteilung, ohne daß beide Tochterzellen anschließend an Nährstoffmangel zugrunde gehen müssen und nicht lange lebensfähig wären. Starke Reproduktion der Zellen als Zellteilungen bezeichnen wir als *Regeneration* von Gewebe.

Doch die eigentliche Teilung der Zelle wird durch die Zentriolen ausgelöst, als das dezentralisierende, teilende, männliche Prinzip, welches vom Testosteron aktiviert wird. Die schon besprochene Samenzellenbildung (Spermatogenese) zeigt eine überaktivierte Zentriolwirkung. Die Zellen teilen sich hier so schnell, daß für die Tochterzellen nicht mehr genügend Zytoplasma gebildet werden kann und die reifen Samenzellen nicht mehr lebensfähig sind und nach kurzer Zeit absterben.

Die weibliche Eizelle dagegen hatte im Laufe ihrer Reifung ihr Zentriol „verloren" und konnte sich erst wieder teilen, als die befruchtende Samenzelle „ihr" Zentriol mitbrachte, ansonsten wäre auch sie zugrunde gegangen!

Das bedeutet: *Östrogene* sorgen für die Substanz- bzw. Nährstoffanlagerung in der Zelle im Sinne eines „Sparhaushaltes", als Energiedepotbildung, und *Androgene* sorgen für die Zellteilungen über die Zentriolaktivität, also für den eigentlichen *Reproduktionsvorgang* der Zelle!

Das weibliche Prinzip (Östrogenwirkung) kann aus sich allein nicht reproduktiv werden, sondern nur *in Verbindung mit dem männlichen Prinzip* (Androgenwirkung).

Regenerationsvorgänge im Körpergewebe entstehen nur aus dem Zusammenwirken des männlichen und weiblichen Prinzips, also aus dem Zusammenwirken von Östrogenen und Androgenen!

Bei den Körperzellen liegen also die biologischen Verhältnisse genauso wie bei den Keimzellen:

Biologisch-organisches Leben entsteht in der Durchdringung von Energie (männliches Prinzip) und Materie (weibliches Prinzip)!
In der Schichtung der Haut kann man diese Vorgänge sehr schön studieren, kommen doch die drei Hautschichten durch die schwerpunktmäßige Einwirkung von Androgenen oder Östrogenen überhaupt erst richtig zur Ausgestaltung!

Die Androgene prägen das Bild der Epidermis, der Oberhaut. An der Basis dieser Hautschicht gibt es eine ungeheuer reproduktive Zellage, die *Keimschicht* (Stratum germinativum), deren einzelne Zellen sich unaufhörlich teilen und so das Zellmaterial für die oberen Epidermislagen stellen, die dann in die mehr oder weniger kompakte Hornhaut übergehen.

Diese Hornhaut (Stratum corneum) besteht aus abgestorbenen, zusammengebackenen Basalzellen, die aufgrund von „Unterernährung" wegen fehlender Blutgefäße in der Oberhaut, lediglich 28 Tage (1 Monatszyklus!) zu leben haben, um dann als feine Schüppchen abgestoßen zu werden. Die Basalzellenschicht ist durch eine starke Zentriolaktivität ausgezeichnet, d. h. es kommt andauernd zu Zellteilungen, die eine Folge der Androgenwirkung sind.

Die Ausgewogenheit von Zytoplasmaanreicherung und Teilungsaktivität ist offenbar zugunsten der letzteren verschoben. Daraus ergibt sich unweigerlich ein starker *Degenerationsvorgang* als ein *Verhornungsprozeß*. Das hier überwiegende männliche Testosteronprinzip schickt laufend neue Basalzellen der Oberhaut in den sicheren Tod, um auf diese Weise die unteren Hautschichten zu schützen, d. h. durch Hornhaut abzudecken. Die Oberhaut ist ja zugleich der „äußere" Abschluß des biologischen Organismus: Regeneration geht in Degeneration über!

Die *Östrogene* prägen das Bild des Unterhautfettgewebes (Subkutis). Hier kommt es zu der charakteristischen Anlagerung von Depotfett in den Bindegewebszellen, die zu Speicherzellen werden. Das Fett fungiert als körpereigenes Energiedepot und als Wärmepolster. Ein solchermaßen *weiblich-introvertierter Stoffwechsel* vergrößert die Fettzellen bis zum 100fachen ihrer ursprünglichen Größe. Wir erkennen hierin das „Eizellenprinzip". Eine Regeneration der Zellen durch Zellteilungsaktivitäten der Zentriolen erfolgt hier in wesentlich geringerem Maße als in der Keimschicht (Stratum germinativum) der Oberhaut, da die Östrogeneinwirkung vorherrscht.

Nun hat man interessanterweise entdeckt, daß im Unterhautfettgewebe Hormonumwandlungen stattfinden, daß hier ein geringer Teil der Androgene *in Östrogen* (durch sogenannte Aromatisierung) *umgewandelt werden kann*! Hier zeigt sich das Testosteron als *Vorstufe* zum Östradiol (*Forth, Henschler, Rummel* 1983). In diesem Zusammenhang stellt sich die Frage, ob vielleicht in der Oberhaut ein umgekehrter Vorgang der Rückwandlung eines Teils der Östrogene in Androgene stattfindet oder ob Hautzellen in der Lage sind, unter gewissen Umständen Geschlechtshormone zu produzieren? Immerhin ist ja die Haut Träger und „Ausbilder" der sekundären Geschlechtsmerkmale und damit eigentlich ein „Geschlechtsorgan", wie wir gleich noch an besonderen Hautbildungen (weibliche Brust/Hodensack) sehen werden. Vermutlich werden Östrogene in der Epidermis durch Lichteinwirkung (UV) und Bewußtseinsempfindungen z. T. in Androgene umgewandelt sowie durch harte und grobe Sinnesreize!

Unter dem Einfluß der Östrogene kommt es zu der charakteristischen Dickenzunahme des Unterhautfettgewebes, also zu dem typischen „weiblichen Fettansatz", der zu den sekundären Geschlechtsmerkmalen gehört.

Die männliche und die weibliche Haut weisen ja auch diesbezügliche charakteristische Unterschiede auf, wobei wir von einer statistischen Verallgemeinerung ausgehen wollen:

Die *männliche Haut* ist durch eine Oberhautbetonung, die weibliche durch eine Unterhautfettgewebs-Betonung gekennzeichnet.

Männer haben:
— allgemein eine vermehrte und verstärkte Behaarung am ganzen Körper als kräftiges und pigmentiertes Terminalhaar, was wir auch als Achsel-, Bart- und Schamhaar vorfinden,
— einen Bartwuchs,
— mitunter auch Behaarung in der unteren Ohrmuschel, verstärkt in den Nasenöffnungen und mitunter auf dem Rücken.
(Man könnte diese Merkmale auch als ursprüngliche, urmenschliche oder anthropoide Merkmale bezeichnen.)

In diesem Zusammenhang muß darauf hingewiesen werden, daß Haare reine Bildungen der Oberhaut, eigentlich „Hornfäden" aus „Horndrüsen" sind. Die Haarfollikel entstehen embryonal aus eingestülpter

Oberhaut, so wie alle *Hautdrüsen aus eingestülpter Keimzellenschicht entstehen!* (s. Abb. 4).

Die männliche Oberhautbetonung zeigt sich weiter in einer dickeren Hornschicht, in vermehrtem Auftreten von Hautdrüsen (Talg-, Schweiß-, Duftdrüsen) und verstärkter Hautdrüsensekretion.

Männer:
- schwitzen stärker und vermehrt,
- haben eine stärkere Talgdrüsen-Sekretion und neigen zu fetter Haut,
- haben beschleunigteren Haarwuchs und eine vermehrte Hautschuppenbildung,
- der pH-Wert des Hautschutzmantels (Wasser-Fett-Emulsion) ist saurer (4,5), als bei der weiblichen Haut.

Alle diese bisher genannten Merkmale zusammen führen bei verstärkter Ausbildung zu einer gestörten Hautfunktion, der *Seborrhö* (Schmerfluß), die meist als gemischt fettige (S. oleosa) und trockene (S. sicca) auftritt. Erst bei zunehmendem Einfluß der weiblichen Östrogene verbessert sich das Hautbild.

Bei der männlichen Haut ist die Ausscheidungsfunktion (Hautsekretion) wesentlich stärker betont als bei der Frau. Die Neigung zu degenerativen Hautveränderungen ist allgemein größer.

Die weibliche Haut:
- hat ein stärker ausgebildetes Unterhautfettgewebe,
- eine bessere Blutversorgung bzw. Nährstoffversorgung der Hautzellen durch vergrößerte Durchlässigkeit der Wände der kleinen Blutgefäße,
- eine dünnere Hornhaut (stratum corneum),
- eine verringerte Terminalbehaarung und dafür das *embryonale* Wollhaar (sog. Lanugohaar), eine feine Behaarung ohne Pigmentierung, am ganzen Körper,
- weniger Hautdrüsen mit geringerer Sekretion,
- einen weniger sauren Hautschutzmantel (pH 5,5) als der Mann,
- die Aufnahmefähigkeit (Resorption) der Haut ist vermehrt.

Die stark östrogenbetonte Haut einer Frau neigt zu Fettmangel, woraus ein starkes Bedürfnis nach fetthaltigen Hautcremes entsteht. Die Haut ist insgesamt weicher und empfindsamer. Sie kann besser Wärme aufnehmen oder abgeben, was für den Hautkontakt in der Babypflege und für den Hautkontakt zum Mann von ausschlaggebender Bedeutung ist. Die Sensibilität der männlichen Haut ist durch die dickere Hornhaut zwar beeinträchtigt, doch fungieren die Haare als Sinnesrezeptoren, die die äußere Berührungsreize verstärkend der Haut zuführen, so daß diese Einbuße zum Teil wieder wettgemacht wird.

Die Ausbildung der Haut wird also maßgebend von den Geschlechtshormonen gesteuert, die ja auch schon die Ausbildung der inneren und äußeren Geschlechtsorgane (primäre Geschlechtsmerkmale) auslösten. Nun gibt es Hautstellen, die dadurch ausgezeichnet sind, daß sie typisch weiblich (also nur bei der Frau ausgebildet sind) oder typisch männlich (nur beim Mann ausgebildet) sind, weil sie vorwiegend unter dem Einfluß der Östrogene oder der Androgene entstehen, und diese geschlechtlich unterschiedlichen Hautorgane zählen wir zu den „Geschlechtsorganen". So ist die weibliche Brust ein reines Hautorgan ebenso wie der männliche Hodensack als Aussackung der Bauchhaut. An diesen Beispielen können wir studieren, wie eine *typische weibliche Haut* und wie die *typische männliche Haut* aussieht (bei der geschlechtsspezifischen Betrachtung der *Zellenentwicklung* hatten wir das ja schon durchgeführt).

Die weibliche Brust entwickelt sich als sekundäres Geschlechtsmerkmal unter Östrogeneinfluß in der Zeit der Geschlechtsreifung (Pubertät). Die Dominanz der Östrogene schafft ein ganz besonders stark entwickeltes Unterhautfettgewebe durch verstärkte Depotfettanlagerung. Der Fettkörper der weiblichen Brust macht den weitaus größten Teil aus. In dieses wachsen die Milchdrüsengänge als Einstülpungen der Oberhaut hinein und bilden den sogenannten „Drüsenkörper". Die „Lücken" werden von Bindegewebe ausgefüllt. Die *weibliche* Brust ist also eine „organgewordene Demonstration" der „weiblichen Hautschicht", des Unterhautfettgewebes, die *das* Lebens- und Ernährungsorgan (Muttermilch) des Neugeborenen ist! Hier bekommt der Säugling den allerengsten Kontakt mit der Mutter, der für seine weitere Entwicklung prägend ist.

Die Brust ist für den Säugling eine Nahrungsquelle, er bekommt hier Körperwärme und Milch. Als hormonelle Schaltzentrale hat die Brust eine unmittelbare Verbindung zum Geschlechtsorgan Uterus. Durch taktile Stimulation (oder saugende durch den „Säugling") wird die Hirnanhangdrüse (Hypophyse) zu vermehrter Ausschüttung des Hormons Oxytocin (auch als „Wehenhormon" benannt, da es die Geburtswehen durch ansteigende Kontraktion der glatten Uterusmuskulatur verursacht) angeregt und wird zugleich geschlechtlich erregt. Dadurch steigt die Östrogenproduktion ihrer Eierstöcke und fördert die Weiblichkeitsmerkmale. Das „Stillen" des Säuglings ist nicht nur für diesen eine erste körperliche Liebeserfahrung, sondern zugleich auch für die Mutter eine intensive körperlich-seelische Stimulation, wodurch zwischen beiden Wesen eine enge *psychosomatische* Liebesbeziehung entstehen kann, in einer Form, die wir eigentlich nur mit der geschlechtlichen Liebe Erwachsener vergleichen können.

Zudem erfüllt das Oxytocin eine weitere wichtige Funktion: Es vermehrt durch seine kontraktile Wirkung auf die glatte Muskulatur der Milchdrüsengänge die Milchsekretion. Diese Verbindung von Saugen und Hervorbringung der Milch nach 30 – 90 Sec. wird als „Einschießreflex" bezeichnet (*Montagu* 1982).

Die weibliche Brust in ihrer ernährenden Funktion ist eine typisch weibliche, weil lebensspendend und lebenserhaltend.

Die Haut des Hodensacks (Skrotalhaut) weist typisch androgenisierte, vermännlichte Merkmale auf: Ein Unterhautfettgewebe als sogenannte „typisch weibliche Hautschicht" fehlt ihm völlig! Dafür, und das ist wiederum typisch männlich, ist an ihrer Stelle eine Muskelschicht mit glatter Muskulatur ausgebildet. (Man kann im Vergleich zwischen Mann und Frau ganz vereinfacht und allgemein sagen, daß das, was die Frau an Muskulatur weniger als der Mann ausgebildet hat, durch vermehrte Fettbildung kompensiert wird und umgekehrt). Diese subkutane Hodenhaut nennt man „Fleischhaut" (Tunica dartos). Sie dient der Temperaturregulation der so wärmeempfindlichen Hoden (Testis), indem durch reflektorische Kontraktion der glatten Muskelzellen die Skrotalhaut sich bei äußerem Kälteeinfluß runzelt (Oberflächenverringerung!) und sich zusätzlich die Blutgefäße enger stellen. Die Blutgefäßmuskulatur ist (ähnlich wie bei den Eileitern) mit der Fleischhaut verbunden, so daß auch eine Temperaturregulation mittels der glatten Muskelzellen durch Einflüsse aus dem Herz-Kreislaufsystem erfolgen kann. Bei Engerstellung der Blutgefäße zieht sich auch die Skrotalhaut zusammen und umgekehrt. Die Arbeitsweise der glatten Muskulatur ist, wie wir eingehend dargestellt haben, psychogen beeinflußt bzw. gesteuert. Die Hoden werden psychogen zusätzlich über die glatte Muskulatur der peristaltisch sich bewegenden Samenleiter stimuliert! Diese Vorgänge sind insofern von ausschlaggebender Bedeutung, als die richtige Funktion dieser sensiblen Reaktion der Skrotalhaut über eine gesunde und fruchtbare (Fertilität!) Samenproduktion entscheidet. Kommt es zu

Unterkühlungen bzw. zu Überhitzungen (z. B. durch Blutstau), ist die Befruchtungsfähigkeit des männlichen Samens eingeschränkt oder gar vollständig aufgehoben, weil die Samenzellen degeneriert (Mißbildungen) sind oder durch mangelnde Vitalität und Bewegungsmöglichkeit u. a. m. zu frühzeitig absterben.

Die Skrotalhaut ist eindeutig oberhaut-betont, ausgestattet mit starken pigmentierten Terminalhaaren und mit großen Talgdrüsen und Duftdrüsen. Der große Faltenreichtum der Haut stellt eine Vergrößerung der verstärkt pigmentierten Oberfläche der Epidermis dar und steht deutlich im Gegensatz zur typisch weiblichen Haut, wie wir sie in der prallen, hellen, faltenlosen Brust der Frau haben.

Gerade bei Geschlechtshormonstörungen werden diese gestaltprägenden Erscheinungen als Veränderungen besonders deutlich, als Vermännlichungserscheinung der Frau (Virilismus/Androgenisierung) oder als Verweiblichung des Mannes (Feminisierung). So bekommen Frauen mit einem abfallenden Östrogenspiegel deutliche Behaarungserscheinungen nach männlichem Vorbild (Hirsutismus) als Zunahme der Scham-, Körper- und Gesichtsbehaarung (Bartwuchs) mit zunehmend männlichem Körperbau (Knochenbau, Muskulatur, Hautveränderung).

Haare sind eigentlich typisch „männliche Bildungen"! Interessanterweise wird auch die normale Scham- und Achsel-Behaarung in der Pubertät bei Frauen von ihrem körpereigenen Testosteron ausgelöst, die bei steigendem Testosteronspiegel auch vermehrt ausgebildet werden!

Männer mit ansteigendem Östrogenspiegel bekommen einen typisch „weiblichen Fettansatz" (an Hüften, Bauch, Gesäß, Oberschenkel, Oberarm, Unterhaut, Brust) mit Änderung des Hautbildes zur „Östrogenhaut" und zunehmend weiblichem Körperbau. *Die Haut wird zunehmend weicher und weiblicher!*

Wir verstehen: Die Ausbildung des Körperbaus der Geschlechter als Mann und Frau sind die Auswirkungen ihrer jeweiligen Wesensart, mit der Körpersubstanz (Materie) bzw. mit der Energie umzugehen!

Der Mann neigt mehr dazu, Energie abzugeben (Zeugungsprinzip!), die Frau neigt mehr dazu, Energie aufzunehmen (Empfängnisprinzip!) und in Materie (z. B. Fett) festzulegen. Dies sind Stoffwechseleinseitigkeiten, die als einseitige Prinzipien in die Degeneration führen. Nur die harmonische Vereinigung beider Stoffwechselprinzipien führt zu anhaltendem und sich reproduzierendem biologisch-organischem Leben!!

Somit ist die Haut das gestaltgewordene Organ entweder eines typisch männlichen oder eines typisch weiblichen Stoffwechsels.

Wir fassen zusammen:
Alle Zellen des Körpers werden von den Geschlechtshormonen im Stoffwechsel beeinflußt bzw. gesteuert. Sie haben die Schlüsselfunktion für die Regeneration (als Reproduktion der Zellen) des Organismus, die sich als ergänzende Wirkung beider verschiedengeschlechtlicher Hormone zeigt: als konzentrierte Substanzanlagerung (Östrogene) und zentrifugale Substanzauflösung (Oxydation), die sich in der biologischen Zelle als „energieabstrahlendes Zentriol" (mitogenetische Strahlung!) in der Reproduktion der Zellen zeigt.

Für den Körper des Menschen sind es also die Geschlechtsorgane mit ihren Keimdrüsen und Hormonen als *Regenerationszentren des Körpers*, die über einen gesunden Stoffwechsel und den Alterungsprozeß *entscheiden!*

Wir sollten diesen Organen daher, weil sie diese fundamentale Funktion für unser Leben haben, mehr Zuwendung, Pflege, Bewußtsein und Beachtung entgegenbringen und unser Verhältnis zur körperlichen Liebe (Sexualität) und zum eigenen Körper überdenken, wenn wir gesund, froh und friedvoll werden wollen.

Die Stimulation und Pflege dieser Organe, ganz gleich in welcher Form, dient unserem Menschsein zu einer höheren Entwicklungsstufe menschlich-biologischen Lebens.

Leben ist Stoffwechsel und Stoffwechsel ist Leben. Wo dieser „Wechsel" zwischen Energie und Materie aufhört, tritt der Tod ein. Jedoch erkannten wir im Zentriolstrahlungsprinzip als energetisch-geistigem Prinzip die Hauptantriebskraft (Zellteilung!!!) für biologisch-menschliches Leben!

10.4. Hautstimulation, Stoffwechsel und Sinnesorgane

Bei der Besprechung der Funktion der Blutorgane (Lunge, Leber, Nieren und Milz) konnten wir darstellen, daß die jeweiligen Hormondrüsen-„Partner" die *intrazelluläre* Funktion steuerten.

Die Schilddrüse reguliert die zelluläre „Lungenfunktion" als Zellatmung, das Inselorgan der Bauchspeicheldrüse den Zuckerverbrauch in den Zellen (Zelloxydation) als zelluläre „Leberfunktion", die Nebennieren den Ausscheidungsstoffwechsel als zelluläre „Nierenfunktion", und die Thymusdrüse stimuliert und die Milz reguliert das intrazelluläre Abwehrsystem (Immunreaktion).

Alle diese Hormonfunktionen werden von der Hirnanhangdrüse (Hypophyse), die somit zugleich oberste Stoffwechselzentrale ist, reguliert! Das kann sie aber nur, weil sie *Blutorgan* und *Hormondrüse zugleich* ist. Ihre Blutorganfunktion ist eine *Sinnesfunktion*, wie wir eingangs darstellten, im „Sinne" der Wahrnehmung bzw. „Witterung" der Hormonzusammensetzung des Bluts. Deswegen hatten wir die Hypophyse als *Blutsinnesorgan* gekennzeichnet.

Die der Hypophyse untergeordneten Hormondrüsen haben diese als übergeordneten Regulator, der sowohl *extrazelluläre* Blutorganfunktion als auch *intrazelluläre* Hormondrüsenfunktion besitzt.

Damit ist die Hypophyse das zentrale Stoffwechselorgan des gesamten Organismus. Sie „entscheidet" bzw. steuert je nach übergeordnetem Einfluß, z. B. aus dem Zwischenhirn (Hypothalamus) oder als Reaktion auf die geänderte Hormonzusammensetzung im Blut, welchen Charakter der Gesamtstoffwechsel haben sollte, ob mehr „sympathisch", d. h. lebenssteigernd im Sinne der Sympathikuswirkung (adrenerg, ergotrop), durch die Hormone des Vorderlappens, der Adenohypophyse (Wachstumshormon = Somatotropin, und anregende Hormone für die Hormondrüsen* = glandotrope Hormone) oder ob der Gesamtstoffwechsel betont „parasympathisch" im Sinne der (cholinerg, trophotrop) Parasympathikuswirkung sein soll, was die Hormone des Hypophysenhinterlappens (= Neurohypophyse) besorgen (Wehenhormon = Oxytocin und gefäßverengendes Hormon = Vasopressin = Adiuretin sowie das Inkretin, welches die Bildung von Insulin in den B-Zellen der Pancreasinseln steuert und damit den Zucker in Stärke „festlegt").

Auf die hormonelle Stoffwechselfunktion der Hypophyse lohnt es sich, näher einzugehen. Sie ist in der Lage, mit Hilfe ihrer Drüsenfunktion des Hinterlappens und des Vorderlappens den gesamten Stoffwechsel zu regulieren bzw. zu übersteuern, wobei Hinter- und Vorderlappen jedoch ganz verschiedenen Einflüssen unterliegen.

Der Hinterlappen ist eine Aussackung des (mit Gehirnwasser gefüllten) Zwischenhirnbodens (sog. III. Ventrikel), der seine Hormone nicht selbst produziert, sondern ausschließlich vom Zwischenhirn (Hypothalamus) bekommt, die über spezielle Nervenbahnen als „Neurosekretion"

---

* (für die Keimdrüsen = gonadotrope Hormone [Gonadostimuline])

förmlich in ihn hineintropfen und dort in Zellen gespeichert werden können. Der Hinterlappen wird auch als „Hirnteil" der Drüse benannt, weil vom Gehirn gesteuert und unterliegt damit dem ausschließlichen Einfluß der Gehirnaktivität und damit auch dem *Bewußtsein!* Wir können also über das Bewußtsein Einfluß auf den Stoffwechsel im Sinne einer Parasympathikusfunktion ausüben!!

Die Hypophysenfunktion kann über das Bewußtsein beeinflußt werden!

Der Hypophysenvorderlappen wird auch als „Drüsenteil" benannt. Im Unterschied zum Hinterlappen produziert er seine Hormone selbst. Sie haben insgesamt eine biogene, wachstumsanregende (Wachstumshormon = Somatotropin, Keimdrüsenhormone = Gonadotropine, Drüsenhormone = glandotrope Hormone) Wirkung im Sinne einer Sympathikusfunktion und sind die Folge eines psychogenen, emotionalen bzw. seelischen Einflusses.

Der Vorderlappen ist *ausschließlich* vom sympathischen Nervensystem her innerviert (vom Ganglion cervicale craniale) und wie wir wissen, sind die sympathischen Nervenendigungen in der Lage, ihrerseits Hormone zu bilden, die die Sympathikuswirkung auf hormoneller Seite verstärken. Man spricht in diesem Zusammenhang von einem *doppelten Regelkreis*, einmal von der Hormonwirkung über das Blut (humoraler Regelkreis) und zum anderen von der Hormonausschüttung über die Nervenendigungen (Neurosekretion) als dem neuralen Regelkreis. Man nennt dies: *neural-humoralen Regelkreis.*

Der Sympathikus des Vegetativen oder Autonomen Nervensystems kann also die Hormonausschüttung im Vorderlappen (Adenohypophyse) anregen oder verstärken, während der Hinterlappen (Neurohypophyse) dem Einfluß des Zentralen Nervensystems (Zerebrospinales System) unterliegt.

Dies bedeutet:

Die Hypophyse in ihrer Funktion und in ihrem Bau ist der organgewordene Einfluß der Stoffwechselsteuerung vom bewußten Geist (Zentrales Nervensystem = Gehirn, Rückenmark, periphere Nerven, Hautnerven) und der fühlenden Seele, Psyche (Sympathikus).

Dieser physiologische Unterschied von „Drüsenteil" und „Hirnteil" zeigt sich auch noch in anderen anatomischen Einzelheiten: Der Vorderlappen ist ein wirkliches Blutorgan, denn er hat ein eigenes reines und ausschließlich *venöses Blutgefäßnetz* (portale Gefäße = venae portae) ausgebildet, um die produzierten Hormone besser aufnehmen zu können bzw. Hormone im Blut besser kontrollieren zu können, da die Durchlässigkeit der Gefäßwände bei Venen wesentlich besser ist als bei Arterien!

Allerdings muß an dieser Stelle auch betont werden, daß der Vorderlappen dem steuernden Einfluß der Hypothalamushormone (sogenannte Steuerhormone = releasing factors und releasing inhibiting factors) als Förder- oder als Hemmhormone unterliegt. Der Vorderlappen wird also von zwei Seiten her gesteuert: einmal vom Zwischenhirn (Hypothalamus) und zum anderen vom sympathischen Nervengeflecht aus dem Ganglion cervicale craniale. Von großer Wichtigkeit ist, daß der Vorderlappen die Hormonproduktion der Keimdrüsen (Hoden/Ovarien) steuert und kontrolliert!

Der Hinterlappen bekommt die Hauptmasse an arteriellem Blut und seine Hormone, das Wehenhormon (= Oxytocin) und das antidiuretische Hormon (= Vasopressin) und das Inkretin gelangen direkt vom Zwischenhirn (Hypothalamus) in die Blutgefäße und werden so im Körper verteilt.

Wir hatten ja schon an anderer Stelle die „sympathische" Stoffwechselwirkung im Sinne der Sympathikuswirkung mit der Hormonwirkung der Östrogene und die „parasympathische" Stoffwechselwirkung im Sinne der Parasympathikuswirkung mit der Hormonwirkung der Androgene, der männlichen Geschlechtshormone, in Beziehung gesetzt.

Aus der geschilderten physiologischen Funktion der Hypophyse und deren Steuerung mit gegensätzlicher oder ergänzender Wirkung von Vorder- und Hinterlappen kann man auch von dem „weiblichen Sympathikusprinzip" des Vorderlappens und dem „männlichen Parasympathikusprinzip" des Hinterlappens sprechen, also der Vorderlappen hat insgesamt mehr eine „östrogene Funktion" und der Hinterlappen mehr eine „androgene Funktion".

In der Tat können wir bei der Schwangerschaft eine ganz erhebliche Vergrößerung des „weiblichen Hypophysenteils", der Adenohypophyse, beobachten, was durch die verstärkte Hormonproduktion (Keimdrüsenhormone = gonadotrope Hormone) zu erklären ist. Schwangerschaft ist im wesentlichen ein Aufbaustoffwechsel im Uterus durch die Plazenta (die ihrerseits wiederum eine Hormondrüse ist). Daher ist der

„aufbauend-weibliche Teil" der Drüse aktiviert und vergrößert. Dagegen ist der „männliche Drüsenteil" ein mehr abbauender bzw. gestaltender oder bremsender Einfluß, der sich in der Drosselung des Energieverbrauchs (Zucker-Festlegung durch Inkretin in Stärke) und in der Zusammenziehung der glatten psychogen-gesteuerten Muskulatur zeigt. Hierüber findet ein starker Einfluß auf die Psyche des Menschen statt, die vor einer übersteigerten Stoffwechselreaktion bewahrt wird!

Wir hatten die Hypophyse eingangs schon als Organ des Selbstbewußtseins bzw. des Ich-Bewußtseins dargestellt, was anhand ihrer biologischen Entwicklung deutlich wurde. Sie ist zugleich auch die Schaltstelle des Gesamtstoffwechsels durch den zentralnervösen und den sympathischen Einfluß und unterliegt damit dem steuernden Einfluß vom Bewußtsein (Geist) und der Psyche (Seele). Außerdem ist sie, wie der Mensch selbst, eigentlich zweigeschlechtlich, also *androgyn*, weil sie eine „weibliche Funktion" (Vorderlappenfunktion) und eine „männliche Funktion" (Hinterlappenfunktion) hat. Die östlichen Kulturen würden sagen: Die Hypophyse ist ein Yin-Yang-Organ oder ein Yin-Yang-Regulator.

Allein das harmonische Zusammenwirken beider Drüsenteile ermöglicht einen ausgeglichenen Stoffwechsel, und das heißt andauernde Gesundheit und Regenerationsvermögen. Wir hatten ja die biologische Zellregenerationsfunktion als das Ergebnis des ergänzenden Zusammenwirkens des männlichen (Zentriol-Strahlungsprinzip über die Wirkung der Androgene) und des weiblichen Zellprinzips (konzentrische Substanzanlagerung als Zytoplasmaanlagerung über die Östrogene) kennengelernt. Nicht anders ist das Prinzip des Gesamtstoffwechsels, der aus der „männlichen" Parasympathikusfunktion und der „weiblichen" Sympathikusfunktion sich zusammensetzt. Nur beide zusammen in verbundener harmonischer Funktion können biologisches Leben hervorbringen, fördern und erhalten, ansonsten bewegt sich das Leben hin auf Krankheit, Zerfall und Tod.

Der Mensch, ein Wesen aus Bewußtsein (Geist), Gefühl (Seele) und Leib (Körper), ist in der Lage, mit steigender Bewußtwerdung der Funktion seines Körpers, den Stoffwechsel über die Hypophyse zunehmend positiv zu beeinflussen. Durch Vorstellungen, Gedanken und Gefühle ist er in der Lage, seine Gemütszustände zu kontrollieren oder gar in Harmonie zu seinen Lebenszielen zu bringen. Dies produziert in seinem Organismus spiegelbildlich die entsprechenden Hormone. Ein liebendes

Verhältnis zum anderen Geschlecht wird ihm einen ausgewogenen Stoffwechsel bescheren, der ihm einen inneren Frieden und „dauerndes" Leben bedeutet.

Die Haut als „Mutter aller Sinnesorgane", wie wir dies bei der Betrachtung der embryonalen Entstehung sämtlicher Sinnesorgane kennengelernt haben, ist als „Grenzmembran" zwischen innerer und äußerer Welt auf Reizung, d.h. Stimulation ausgerichtet, um unserem seelischen Innenleben einen „Eindruck" der äußeren Welt zu vermitteln bzw. über sie als „Fenster" (Augen, Ohren, Mund und Nase) der Außenwelt etwas aus unserem Inneren mitzuteilen.

Sinnesfunktion über die Sinnesorgane ist also ein Dialog zwischen uns und der Außenwelt. Die Entwicklung dieser Organe zeigt, daß sie allein aus diesem „Anreiz" sich biologisch entwickelt haben. Sie entstanden, um überhaupt diesen Dialog „führen" zu können. Folglich kann es uns nicht verwundern, daß sie verkümmern müssen, wenn wir mit zunehmendem Alter diesen Dialog einstellen und uns in unser Inneres wie in einen „leibhaften Kerker" zurückziehen!

Stimulation der Haut und sämtlicher Sinnesorgane ist also für die Gesunderhaltung an Leib, Seele und Geist unabdingbar erforderlich, ohne irgendeine Einschränkung!

Die Nervenschaltungen von den Sinnesorganen (Augen, Ohren, Nase, Mund, Haut) zum Gehirn und zum sympathischen Nervensystem bedeuten eine Anregung des Gesamtstoffwechsels über die hormonelle Steuerungszentrale Hypophyse, die ihrerseits alle anderen Hormondrüsen und Hormonsysteme aktiviert, was wir ja bei der Besprechung von Haut und Sinnesorganen in allen Einzelheiten dargestellt haben.

Entscheidend ist die Art der Stimulation, ob visueller, akustischer, geruchlicher, geschmacklicher oder taktiler Natur. Je nachdem wie der Reiz ausfällt, beeinflußt er den Gesamtstoffwechsel mehr zur Parasympathikus- oder mehr zur Sympathikusfunktion hin oder aber ist mehr neutral, d. h. ausgeglichen.

Gezielte therapeutische Reize können also für den Ausgleich von Stoffwechseleinseitigkeiten sorgen, d.h. es können Stoffwechselstörungen, sprich: Krankheitserscheinungen behoben werden.

Diese Möglichkeit besteht im besonderen Maße über die Anwendung von pflanzlichen ätherischen Ölen auf die Haut und über die Schleimhäute (Nase, Mund, Darm, Lunge), da ätherische Öle hormonähnliche Wirkungsmechanismen haben, wie wir im nächsten Kapitel ausführlich darstellen wollen. Man kann die ätherischen-pflanzlichen Öle je nach Herkunft aus den Pflanzenorganen (Blüten-, Blatt- oder Wurzelregion) in *östrogen-wirksame* oder in *androgen-wirksame* bzw. in ausgleichende einteilen und sie so gezielt therapeutisch anwenden.

Dies läuft letztendlich auf eine Hypophysentherapie hinaus, die zugleich eine Wesenstherapie ist, spricht sie doch hier den Menschen in seinem Brennpunkt aus Leib, Seele und Geist an.

Heilkräuter-Essenz-Therapie ist Hypophysentherapie und damit Wesenstherapie.

Welche Bedeutung die Hautstimulation für die Entwicklung des Menschen hat, zeigt *Ashley Montagu* in seiner umfassenden Untersuchung *„Körperkontakt – Die Bedeutung der Haut für die Entwicklung des Menschen"*, Ernst Klett-Verlag, Stuttgart, 3. Aufl. 1982. Er legt ausführlich dar, daß die Uteruskontraktionen für den Fötus von großer Bedeutung für die Hautstimulation und ein Entwicklungsanreiz sind.

Für den Embryo bzw. Fötus wird durch diese Gebärmutterbewegungen, die ja Ausdruck von emotionalen Stimmungen der Mutter sind, wie wir bei der Besprechung der Steuerung der Geschlechtsorgane gesehen haben, ein Dialoganreiz mit seiner Umwelt, mit seiner Mutter gegeben. Dieser innere im Mutterleib einsetzende Dialog ist im Grunde genommen der einzigste Entwicklungsanreiz für das Ungeborene. Bricht dieser Dialog aus irgendeinem Grunde zusammen, kommt es zu Komplikationen, zu Früh- und Todgeburten oder gar zu Mißbildungen, worauf *Tietze* (1984) verweist.

Im Mutterleib sind es ja nur Strömungsreize des den Fötus umgebenden Fruchtwassers. Dieser Reiz reicht aber aus, seine zentralnervösen und sympathischen Nervenendigungen zu aktivieren und diese Botschaften seiner Umwelt, die zugleich noch seine Innenwelt ist (siehe Kapitel Hautentwicklung), in die Struktur und Ausbildung seiner inneren Organe zu „übersetzen" oder in biologisch-organische Funktionen bzw. Reaktionen umzusetzen. So ist jede menschliche Inkarnation als Embryologie die organgewordene Antwort auf Umweltreize, ein organgewordener Dialog! Bricht dieser Dialog beim Erwachsenen wieder nach und nach zusammen, kommt es zu Alterung, Zerfall, Krankheit und Tod.

Eine ganz besondere Bedeutung hat der Geburtsvorgang für die Ausbildung sämtlicher Organfunktionen über die Wehentätigkeit des Uterus. Diese kontraktile Hautstimulation über die Gebärmutter bei den einsetzenden Wehen ist offensichtlich ein wichtiger psychosomatischer Anreiz für das nachgeburtliche Leben des Fötus. *Tietze* („Botschaften aus dem Mutterleib, Pränatale Eindrücke und deren Folgen", Genf 1984) formuliert diese Bedeutung folgendermaßen:

„Ohne diese Stimulierung können das gastrointestinale (Verdauungssystem), das urogenitale (Harngeschlechtssystem) und das respiratorische System (Atmungssystem) nicht einwandfrei funktionieren. Tiere lecken nach der Geburt die Haut des Neugeborenen, um für diese Stimulierung zu sorgen. Jeder Tierarzt weiß, daß das Neugeborene, wenn es von der Mutter nicht abgeleckt wird, wahrscheinlich stirbt, weil es nicht fähig ist, seine Blase und seinen Darm zu entleeren. Die peripheren sensorischen Nerven der Haut werden durch diese Stimulierung angeregt. Diese Nerven leiten die daraus resultierenden Impulse zum zentralen Nervensystem; von dort gelangen sie zu den verschiedenen Organen des Körpers. Wenn die Stimulierung der Haut fehlt, können wesentliche Organe nicht arbeiten. Diesen Zusammenhang hat Prof. *James A. Reyniers*, der Leiter des bakteriologischen Laboratoriums der Universität von Notre-Dame, wissenschaftlich nachgewiesen".

Montagu präzisiert den therapeutischen Wert der Geburtswehen für den Säugling, „daß die Wehen eine Art des Streicheln sind, die der Säugling braucht – eine zärtliche Berührung, die in der unmittelbaren postnatalen (nachgeburtlichen) Periode und noch lange danach fortgeführt werden sollte". Und wir fügen hinzu: ... und *nie mehr aufhören sollte*!

Am Beispiel von Kaiserschnittgeburten weist *Montagu* nach, daß, weil die genügende Uterusstimulation (Wehentätigkeit) fehlt, deren Sterblichkeitsziffern „zwei- oder dreimal so hoch wie die eines vaginal entbundenen Kindes ist. Selbst wenn das Kind ausgetragen ist, beträgt sie das Doppelte des normal geborenen". Bei Kaiserschnittgeburten ist die Erkrankung der Atemorgane 10mal so häufig wie bei vaginal entbundenen Kindern. Hinzu kommen Organfunktionsstörungen und psychosomatische Entwicklungsverzögerungen, die alle wissenschaftlich belegt sind.

Die Uteruskontraktionen während der Schwangerschaft, man denke hier vor allem an den stimulierenden und dadurch *positiv wirkenden Einfluß der geschlechtlichen Erregung* beim Geschlechtsverkehr, sind absolut notwendige Stimulationen für die Haut des Ungeborenen. Diese vorgeburtliche und bei der Geburt durch die Wehentätigkeit ausgeübte Hautstimulation hat die Bedeutung, die Organfunktion der Haut und über diese alle anderen Organe und Organsysteme zur Entwicklung und Funktion zu bringen.

Diese Körpersprache ist die einzige Sprache, die das Ungeborene zu diesem Zeitpunkt versteht. Auf diese Körpersprache „antwortet" es mit *Entwicklung*!

Somit ist die Geburt die erste Hauttherapie, sozusagen die allererste kosmetische Behandlung, die ein jeder Mensch durch die Geschlechtsorgane einer Frau, durch seine Mutter erfährt! Dies kann, wie wir aus den Untersuchungen wissen, ein überaus orgastischer Vorgang für Mutter und Kind sein, wenn die Geburt schon ohne Ängste und Verspannungen, also mit großer Hingabe, Anteilnahme und bewußter Bejahung erfolgen kann.

Ob wir es wahrhaben wollen oder nicht: Das menschliche Leben beginnt, ob als Zeugung oder Geburt, mit einem „geschlechtlichen Akt". Die eigentliche Geburt kann für Mutter und Kind ein sinnliches Erlebnis sein, das an Großartigkeit kaum zu überbieten ist, weil eine totale Stimulation zwischen beiden nie mehr erreicht werden kann. Vielleicht sehnen wir Männer uns, tiefenpsychologisch gesehen, deshalb so sehr nach dem liebenden Schoß einer Frau, weil dieses Urerlebnis immer wieder neu erlebt werden will!?

Dies ist die Wurzel aller Hauttherapien, die niemals Luxus, sondern absolute Notwendigkeit zur Entwicklung des Menschen zu einem erfüllteren und deshalb gesünderen Leben ist. Dadurch wird die Hauttherapie zu einem urmedizinischen Anliegen.

TEIL II

Heilkräuter-Essenz-Therapie Dr. rer. nat. Gümbel

11. Pflanze und Mensch
(Entwicklungsvergleich und Wirkungsbeziehung)

Für den nun folgenden therapeutischen Abschnitt dieses Buches stellt sich zunächst die Frage, wieso überhaupt Pflanzenstoffe eine heilende Wirkung auf den Menschen haben können und welche Wirkungsbeziehungen zwischen beiden, von außen betrachtet doch außerordentlich verschiedenen Organismen bestehen.

Ist denn die Pflanze mit dem Menschen biologisch vergleichbar? Die nun folgenden Ausführungen sollen darlegen, daß für beide, für Pflanze und Mensch, die gleichen Wirkungsprinzipien für die Gestaltwerdung verantwortlich sind, wenn auch in unterschiedlicher Ausrichtung.

Die Pflanzen mit ihren Blättern machen die Erde zu einem „grünen Planeten", welche die Erdoberfläche (mit Ausnahme der Wüsten) als Vegetationsdecke am stärksten prägen. In diesem überwiegenden „Grün" fallen die farbigen Blüten besonders auf und können zeitweise dominieren.

Die Pflanze wächst zum Licht (Phototropismus oder auch Heliotropismus), zur Sonne und sucht deshalb im Rahmen ihrer Art ihren Standort (= ökologische Nische) so optimal wie nur möglich auszunützen, zu bevölkern. Ihr Wachstums- und Bildungsprinzip lautet: Licht für Pflanzenzellen, oder: möglichst viel Oberfläche, damit Licht herankommen kann. Diese Forderung der Pflanze erfüllt ihr Organ, das *Blatt* am allerbesten. Es ist ein „Sonnenlichtkollektor" und jede einzelne der grünen Pflanzenzellen eine „Sonnenzelle", eine „Solarzelle"! So bildet die Pflanze „Blätterdächer" in Wald und Flur und wird zur „lebenden Decke", zur „Pflanzenhaut" für die Erde.

Woraus aber besteht ihr Baumaterial, welches sich so sehr vom mineralischen Erdboden unterscheidet? Woraus besteht ihre Pflanzengestalt? Sie hat den Baustoff sich selbst aufgebaut, selbst synthetisiert. Sie hat das phantastische Wunder vollbracht aus Materie, in diesem Falle Kohlendioxyd (CO_2) und Wasser (H_2O) in Verbindung mit Lichtenergie, einen bisher für unseren Kosmos einzigartigen chemischen Stoff herzustellen, den ($C_6H_{12}O_6$) Traubenzucker (Glukose) als Basisstoff für sämtliche Kohlenhydrate und alle weiteren organischen Stoffgruppen, wie Fette und Eiweiße. Die Pflanze verdichtet durch Verkettung dieses erste Photosyntheseprodukt Traubenzucker so weit, bis er unlöslich wird und sich als Baumaterial für ihre Zellen eignet: Die *Zellulose* ist entstanden.

Bisher konnten wir mit unseren modernsten Forschungsmitteln im unendlichen All keinen zweiten Planeten entdecken, der diese Leistung vollbringt, mit Hilfe der grünen Pflanzen Kohlenhydrate zu synthetisieren. Die Erde scheint wirklich ein einzigartiger Planet in der Weite des Kosmos zu sein, denn scheinbar nur hier ist Leben in biologisch-organischer Form als „höheres Leben" möglich!

Pflanzen sind also die absolute und unabdingbare Voraussetzung für alles andere biologische Leben, denn sie allein sind sogenannte Selbsternährer = „autotrophe Organismen". Alle anderen, die nicht diese Photosyntheseleistung vollbringen, bezeichnet man als „Andersernährer" oder eigentlich richtiger „Andere-fressende" (nämlich andere Tiere oder Pflanzen), als „heterotrophe Organismen".

Ohne die Kohlenhydrate der Pflanzen (Zucker, Stärke, Zellulose) hätten wir Menschen und die Tiere nichts zu essen, könnten uns auch keinen Körper aus Eiweiß und Fett bilden, weil diese sich auf dem Photosyntheseprodukt Glukose der Pflanzen aufbauen.

Auch das Klima, die Bodenbildung, den Luftsauerstoff und die Luftfeuchtigkeit der Erde verdanken wir der Existenz der Pflanzen, andernfalls sähe es bei uns ähnlich aus wie bei unseren Nachbarn, dem Mond, der ein „natürlicher Satellit" der Erde ist, eine unbelebte Wüste. Bei der Photosynthese entsteht mit dem Zucker zusätzlich Wasser (H_2O) und Sauerstoff O_2! Die Pflanzengestalt ist also das Ergebnis ihrer eigenen Photosyntheseaktivität, denn aus dem ersten Produkt Zucker baut sie sich das Baumaterial Zellulose.

Die Pflanze ist die gestaltgewordene Verbindung von Licht und Stoff, von Energie und Materie, von „Himmel" und „Erde".

Die Organe dieser Photosynthese sind die grünen Blätter, die als Zellgewebe mit Hilfe des grünen Farbstoffs Chlorophyll in den „Chloroplasten" ihrer Zellen einen Teil des Globalspektrums der Sonnenstrahlung absorbieren, um diese Energie für die Zuckerbildung und die sich daraus ableitenden Kohlenhydrate, Alkohole, Eiweiße und Fette zu verwenden.

Beim Ernährungs- und Verdauungsvorgang wird diese Sonnenenergie zum Teil wieder frei und der Stoff fällt aus den organischen (durch lebendige Tier- oder Pflanzenorgane gebildete Stoffe) Verbindungen wieder heraus in die mineralischen Vorstufen. So verbrennen die Körperzellen den Traubenzucker ($C_6H_{12}O_6$) zu Kohlendioxyd (CO_2) und Wasser (H_2O). Diesen gesamten Vorgang nennen wir „Stoffwechsel" als ein „Wechsel" der „Stoffe" durch verschiedene „Stufen", z. B. „organisch" und „mineralisch".

Die Blätter der Pflanze wird man also zurecht als *Atmungs-* und *Stoffwechselorgane* bezeichnen können, denn sie nehmen aus der Luft Kohlendioxyd (CO_2) bei der Photosynthese im Tageslicht auf und geben Sauerstoff (O_2) und Wasser ab. Dieser Atem- oder Gasstoffwechsel verläuft auch umgekehrt, d.h. nachts hat die Pflanze ohne Licht nicht die Möglichkeit, Kohlenhydrate zu assimilieren, verbraucht aber selbst auch Energien, um am Leben zu bleiben und muß energieverbrauchende Arbeit im Stofftransport des Zuckers zu den Wurzeln oder Früchten verbrauchen. Diese Energien gewinnt sie aus dem Abbau (Veratmung = Dissimilation) ihres eigenen Zuckers. Sie tut also genau das, was wir mit unseren Körperzellen tun: pflanzlichen Zucker zu Wasser und Kohlendioxyd verbrennen. Das heißt, die Pflanzenblätter geben nachts überwiegend CO_2 und Wasser ab und schaffen sich damit selbst ein Treibhausklima, denn was sie tags für die Photosyntheseaktivität am meisten brauchen, CO_2 und Wasser, schaffen sie sich nachts „vor".

Nun besteht eine Pflanze nicht nur aus Blättern, sondern braucht ein *Ernährungsorgan*, welches die Pflanze mit Wasser und Mineralien versorgt, die *Wurzel*, mit der sie eine engste Verbindung mit dem Erdboden eingeht. Allerdings ist die Wurzel bei Pflanzen auch zugleich ein *Speicherorgan*, denn alle Assimilate der Photosynthese, die überschüssig gebildet werden, können in der Wurzel, wie in einem Keller kühl, lichtgeschützt und in Zellen verpackt in Form von Stärke, Fetten und Eiweißen gelagert werden. Werden für das Pflanzenwachstum, für Blüten-, Frucht- und Samenbildungen oder neue Triebe Nährstoffe benötigt, so können diese jederzeit aus den Wurzeln mobilisiert und den oberen Pflanzenorganen zugeführt werden.

Nach einer ganz bestimmten Zeitlänge von Lichteinwirkung (Belichtungsdauer), einem ganz bestimmten Lichtwechsel-Rhythmus (Tag-Nacht-Rhythmus) und in einer ganz bestimmten Jahreszeit (Tempera-

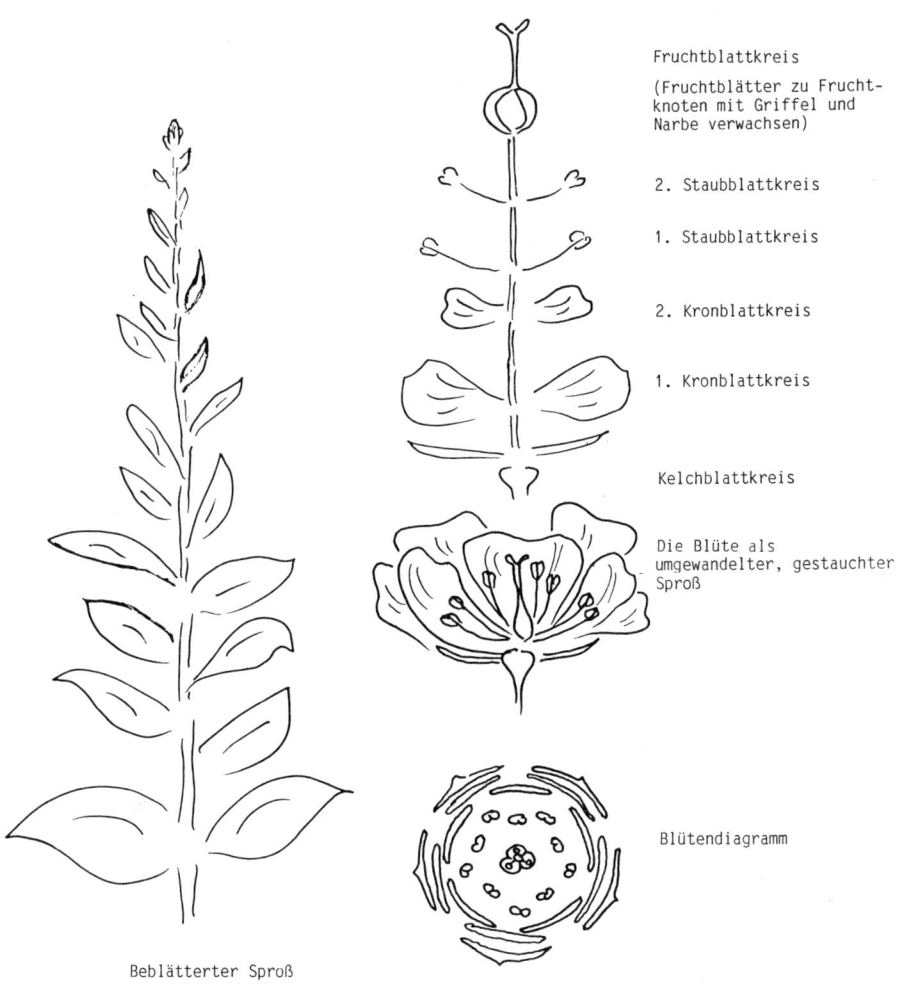

Fruchtblattkreis

(Fruchtblätter zu Frucht-
knoten mit Griffel und
Narbe verwachsen)

2. Staubblattkreis

1. Staubblattkreis

2. Kronblattkreis

1. Kronblattkreis

Kelchblattkreis

Die Blüte als
umgewandelter, gestauchter
Sproß

Blütendiagramm

Beblätterter Sproß

Abb. 27: Schematische Darstellung der Blütenbildung durch Umwandlung („Metamorphose") eines Sprosses.

tur) blüht eine Pflanze. Diese blütenauslösenden Faktoren sind jedoch von Pflanzenart zu Pflanzenart verschieden.

Im Prinzip geschieht dann an dem betreffenden grünbeblätterten Pflanzensproß folgendes:

Alle Blätter, die sonst in relativ (zur Blüte) weiten Abständen am Stengel saßen, ziehen sich nun in einem Punkt zusammen. Wir sagen: der Sproß *konzentriert sich zur Blüte*, wobei die Blattformen in mehr oder weniger Zwischenstufen (Nebenblätter, Hochblätter, Kelchblätter) oder auch unmittelbar in die leuchtend farbigen, völlig anders geformten Blütenblätter übergehen. Diese Blattumwandlungen nennt man die „Metamorphose" des Blattes. Diese setzt sich im Blüteninnern weiter fort zu den „männlichen" und „weiblichen" Blüten- bzw. Geschlechtsorganen, den männlichen Staubblättern (Staubfäden mit Pollensäcken) und dem weiblichen Fruchtknoten (Samenanlage und Narbe).

Die Blüte, die vom Licht gebildet wird, ist ein Fortpflanzungsorgan der Pflanze.

Der erste und allerwichtigste Blühfaktor für eine jede Pflanze ist das Sonnenlicht (oder auch Kunstlicht). Blüten entstehen, ganz gleich bei welcher Pflanze, durch die Einwirkung des Lichts. Nur die Dauer der Lichteinwirkung und die Art (Schatten-, Halbschatten-, Sonnenpflanzen) sind verschieden.

Die Blüte ist das Ergebnis der konzentrierten Lichteinwirkung, ist die konzentrierte Pflanze, die nicht nur den Sproß zusammenzieht, sondern auch die gesamte Pflanzengestalt in der Ausbildung des Samens. Im Samen ist die *Idee* der betreffenden Pflanzenart konzentriert, denn es entwickelt sich aus ihm immer die gleiche Art. Und damit ist das Pflanzenwachstum, das vegetative Wachstum, mit einer jeden Blütenbildung an dem betreffenden Sproß abgeschlossen, beendet. Jegliches weitere Wachstum kann dann nur noch aus „schlafenden Augen", aus ruhenden Knospen, als Seitenverzweigung in den Blattachseln erfolgen.

Die Blüte ist der „Lichttod" der Pflanze – hier „verblüht" und „verduftet" (ätherische Öle) sie. Die schönste und höchstentwickelte Organbildung der Pflanze ist zugleich ihr Wachstumsabschluß. Nun ist es logisch, daß die Natur hier für die „Fortpflanzung" gesorgt hat, indem als letztes vegetatives Geschehen, Frucht und Samen ausgebildet werden, damit die Art nicht ausstirbt.

Die Blütenblätter sind also eine Verwandlung (Metamorphose) der Laubblätter durch Licht. Und zwar wirkt Licht verbrennend, oxydierend z. B. auch auf die grünen Farbstoffträger der Zellen, die Chloroplasten ein, so daß diese sich in den gelb-orangen Blütenfarbstoff Karotin verwandeln, als ein Beispiel von vielen anderen Lichteinwirkungsveränderungen.

Wenn wir anfangs aufgezeigt haben, daß die Blätter „Sonnenkollektoren" und die Blattzellen „Solarzellen" zur Energiegewinnung zur Zuckersynthese sind, so können wir die Blütenbildungen als *Licht-Sinnes-Organ* der Pflanze bezeichnen.

Die sinnliche Reaktion der Pflanze über die lichtempfindlichen Blattzellen ist in diesem Falle eine *Organbildung*, die *Blüte*.

Blüten sind die organgewordene Reaktion der Pflanze auf Licht.

Eine jede Pflanze entwickelt sich aus dem Samen *bipolar*, das heißt zunächst bildet der Samen eine Keimwurzel (Radikula) zur Sicherstellung der Wasserversorgung und *dann erst* treibt sie den Sproß mit den ersten Blättchen. Also zunächst wendet sich die Pflanze in ihrem Wachstum der Erde, dem Erdmittelpunkt zu (Geotropismus) und *dann erst* der Sonne (Heliotropismus) bzw. dem Licht (Phototropismus).

Den Entwicklungsanreiz einer keimenden Pflanze bilden die beiden Pole „Erde" (Erdmittelpunkt) und „Sonne" (Licht). Ihre vegetative Entwicklung findet als Wachstum in zwei entgegengesetzte Richtungen, als Wurzelwachstum (*Wurzelpol*) und Sproßwachstum (*Sproß-* und *Blütenpol*), statt. Der Samen an sich ist schon polarisiert, durch die Anlage des Embryos im Samen, der einen Wurzelpol und einen Sproßpol hat! Zum Licht hin entwickelt sich der grün beblätterte Pflanzensproß und als dessen abschließendes Organ die Blüte. Zur Erde hin entwickelt sich die Pflanze als Wurzel, als Ernährungs- und Speicherorgan, welches die oberen Pflanzenorgane mit Nährstoffen (Mineralien) und Wasser versorgt.

War die Blüte zugleich der „Lichttod" als „Licht-Sinnes-Organ" der Pflanze, so stellt die Wurzel den *Regenerationspol* der Pflanze dar. Hier ist das Pflanzenwachstum *prinzipiell* nicht begrenzt, durch keinerlei organische Bildung. Hier findet übrigens eine laufende Vermehrung der Wurzelmasse statt, ohne Unterbrechung. Dauernd sterben ältere Saugwürzelchen ab, aber andauernd werden neue gebildet. Die Pflanze *erneuert sich* an den Wurzeln ständig. Hier gibt es „im Prinzip" keinen

Wachstumsstillstand, keinen „Laubabwurf" oder „Winterstarre"; hier gibt es nur Zeiten mit größerer und mit geringerer Aktivität, die immer zugleich auch größere und geringere Wurzelregeneration ist. Eine Pflanze muß sich über die Wurzeln den Nährstoffreichtum und Nährstoffvorrat des Erdbodens *erwachsen*, durch ständige Regeneration und Vergrößerung ihrer Wurzelorgane.

Die Blüte ist der Lichtpol, die Wurzel der Regenerationspol der Pflanze.

Bei Zeitrafferaufnahmen über Video oder Film kann man das tastend-sinnliche Verhalten des Sproßpoles einer aufkeimenden Winde oder Bohne sehr schön beobachten. Wenn wir daran denken, wie bei vielen Korbblütlern (Compositae) wie Löwenzahn, Huflattich, Arnika, Calendula, Sonnenblume u. a. m. der Blütenkopf den ganzen Tag zur Sonne mitgedreht wird oder sich die Blüten bei Verschwinden der Sonne oder bei Sonnenuntergang schließen, dann sind das sinnesartige Reaktionen der Pflanzen. Auch fleischfressende (carnivore) Pflanzen wie die Venusfliegenfalle oder der Sonnentau zeigen „sinnliche" Reaktionen auf Insektenberührung. Die echte Mimose zeigt dies bei Berührung ihrer feinen Blätter. Viele Pflanzenfamilien wie z. B. die Lippenblütler (Labiatae) haben sinnesartige Bestäubungsmechanismen, die durch Insektenbestäubung (Bienen) zur Auslösung kommen, wie beim Echten Salbei (Salvia officinale). Oder auch die Zimmerlinde hat wunderbar anzusehende Staubgefäßbewegungen: Bei Berührung der Staubgefäße bewegen diese sich sichtbar auf die vermeintlich bestäubende Biene zu! Dies alles kann man als Beispiele für „Sinnesreaktionen" der Blüten ansehen.

Die Pflanze ist durch ihre Ausrichtung zum Sonnenlicht (Blattprinzip) ein *extrovertierter Organismus*, ganz nach außen gerichtet, ist ganz Oberfläche, eben: Blatt. In ihrer zweipoligen Entwicklung zu Erde und Sonne, die sie *„förmlich"* zu verbinden trachtet, bildet sie keine echten inneren Organe. Ihr wichtigstes Organ ist das Blatt, weil dieses allein ihr die Photosynthese ermöglicht.

Der Mensch dagegen ist ein *introvertiertes* biologisches Wesen, welches echte innere Organbildungen und Hohlräume aufweist. Bei der Pflanze entstehen Hohlräume sekundär als Spalträume, in Wurzeln (Luftkammern der Doldenblütler), in Stengeln (Holundermark) oder in Blättern, Blüten, Früchten und Samen (z. B. Nüssen). Jedoch sind dies alles nur auseinanderweichende *Differenzierungen eines einzigen ursprünglich zusammenhängenden Gewebes!*

Die gesamte Pflanze entwickelt sich aus einem einheitlichen Gewebe, welches aus der Teilung der Eizelle (Embryosackzellen) in der Anlage des Samens entstanden ist. Das Wachstum dieses Meristemgewebes polarisiert sich nach oben in Form eines „Vegetationskegels" als Wachstumsspitze der Pflanze und nach unten als „Wurzelspitze", die von einerWurzelhaube (Kalyptra) vor dem Erdreich geschützt ist.

Zwischen diesen beiden Wachstumspolen bleibt bei mehrjährigen Holzpflanzen unter der Borke gleichfalls ein ständig wachsendes, sich teilendes Meristemgewebe erhalten, welches auch Bast oder Kambium genannt wird. Aus den nach innen sich abteilenden Pflanzenzellen entsteht der eigentliche Holzkörper, das Kernholz, während die nach außen abgeteilten Zellen die Rinde oder Borke ergeben.

Wir haben das Licht als den hauptsächlichsten Faktor der Pflanzengestaltung kennengelernt. Die Pflanze wird also mittels Licht von *außen* geformt. Man kann dies bei einer ganzen Reihe von Pflanzen durch die Umwandlung (Metamorphose) der Laubblätter durch Lichteinfluß studieren, besonders schön an den Blättern des Philodendron mit den großflächigen geschlossenen Blättern bei wenig Licht und den *geschlitzten* Blättern bis zur starken Blattflächenreduktion bei viel Lichteinfluß!

Im Vergleich der Entwicklung (Embryologie) von Pflanze und Mensch wird deutlich, daß bei uns die Gestaltbildung sowohl von außen *als auch* von innen her erfolgt.

Am Anfang der menschlichen Körperbildung steht *nicht*, wie bei der Pflanze, eine Eizelle, sondern *zwei* flüssigkeitserfüllte Gewebebläschen, das Ektoderm- oder Fruchtwasserbläschen und Entoderm- oder Dottersackbläschen! Diese bilden im Zusammentreffen ihrer Blasenwände die *Embryonalanlage* (Keimscheibe)!

Die Pflanze *polarisiert* sich im Wachstum in den Wurzelpol und in den Sproß- oder Blütenpol. Sie entwickelt sich als biologische Gestalt *zwischen* den Polen Erdmittelpunkt und Sonne (Licht). Sie wächst in zwei „Welten" hinein: einmal in die Erde, die sie ernährt und wo sie ihr Ernährungs- und Regenerationsorgan, die Wurzel aufbaut. Es ist dies die *mineralische Welt*, deren Salze sie allein mit dem Wasser in die Zellen aufnehmen kann. Die andere Welt, die obere Lichtwelt, in die sie mit dem Sproß und der Blüte hineinwächst, ist die eigentlich *gestaltende Welt*, wo Wachstum und Entwicklung in der Blütenbildung zu einem Abschluß kommen, weil der *abbauende Stoffwechsel* durch Lichteinwirkung zu stark geworden ist.

Pflanzen-Gestaltung
als Verbindung der anorganisch-mineralischen mit der energetisch-gestaltenden Welt
über den organisch-lebendigen zellulären Pflanzenleib

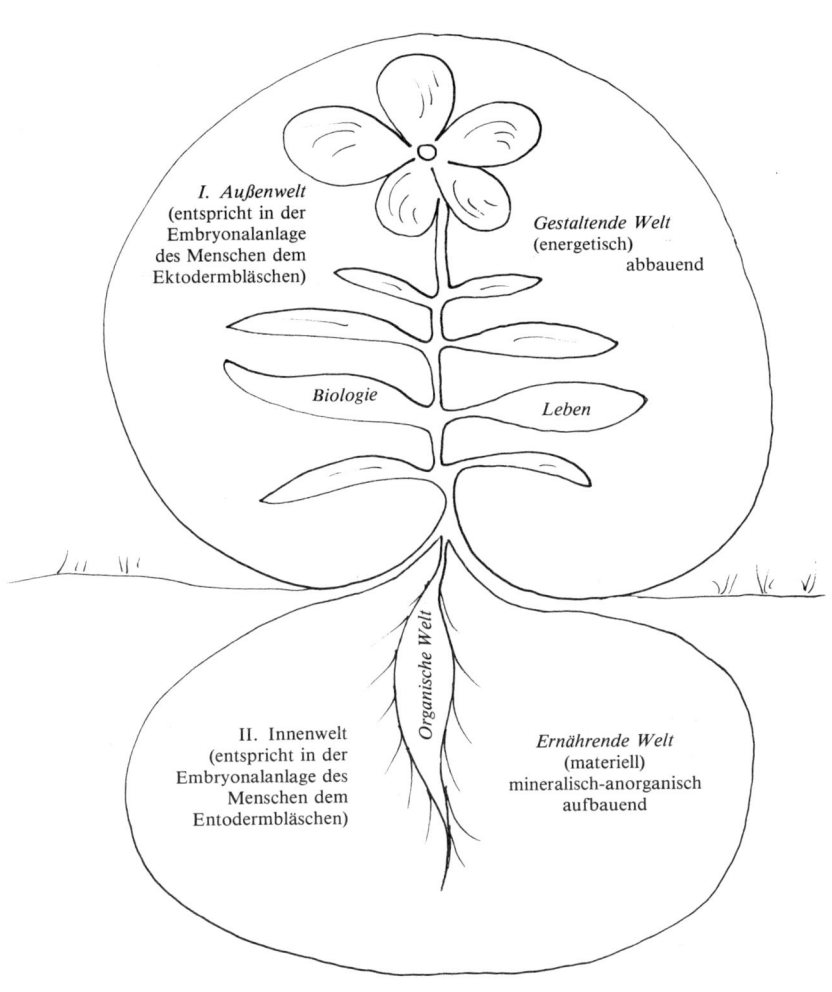

I. *Außenwelt*
(entspricht in der
Embryonalanlage
des Menschen dem
Ektodermbläschen)

Gestaltende Welt
(energetisch)
abbauend

Biologie

Leben

Organische Welt

II. Innenwelt
(entspricht in der
Embryonalanlage des
Menschen dem
Entodermbläschen)

Ernährende Welt
(materiell)
mineralisch-anorganisch
aufbauend

Abb. 28

Die Pflanze lebt in zwei Welten: in der sie gestaltenden Lichtwelt und in der sie ernährenden mineralischen Welt. Ihre biologische Gestalt ist die organgewordene Verbindung dieser Welten, die ihre höchste Ausformung durch die Photosynthese zeigt.

Der Mensch verinnerlicht diese beiden verschiedenen oder polaren Welten, er *inkarniert* sie in sein Körpergewebe: die energetisch gestaltende Welt als Ektoderm- bzw. Fruchtwasserbläschen, welches sich später über die Abschnürung des Neuralrohres in das Körperinnere „inkarniert" und die ernährend-irdische Welt als Entoderm- bzw. Dottersackbläschen, welches von der Embryonalanlage aufgesaugt, resorbiert wird und die Verdauungssystem- und Darmanlage bildet. Das Dottermaterial ist dabei zugleich die erste nährende irdische Substanz zur Entwicklung des Embryos.

Während bei der Pflanze diese „beiden Welten" als gestaltende Kräfte von *außen* auf diese einwirken, sind sie beim Menschen *in* der Keimanlage *verinnerlicht* (= *inkarniert*). In der menschlichen Embryologie kommt es zu einer Durchdringung und Vereinigung dieser beiden polar sich verhaltenden „Welten", als energieverbrauchendes, aber gestaltendes *Ektoderm* und als resorbierendes und ersteres versorgendes *Entodermbläschen*, die durch mesodermales Bindegewebe anatomisch und physiologisch verbunden sind (Blut, Muskeln, Lymphe, Bänder, Sehnen, Knorpel, Knochen).

In der weiteren Entwicklung kann man sagen, daß die *gestaltenden* Kräfte als energetisches Wirkungsprinzip, welches bei den Pflanzen die Blüte und die Pflanzengestalt ausformt, beim Menschen das Gehirn und das Nervensystem ausgestaltet.

Die irdisch-mineralische Welt, die der Pflanze das „Material" für die biologische Körpergestalt liefert (Erdboden), ist in der Embryonalanlage des Menschen in Form des Dottersackmaterials als ernährende Substanz vorhanden. Die Anlage des gesamten Stoffwechsel- und Verdauungssystems erfolgt über dieses Entodermbläschen.

Bei der Pflanze bleibt die Polarität außerhalb ihrer selbst als Lichtenergie (Sproßpol) und Erdmaterie (Wurzelpol) bestehen, und sie verbindet beide „Welten" durch ihre Pflanzengestalt, denen sie mit polar entgegengesetzten Organbildungen als „Wurzel" und „Blüte" begegnet!

Wurzel, Blüte und Blatt sind organgewordene Gesten der Pflanze gegenüber Sonnenlicht und Erdmaterie!

Der Mensch jedoch nimmt diese Welten in seine Körpergestalt auf und formt Organe daraus: Es entstehen aus dem Ektodermbläschen die Nerven- und Sinnesorgane, aus dem Entodermbläschen die Verdauungsorgane, versorgt und verbunden durch die Organe (Blutorgane) und Gewebe (Blut) des Mesoderms (Bindegewebe).

Um einen Vergleich zu wagen: Die Pflanze hat im Unterschied zum Menschen eigentlich nur „Mesoderm" als Gewebe der „Mitte" zwischen der *gestaltenden-energetischen Lichtwelt* und der *ernährenden-materiellen Erdenwelt!* Der Mensch dagegen hat als ein umhüllendes Gewebe seiner Innenwelt ein „Entoderm" und als ein „umhüllendes Gewebe seiner Außenwelt" ein „Ektoderm".

Da, wie schon bemerkt, in der weiteren Embryonalentwicklung das Ektoderm als Fruchtwasserraum sich nach innen in die Embryonalanlage über das Neuralrohr einfaltet („inkarniert") haben wir in der weiteren Entwicklung des ektodermalen Nervengewebes zum Gehirn eigentlich hier die „Blüte des Ektoderms" (s. Abb. 31). Und in dem nach innen in die Embryonalanlage eingestülpten Dottersack haben wir im „Prinzip" eine „umgestülpte Wurzel" als Darmsystem mit Verdauungsorganen.

Dieses Darmsystem als „innere Wurzel" treibt an ihrem oberen Ausläufer, dem Dünndarm-„Stengel", „Blätter" in Form von Lunge und Leber, die ja exakt die gleiche Stoffwechselfunktion haben im menschlichen Körper wie die Blätter der Pflanze, nämlich den Gasaustausch (Lungenfunktion) und den Kohlenhydratstoffwechsel (Leberfunktion).

Das Gehirn ist also, vom biologischen Entwicklungsprinzip her gesehen, eine „introvertierte Blütenbildung", was ja auch ein Gehirnquerschnitt sehr schön zeigt, und der Darm entspricht dem biologischen Entwicklungsprinzip einer „introvertierten Wurzel" mit den Saugwürzelchen als Darmzotten.

Das Herz gleicht einem „Samenkorn", welches über die Blutgefäße (Schlagadern) „auskeimt" und den gesamten Körper „durchwurzelt". Wie wir schon aufgezeigt haben, hat ja das Bindegewebe als mesodermales (= mittleres) Gewebe enge Beziehung zur Pflanze, die gleichfalls aus einem herzförmigen Samenkorn keimt, denn sie verbindet wie das Herz „zwei polare Welten". Auch das Blut „polarisiert" sich in *arterielles-*

durchlichtetes (hellrotes) und in *venöses-verdichtetes* (dickflüssiger, weil Lymphe getrennt zurückfließt in Lymphgefäßen) *dunkelrotes Blut.*

Es ist ja bekannt, daß das venöse Blut eine starke Affinität (Bindung) zum Entoderm mit seinem Stoffwechsel der Verdauung hat – man denke an das venöse Pfortadersystem mit dem venösen Wundernetz der Leber – und das arterielle Blut eine starke Affinität zu Luft, Licht und Sonne – man denke an die Lunge mit ihrer Sauerstoffbindung an die roten Blutkörperchen, an die Hautkapillaren und an die Hirnfunktion in ihrer starken Abhängigkeit von sauerstoffreichem Blut!

Bei der Betrachtung der menschlichen Gestalt sahen wir, daß der Mensch über den *Kopf* zur Außenwelt hin orientiert ist, über die Sinnesfunktionen, die alle mit einer Bewußtseinsfunktion einhergehen als Ausdruck der *Ektodermzentrierung in Verbindung mit einem abbauenden Stoffwechsel.*

Im *Unterleib* ist der Mensch nach innen gerichtet, introvertiert. Dies entspricht der *Entodermzentrierung im Darmsystem* (2 200 m² Darmoberfläche!) *in Verbindung mit einem aufbauenden Stoffwechsel.* Und zwar ist der Stoffwechsel für den gesamten Körper aufbaufördernd. Es ist ja klar, daß bei steigender Lebensleistung (*Sympathikuswirkung*) mehr Energie verbraucht wird. Auch die Pflanze muß bei gesteigerter Lebens- und Wachstumsleistung mehr Nährstoffe aus ihrem Erdreich abbauen; das kommt aber der ganzen Pflanze in Form einer aufbauend-regenerierenden Wirkung zugute.

Der *Oberkörper* mit seiner *Mesodermzentrierung in Blut und Blutorganen* ist wechselnd rhythmisch extrovertiert und energie-*abbauend* (Ausatmung, keine Nahrungsaufnahme, Herzkontraktion = Systole) bzw. introvertiert-*aufbauend* (Einatmung, Nahrungsaufnahme, Herzmuskelerschlaffung = Diastole).

Der Mensch entwickelt sich also aus „*zwei Welten*", hat eine *doppelte Herkunft*, entwickelt sich aus einer energetisch-geistig gestaltenden Welt (Ektoderm-bzw. Fruchtwasserbläschen) und aus einer materiell-ernährenden Welt (Entoderm- bzw. Dottersackbläschen). Zwischen beiden „Welten" bildet sich in der Embryonalanlage des Menschen das Herz aus mit seinen Blutgefäßen.

Die *Blütenbildung* und *äußere Gestaltung* wird ja auch von der Sonne bzw. vom Licht gesteuert. Entsprechend erfolgen die Ausbildung und Ausgestaltung des menschlichen Gehirns durch den geistigen Kern seiner Persönlichkeit bis in die Physiognomie des Gesichtsschädels, des

Oberkörpers und der ganzen Haltung des Menschen! Blüte und Gehirn sind der jeweilige Individualitätspol. Man kann eine Pflanze nur exakt bis zur Art bestimmen, wenn sie ihre individuellsten Merkmale ausgebildet hat und das ist die Blüte mit ihren Organen! Die Physiognomie des Gesichts zeugt von dem Bewußtsein des Menschen.

Die *Ausbildung des Wurzelsystems* der Pflanze wird hauptsächlich von der Art des Bodens bestimmt, wie jeder Gärtner oder Landwirt weiß. Das *menschliche Verdauungssystem* gestaltet sich nach der Art der aufgenommenen Nahrung, wie jeder Arzt und Heilkundige weiß.

Blätter- und Sproßwachstum gestalten sich je nach Art und Intensität des polaren Zusammenspiels von Licht und Boden (Klima). Die menschlichen Blut- und Kreislauforgane sind in ihrer Ausbildung und Entwicklung abhängig von dem Willen und der Weltanschauung des Betreffenden in Verbindung zur Nahrungsaufnahme, also Verdauung und Stoffwechsel. Schließlich steuert ja die Bewußtseinseinwirkung den Energieverbrauch!

DER MENSCH IST DAS BIOLOGISCH INTROVERTIERTE BILDUNGSPRINZIP DER PFLANZE!

Es entsprechen sich:
— *Blüten- und Gehirn-(Nervensystem) Bildungsprinzip*
— *Blatt- bzw. Sproß- und Blutorgan-Kreislauf-Bildungsprinzip, und*
— *Wurzel- und Verdauungssystem-Bildungsprinzip*
Was den Menschen von der Pflanze im wesentlichem unterscheidet, ist sein introvertiertes Bewußtsein und damit sein Selbstbewußtsein. Der Mensch ist zum *Geistträger* geworden.

Während die Pflanze biologisch-chemisch durch die Photosynthese ihren materiellen Ausdruck in ihrer Kohlenhydratgestalt findet, als die Verbindung von Energie und Materie, von „Himmel" und „Erde", ist der Mensch eine *bewußte „organisierte" Verbindung von Geist und Leib.*

Im Gegensatz zur Pflanze hat der Mensch seine Polarität „organisiert" in seinem Ich-Bewußtsein (Hypophyse) und dem Regenerationspol seiner Keimdrüsen (Ovar/Hoden) — er gleicht einer Ellipse mit zwei Brennpunkten, die dennoch ein Ganzes ist.

12. Vorkommen, Bedeutung und Wirkung pflanzlich-ätherischer Öle

Ätherische Öle sind wasserdampfflüchtige, duftende, fettlösliche (lipophile) pflanzliche Ausscheidungsprodukte (Exkrete), die in besonderen Zellen (Drüsenhaare, Ölzellen, Drüsenzellen) oder in Zellzwischenräumen (Ölbehälter, Ölgänge, Harzkanäle) oder gar im Kernholz der Bäume abgelagert werden. Ätherische Öle sind Gemische von Terpenen, Terpenalkoholen, Aldehyden, Ketonen, Estern, Phenolen und Alkoholen und bestehen aus bis zu über 100 dieser verschiedenen Inhaltsstoffe. Gebildet werden sie in der Pflanzenzelle, entweder im Zytoplasma oder in den Plastiden (Farbstoffträger).

Im Gegensatz zu den fetten Ölen aus Pflanzen (Erdnußöl, Kokosnußöl, Olivenöl) sind sie leicht verdunstlich und hinterlassen keine bleibenden Flecken auf dem Papier.

Ätherische Öle kommen im gesamten Naturreich vor. Schon bei den Mikroorganismen (Bakterien) gibt es diese flüchtigen Stoffwechselprodukte (*Sprecher* 1979)* mit gleichen und ähnlichen Inhaltsstoffen wie bei den grünen Landpflanzen. Aber wir finden sie auch bei niederen Pflanzen, den Algen (Algae), Pilzen (Fungi), Flechten (Lichenes) und Moosen (Bryophyta). Jedoch die Mehrzahl der ätherischen Ölpflanzen gehört zu den höheren Pflanzen, den Gefäßpflanzen (Tracheophyta), die sich in Farne (Pteridophyta), Nacktsamige (Gymnospermae), wie z. B. unsere Nadelbäume und in Bedecktsamige (Angiospermae), wie z. B. unsere Blütenpflanzen und Blumen, gliedern.

Die Bedeutung der ätherischen Öle in der Natur ist außerordentlich interessant. *Sprecher* (*Kubeczka* 1979) ist der Ansicht, daß sie in der Tier- und Pflanzenwelt und als flüchtige Naturstoffe bei Mikroorganismen „die Grundlage eines infra- und interspezifischen Kommunikationssystems darstellen. Dieses ergänzt nicht nur in vielen Fällen Geschmack, Tast- und Gesichtssinn sowie Gehör, sondern muß bei vielen Organismen diese Sinne sogar völlig ersetzen".

Man kann sagen: Die ätherischen Öle oder flüchtigen Natursubstanzen sind der „aromatische Code", sind die „aromatische Erkennungsmarke" der Organismen, die gleichzeitig eine Aussage über ihren augenblicklichen physiologischen Zustand machen. Diese geruchsaktiven Stoffe, die man im Tierreich und beim Menschen „Pheromone" nennt,

---

* in: *Kubeczka, K. H.* 1979.

136

sind für die jeweilig gebildete Organismen-Art absolut individuell, d. h. in diesem Falle *artspezifisch*. Mit modernsten Analysemethoden braucht man im Grunde genommen nur diese Substanzen einzeln aufzugliedern und man kann mit Sicherheit die Tier- oder Pflanzenart bestimmen (und auch jeder Mensch für sich hat eine einzigartige, also individuelle Zusammensetzung seiner Pheromone, die aus den Duftdrüsen an Augen, Mund, Nasenflügel, Lippen, Achselhöhlen, Geschlechtsorganen und Anus ausgeschieden werden), vorausgesetzt man kennt deren Duftstoffzusammensetzung bereits. Dies interessiert vor allem jene Wissenschaftler, die die Organismen je nach Artzugehörigkeit systematisieren, die Systematiker. Jedoch haben nicht alle Organismen genügend Duftstoffe ausgebildet, und außerdem ist das Analyseverfahren außerordentlich mühsam, arbeitsaufwendig und teuer, zumal bis zu über 100 Einzelverbindungen vorkommen können, und viele sind noch unbekannt in ihrer Molekularstruktur.

Jede grüne Landpflanze hat ätherisches Öl, diese geruchsaktive „Individualsubstanz", jedoch teilweise in so geringer Menge, daß eine Gewinnung oft unmöglich ist. Wahrscheinlich aber können viele niedere Organismen, hier vielleicht besonders die geruchssensiblen Insekten, auch diese geringen ätherischen Öle riechen bzw. wittern. Offensichtlich kommunizieren *alle* lebenden Organismen über diese duftaktiven Stoffe mit ihrer lebenden Umwelt.

„Die ganze Tragweite dieser Aussage wird jedoch erst erkennbar im Hinblick auf die hinreichend begründete Tatsache, daß von den zu einem großen Teil flüchtigen Stoffen, die als Pheromone in geringsten Konzentrationen und über verhältnismäßig weite Strecken physiologische Reize übermitteln, die Evolution (Entwicklung) schließlich auch zu den Hormonen geführt hat" (*Sprecher* in: *Kubeczka* 1979).

Dieser Gedankengang läßt uns die nachfolgende Bezeichnung der ätherischen Öle als *äußere Hormone = Ekto-Hormone* und die *inneren* eigentlichen Hormone der Tiere und des Menschen als *Endo-Hormone* plausibel erscheinen.

In der Tat zeigen die neuesten wissenschaftlichen Forschungsergebnisse, daß der Wirkungsmechanismus von ätherischen Ölen und Hormonen, wenn nicht *gleich*, so doch gleichermaßen, d. h. ähnlich ist. Auch die chemische Zusammensetzung von ätherischen Ölen und Hormonen ist in vielen Fällen außerordentlich ähnlich, da die Ausgangsverbindung gleich ist, so z. B. das Cholin, das Cholesterin oder das Steroid.

Aus diesen „hormonellen Muttersubstanzen" lassen sich sowohl pflanzliche Wirkstoffe als auch tierische Hormone ableiten. Auf diesen Zusammenhängen baut ja die chemisch-pharmazeutische Industrie durch die synthetische Herstellung von Hormonen auf.

Wenn auch die Identität eines ätherischen Öls und eines Hormons nicht besteht, so können sie aufgrund der stofflichen Verwandtschaft eine einander entsprechende Wirkung haben. Aus diesem Grunde spricht man von „östrogenartig-wirkenden Substanzen" in Pflanzen oder auch von „androgen-wirkenden". Zu ersteren zählen als Beispiel Inhaltsstoffe des Salbeis (Salvia officinale) oder des Hopfens (Humulus lupulus) und zu letzteren die der Petersilie (Petroselinium crispum).

Ätherische Öle haben darüber hinaus eine vielfältige biologisch-ökologische Funktion, sie können gebildet werden:

— zur Ausscheidung von giftigen Substanzen im Zuge des Abbaustoffwechsels,
— als Schutz vor Schädlingsbefall (Pilze, Bakterien, Flechten, Viren, Insekten) und wirken dann allgemein „antibiotisch", also abtötend oder speziell je nach Organismengruppe: Pilze (= antimykotisch), Bakterien (= antibakteriell) oder als Zellgifte gegen andere Zellen (= zytotoxisch)
— als „Ektohormon" für das Sozialverhalten (bei Pflanzen z. B. zur Blütenbildungs- oder Fruchtreifungsanregung durch Äthylen),
— als Abschreckungsmittel gegen Feinde und Schädlinge,
— als Sexuallockstoff bei Tieren bzw. als Duftlockstoff zur Befruchtung durch Bienen bei Pflanzen (z. B. Lippenblütler),
— und zur Eigenaktivierung ihres Stoffwechsels.

Ätherische Öle treten erst zum Abschluß der Entwicklung des betreffenden Organismus auf, und zwar im Zuge eines eintretenden Abbaustoffwechsel, dessen Produkte sie sind.

Somit signalisieren die pflanzlich-ätherischen Öle *Reife!*

Wir können sogar noch weitergehen: *Ätherische Öle und Pheromone sind Abbauprodukte bei Pflanze und Tier, die ihre geschlechtliche Reife signalisieren!*

Wir wissen aus Erfahrung, daß unsere ätherischen Ölpflanzen erst nach einer bestimmten Zeit der Entwicklung, meist vor dem Wachstumsabschluß, das heißt vor der Blütenbildung intensiv zu duften anfangen. Bis dahin aber waren noch keine ätherischen Öle in den Zellen und den speziellen Ölbehältern ausgebildet. So lange die Pflanze sich entwickelt, d.h. einen überwiegenden Aufbaustoffwechsel hat, können keine oder nicht genügend ätherische Öle, die sich aus dem chemischen Abbau der Kohlenhydrate und Fette zu Kohlenwasserstoffen (Terpenen) ableiten, entstehen. Wir kennen das ja eventuell aus eigener Anpflanzung von Pfefferminze, Zitronenmelisse oder Bohnenkraut, die uns als ganz junge frische Blätter und Triebe aromatisch enttäuschen. Sind sie aber „alt genug", sind sie als Blätter voll entwickelt, duften sie herrlich, über den ganzen Winter hindurch, wie beim Lavendel, beim Thymian oder Rosmarin.

An einer Staude oder einem Strauch werden bei den meisten Pflanzen, die ätherisches Öl in überdurchschnittlicher Menge produzieren und deshalb als „Öldrogen" bezeichnet werden, die ausgewachsenen oder älteren Blätter immer duften, eben weil sie einem stärkeren oder überwiegendem Abbaustoffwechsel unterliegen.

Die Verhältnisse in der ätherisches Öl bildenden Pflanzenzelle belegen dies ausdrücklich: „Drüsenzellen, die ätherisches Öl erzeugen, enthalten bis auf wenige Ausnahmen (vielleicht bei noch jungen Zellen? Anmerkg. d. Verf.) keine photosynthetisch aktiven Plastiden und sind daher auf Anlieferung von Vorstufen angewiesen" (*Heinrich* in: *Kubeczka* 1979).

Außerdem wird diskutiert, ob ätherische Öle bei verschiedenen Pflanzen durch einen Aktivitätswechsel bzw. durch Stoffwechseländerung ihrer grünen photosynthetisch aktiven Chloroplasten zu ätherisches-Öl-synthetisierenden Plastiden entstehen können, die dort gespeichert oder aber auch in das Zytoplasma abgegeben werden können (*Heinrich* 1979).

Also: *Ätherische Öle bei Pflanzen signalisieren einsetzenden Abbaustoffwechsel und damit Reife, denn Reifung ist Abbau!*

Wir kennen das von reifendem Obst, besonders schön zu erleben beim Apfel, der erst duftet, wenn der „grüne Aufbau" beendet ist und eigentlich schon der Zerfall, die „Überreife" beginnt, die im Pflanzengewebe mit der sogenannten „Mazeration" als einem Auseinanderweichen der Zellwände einhergeht, wodurch z.B. das Fruchtfleisch des Apfels weich und saftig wird!

Auch bei den Tieren ist signifikant, daß die geruchsaktiven Stoffe (=Pheromone) als Signalstoffe ihrer geschlechtlichen Reife und ihrer geschlechtlichen Funktion die größte Rolle spielen. Wer einen Hund zu Hause hat, kennt zur Genüge die auftretenden Probleme bei einem Rüden, wenn ein läufiges Weibchen in die Nähe kommt.

Aber auch der Mensch unterliegt noch diesem naturgesetzlichen Einfluß! In der Pubertät, also in der Ausbildung seiner Geschlechtsreife, entwickeln sich seine Duftdrüsen an Augen, Ohren, Mund, Nasenflügel, Kopf, Achselhöhlen, Geschlechtsorganen und Anus und werden jetzt ganz besonders aktiv in der Ausscheidung. Auch bei sexueller Erregung steigt die Duftdrüsensekretion beim Erwachsenen! Auch diese Stoffe nennen wir beim Menschen Pheromone. Wie neueste Untersuchungsergebnisse wissen lassen (*Brud, W. S.* 1977), haben diese Duftstoffe eine ganz erhebliche Bedeutung für den sozialen Kontakt zwischen Menschen und für seine Geschlechtsbeziehung, wenn auch der Einfluß meist unterbewußt abläuft. Entweder man „kann jemanden riechen", dann wirkt er über seine Pheromone und über seine anderen Duftstoffe (Parfum!) hormonell anregend auf mich oder ich kann ihn „nicht riechen", und dann ist das Gegenteil der Fall.

Also auch beim Menschen wird die eintretende Geschlechtsreife und Liebesbereitschaft durch geruchsaktive Stoffe (Pheromone) als Duftdrüsensekretion signalisiert. Ebenfalls verstärkt sich mit eintretender Geschlechtsfunktion der Abbaustoffwechsel, weil ja die Geschlechtshormone allgemein stoffwechselsteigernd (anabol) wirken, wobei eben die vermehrt auftretenden männlichen Geschlechtshormone, die Androgene, dieses bei Mann und Frau bewirken.

Ein weiteres einleuchtendes Beispiel der ätherischen Ölbildung anhand eines bekannten Abbaustoffwechsels in Natur und Industrie ist die *Gärung* bei der Wein-, Bier- und Schnapsherstellung durch abbauende Mikroorganismen (Hefe-Bakerien). Hierbei treten ätherische Öle als Gärungsprodukte auf und *signalisieren die Reife*. (Gärung ist der Abbau des Zuckers durch Bakterien oder auch Pilzen unter Ausschluß von Sauerstoff.)

Durch Sauerstoffzugabe kann man den Gärungsprozeß einschränken bzw. stoppen. Zurück bleibt bei der Weinherstellung das Aroma, die „Blume", das „bouquet", als vielleicht die wichtigste und signifikanteste Qualität eines guten Weins.

Dieses Beispiel zeigt uns einleuchtend den Zusammenhang zwischen ätherischem Öl und der Blüte. Es ist deshalb nicht zufällig, sondern tief-

140

gründig und folgerichtig, wenn der Winzer von der „Blume" oder dem „bouquet" (franz. = Blumengebinde) spricht und die *ätherischen Öle* meint.

Die *Reifung* von aromatischen Blüten geht mit der Entfaltung des Aromas, also mit der Entfaltung der gesamten Blüte einher. Auch hier zeigt sich wieder der Zusammenhang von Fortpflanzungsreife und ätherischem Öl.

Rein biologisch gesehen „breitet sich der Pflanzenleib über seine gasförmigen Substanzen ungeheuer weit aus" und signalisiert z. B. den bestäubenden Insekten über ihre „Botenstoffe" = die Duftstoffe, daß es hier Nektar zu holen gibt. Insekten, wie die Bienen, werden in eine nervöse Aktivität durch diese Duftstoffe versetzt und haben nicht eher Ruhe, bis sie die Nahrungsquelle gefunden haben. Die Blütenduftstoffe (= ätherischen Öle) sind in einer großen Verdünnung, entsprechend unseren Endohormonen, auf weite Entfernungen immer noch wirksam, eben in homöopathischen Potenzen.

Über ätherische Öle und Duftstoffe ungeheurer Verdünnung, ähnlich homöopathischen Potenzen, wirken offenbar alle lebenden Organismen auf andere Organismen ein, so daß auf dieser Ebene eine rege gegenseitige Beeinflussung gegeben ist.

Möglicherweise hat diese ektohormonelle Kommunikation eine dominierende Bedeutung im Naturhaushalt als *harmonisches hormonelles Gefüge* in Lebensgemeinschaften (Biozönosen) von Pflanzen und Tieren. Die ungeheuer positive Bedeutung liegt in der Verhütung des Auftretens von Schädlingen als einseitiger Vermehrung von einer oder nur wenigen Tierarten.

Die moderne Schädlingsbekämpfung setzt in zunehmendem Maße erfolgreich Pheromone von Insekten zur Vernichtung ein, indem z. B. der Sexuallockstoff des weiblichen Apfelwicklerfalters zur Anlockung der Männchen in Fallen verwendet wird. Das funktioniert nur deshalb so gut, weil der Lockstoff typisch für diese Falterart, also *artspezifisch* ist!

Ich könnte mir anhand vieler anderer praktizierter oder biologisch schon bekannter Wirkungsmechanismen hormoneller bzw. ektohormoneller Art zwischen Lebewesen vorstellen, daß man die Frage der Schädlingsbekämpfung auf diesem Wege in der Zukunft lösen kann.

Wir kennen erfolgreiche Beispiele der Anpflanzung von Mischkulturen, die sich durch ihre Aromastoffe in der Entwicklung gegenseitig fördern bzw. in ihrer Abwehr stärken. Z. B. ist es in diesem Sinne gut, ab und zu eine Knoblauchpflanze zwischen Rosen oder ätherische Ölpflanzen (Thymian, Rosmarin, Melisse, Salbei u. a. m.) unter Obstbäume zu pflanzen! Gerade in der kostenaufwendigen Landwirtschaft (teuere Dünger und Spritzmittel mit deren mühsamer und oftmaliger Ausbringung) spielen diese Fragen zunehmend eine entscheidende Rolle.

Vor allem schränkt diese Art der Schädlingsbekämpfung die Vergiftung von Boden, Wasser und Luft in ganz erheblichem Maße ein! Viele Insekten (z.B. Stechmücken) lassen sich von ganz bestimmten Duftstoffen (Tomate) abschrecken. Oder aber Nützlinge, wie z. B. Ameisen, lassen sich durch Duftstoffe anlocken (Fruchtsäuren).

Die ertragreiche und erfolgreiche Anwendung der Mischkulturen im Gegensatz zu den Monokulturen scheint diese Gedankengänge zu bestätigen. Denn wie man weiß, beeinflussen sich auch Pflanzen untereinander über Aromastoffe. Z. B. soll man nicht Äpfel mit Kartoffeln zusammen in einem Kellerraum lagern, da das von den reifenden Äpfeln abgegebene Äthylengas die Kartoffeln zur Auskeimung ihrer Sprosse anregt!

Ein riesiges und bedeutsames Forschungsgebiet tut sich hier auf und läßt uns in *feinstoffliche Zusammenhänge und Wirkungen* vorstoßen. Denn es handelt sich ja hier um feinstoffliche Ausdünstungen, also um gasförmige Stoffe, die in die Luft abgegeben werden.

Wenn wir die aromatischen Zusammenhänge unter den Organismen verstehen lernen, könnte die Wissenschaft für die Landwirtschaft eine dementsprechende „Therapie" zur Verhinderung des Auftretens von Schädlingen bzw. zur Heilung von Tier- und Pflanzenkrankheiten entwickeln.

Die Zukunftsperspektive könnte lauten: „Aromatische Landwirtschaft"! Die *„aromatische Schädlingsbekämpfung"* ist nur der Anfang davon. Denn im Zuge der richtigen Anpflanzung und Ansiedlung von Pflanzen und Tieren bräuchte immer weniger getötet bzw. als „Schädling" vernichtet zu werden, weil Vernichtung von Leben immer auch entsprechende Wirkungen auf den menschlichen Organismus hat. Die traurigen Beispiele der Vergiftung der Landschaft mit Schädlingsbekämpfungsmittel zeigen dies deutlich, und ich schließe hierbei die lebenvernichtenden *biologischen* Mittel *nicht aus, denn:* Auch sie stören oder zerstören Leben in unserem Körper, wie wir ja zur Genüge von Pflanzengiften wissen!

Die ätherischen Öle der Pflanzen sind der erweiterte feinstoffliche Körper der Pflanze. Es ist eine Expansion (Ausdehnung) der schwerstofflichen Gestalt in eine neue Dimension des Feinstofflichen, die im Grunde genommen unbegrenzt ist.

Der Pflanzenorganismus reift also vom Schwerstofflichen zum Feinstofflichen heran. Interessant ist, daß die meisten ätherischen Öldrogen keine große Pflanzengestalt und nicht viel Laubblätter oder Pflanzensubstanz haben. Oft geht die Ausbildung der ätherischen Öle in Blättern mit der Blattverkleinerung (= Blattreduktion) einher (z. B. Thymian, Rosmarin, Lavendel haben nadelförmige Blätter wie auch alle Nadelbäume, die reich an ätherischem Öl sind).

Aus Blumen- und Gemüsezüchtungen wissen wir, daß mit der Zunahme der Pflanzenmasse (Größenzunahme) oft die Aromabildung zurückgeht. Unsere Wildpflanzen oder unsere Wildgemüse zeichnen sich durch einen hohen Aromagehalt aus.

Im Grunde genommen gibt es zwei verschiedene Richtungen, in die sich Pflanzen entwickeln können oder in die man sie hinzüchten kann: Entweder man will eine größere grobstoffliche ernährende Substanz als großes Gemüse (Rettich, Kohl, Salat, Obst), oder aber man möchte den feinstofflichen Zustand der Pflanze stärken und fördert unter Reduktion der Ausbildung der Pflanzenmasse (unter Zurücknahme einer „treibenden" Düngung) die Bildung von ätherischen Ölen und Duftstoffen.

Die Polarität der Pflanzenzüchtung lautet: Nahrungspflanze (Gemüse) oder Heilpflanze (äther. Öldroge).

Wir kennen diese Zusammenhänge von überzüchteten Blumensorten, die als Wildform herrlich duften (Wildrose) und als Zuchtrose möglicherweise nicht mehr (Baccararose).

Was aber bildet denn die ätherischen Öle aus, oder welcher Einfluß verbirgt sich dahinter?

Die ätherischen Öle sind das Ergebnis der Durchdringung zweier verschiedener Welten. Die ätherischen Öle sind das Reifungsprodukt der „gestaltend-abbauenden Lichtwelt" in der „vegetativ-aufbauenden Pflanzenwelt".

Lichtenergie verstärkt die Strahlungsenergie der Zellen, was wir schon im vorigen Kapitel als „mitogenetische Strahlung" besonders bei rasch wachsendem Gewebe (Meristemgewebe) kennengelernt haben. Licht fördert je nach Wellenlänge die Aktivität der Zentriolen (Zentralkörperchen der Zelle, die die Teilungs- und Vermehrungsvorgänge einleiten und steuern). Wenn die Zentriolen durch Lichtaktivierung sich teilen, bedeutet dies, daß sich auch die Zelle teilt, denn die nun zweifach vorhandenen Zentriolen haben elektromagnetisch die *gleiche* Ladung und stoßen sich folglich ab.

Dies bedeutet: *Alle ätherischen Öle sind wachstumsanregend, weil energieanregend, denn sie sind das Produkt eines energiereichen Abbaustoffwechsels durch Licht und aktivieren das Zentriol in der Zelle!*

Allgemein nennen wir die Eigenschaft der ätherischen Öle „stoffwechselanregend", denn natürlich brauchen solchermaßen aktivierte Zellen vermehrte Nahrungszufuhr, was fast immer mit Durchblutungssteigerung im menschlichen Gewebe einhergeht. Das Blut schafft Nährstoffe, Enzyme, Vitamine, Hormone und Sauerstoff heran und führt die aus dem Stoffwechsel entstehenden Schlacken zur Ausscheidung (Schleimhäute, Lunge, Darm und Niere) ab.

Der chemische Ausgangsstoff für alle organisch-pflanzlichen Verbindungen ist das allererste Photosyntheseprodukt der Pflanzen, der Traubenzucker (Glukose). Aus einem Abbaustoffwechsel dieses Kohlenhydrats sowie der Alkohole, Fette und Eiweiße entstehen durch Spaltungen und Oxydationen (Verbrennungen mit Sauerstoffanlagerung) die verschiedenen Kohlenwasserstoffe (z. B. Terpene), Alkohole und flüchtige Fettsäuren, also die ätherisch-pflanzlichen Öle.

Wir hatten aufgezeigt, daß in der Blütenregion der Pol der Pflanze zu finden ist, der als Wachstumsabschluß den stärksten Abbaustoffwechsel hat. Wir sahen in den Blütenblättern und in den Blütenorganen umgebildete (metamorphosierte) Laubblätter, die auch in der Farbe von grün nach bunt signalisieren, daß sie hier nicht mehr photosynthetisch aktiv, nicht mehr „autotrop" sind, also keinen Zucker mehr produzieren, sondern als Blütenorgan von der grünen Pflanze, also eigentlich „heterotroph", wie ein „Schmarotzer" leben. Doch sind sie als Fortpflanzungsorgane die Organe der Samenbildung, die die weitere Existenz sichern, wenn die Pflanze „verblüht", abstirbt.

Der natürliche Pol der ätherischen Öl-Bildung ist tatsächlich die Blüte. In diesem Organ ist der Ursprung der ätherischen Öle zu suchen. Hier ist das energetische, das männliche Auflösungs- und Zerstrahlungsprinzip am stärksten durch andauernde Lichteinwirkung ausgebildet. Eben dieser Einfluß hat zur Ausbildung der Blüte geführt!!!

144

Nun finden wir aber ätherische Öle in allen Pflanzenteilen, vom Samen bis zur Wurzel. Dies ist ein Ausdruck dafür, wie intensiv sich die Pflanze mit Licht- und Wärmekräften verbunden hat, wie tief sie diese sich einverleibt hat!

Die Rose ist ein Beispiel für die hauptsächliche Ausbildung ihres *ätherischen Öls in der Blüte*, ebenso die Echte Kamille (Matricaria chamomilla).

Bei anderen ätherischen Öldrogen haben die Pflanzen den Schwerpunkt ihrer *Essenzbildung in den Blättern*, wie z. B. bei der Familie der Lippenblütler (Labiatae), in den Blättern des Pfefferminz, des Salbeis, des Thymians, des Lavendels, der Zitronenmelisse, des Rosmarins u. v. a. m. Hier zeigt sich eine starke „Reifung" des grünen Pflanzensprosses unter Verlust der Photosyntheseaktivität hin zur Öldroge, was ja mit dem Absterben von grünen Farbstoffträgern (Chloroplasten) einhergeht.

Wir können sagen: Ein für die Blüte typisches Stoffwechselprodukt zur Bildung von Aromastoffen im Dienste der Sicherung der Fortpflanzung findet sich bei vielen Lippenblütlern im grünen Pflanzensproß. Möglicherweise wirken eben diese typischen ätherischen Ölpflanzen ekto-hormonell aktivierend auf das Wachstum und die Reifung anderer Pflanzen in ihrer näheren und weiteren Umgebung ein. Sicher aber ist, daß sie eine dementsprechende Wirkung auf uns Menschen haben.

Bei der dritten Gruppe *ätherischer Öldrogen, werden in Wurzeln*, unterirdischen Pflanzenteilen (Erdsprosse/Knollen/Wurzelstöcke) *oder in Hölzern* ätherische Öle gespeichert. Die ätherischen Öle erfahren je nach Vorkommen in den Pflanzenorganen (Blüte, Frucht, Samen, Blatt, Stengel, Wurzel) eine typische stoffliche Zusammensetzung, dessen sinnlicher Ausdruck ihr Geruch ist. Die Blütenöle haben allgemein „hohe" und „helle" Noten, sogenannte „Kopfnoten" wie die Parfumeure sagen, die Blätter oft „mittlere" oder „grüne" oder „Herznoten", während die Wurzel- und Holzöle meist einen erdigen, harzigen, holzigen Duftcharakter haben. Letztere Öle haben in der Sprache der Parfumeure eine „tiefe Note", eine „Grund- oder Basisnote".

Wir können entsprechend zur Musik eine Dufttonleiter aufstellen und dann wäre ein gutes Parfum mit einer Symphonie, einer „guten Komposition" zu vergleichen!

Eine für die Wurzelölbildung typische Pflanzenfamilie ist die der Doldenblütler (Umbelliferae). Zu ihnen gehören so bekannte Küchengewürze wie: Kümmel, Anis, Kerbel, Koriander, Fenchel, Sellerie, Petersilie, Liebstöckel (= Maggikraut) und die Karotte.

Diese Pflanzen sind dadurch ausgezeichnet, daß sie von der Blütenregion (Samen: Fenchel, Kümmel, Anis, Koriander) über die Blätter (Fenchelgemüse, Maggikraut, Petersilienblatt) bis zu den Wurzeln (Karotte) ätherische Öle beinhalten, aber *schwerpunktmäßig in der Wurzel*. In südlichen Ländern und jetzt auch zunehmend bei uns werden Petersilienwurzel, Liebstöckelwurzel und Fenchelwurzel gegessen.

Die Doldenblütler allgemein zeichnen sich durch mächtige Wurzelbildungen mit Luftkammern aus, die eine Menge Nährstoffe mineralischer und organischer Art haben.

War bei der Rose und Kamille die *Blüte* „tonangebend" für den Duft, das ätherische Öl eine Komposition des Blütenorgans, so hat auch ihr Duft den Charakter des Blütenhaften, ist licht, hell, klar, rein, frisch und anregend.

Bei den Lippenblütlern (Labiatae) mit den Vertretern Rosmarin, Lavendel, Thymian, Pfefferminze und Salbei hat die Duftkomposition das *Blattorgan* übernommen und ihr den „grünen Charakter" seiner Frische mitgegeben. Beim Lavendel bedeutet das, daß seine Blüten die ätherischen Öle von den Blättern geliefert bekommen. Die Blütenöle des Lavendel tragen hier den Charakter des Blatthaften, denn die Blätter sind in diesem Falle die Bildungsorte des ätherischen Öls und nicht die Blüten! Beweis: Ob die Pflanze blüht oder nicht, die Blätter duften immer!

Entsprechendes gilt für die Vertreter der Familie der Doldenblütler. Der Fenchel z. B. bildet die ätherischen Öle in der Wurzel und verteilt bzw. speichert sie sekundär in der grünen Pflanze und in der Blüte mit Frucht und Samen. Hier bei den Doldenblütlern sind es die *Wurzelorgane*, die die ätherische Ölkomposition vornehmen und der ganzen Pflanze den Duftcharakter des Wurzelartigen (siehe: „würzig"), des Erdigen, des Dumpfen und Feuchten geben. Die Duftnoten sind tiefer, dunkler. Sie wirken auf das Verdauungssystem appetitanregend (Maggikraut!) und fördern allgemein die Sekretion des Darms mit seinen Anhangdrüsen (Pankreas, Galle, Magen). Diese Pflanzenfamilie hat den Tenor des Erdhaften, Ernährenden. Die ätherischen Öle werden in den Wurzeln gebildet und sekundär in die oberen Pflanzenabschnitte verlagert, deshalb brauchen diese Pflanzen ein längeres Wurzelwachstum und eine starke Wurzelbildung. Beweis: Die Blätter dieser Pflanzen duften erst richtig, wenn die Wurzeln voll entwickelt sind!

Wir sahen in der ätherischen Ölbildung einen Ausdruck eines blütenartigen Stoffwechsels. Der Doldenblütler Karotte zeigt uns dies besonders anschaulich:

Sie reichert in großen Mengen den aus einem „blütenartigen" Abbaustoffwechsels gewonnen *Blütenfarbstoff „Karotin"* an und macht sie zu einer „blühenden *Wurzel". Karotin* finden wir hauptsächlich zur Ausfärbung von gelben und roten bis orangen Blütenblättern bzw. Früchten.

Die *Indische Narde,* die zur Familie der Baldriangewächse gehört (Valerianaceae) zeigt keine Gliederung ihrer Pflanzengestalt in der linearen Abfolge von Blüten-, Sproß- und Wurzelregion, sondern eine offenbar *einzigartige Verschmelzung aller drei Organe zu einem blühenden Erdsproß* (Rhizom).

Erdsprosse (Rhizome) als unterirdisch wachsende Triebe mit Niederblättern und gleichzeitiger Wurzelbildung im Sproßabschnitt sind im Pflanzenreich keine allzugroße Seltenheit, denken wir nur an den bei uns überall im Februar – April gelb blühenden Huflattich (Tussilago farfara) oder an die Schwertlilien (Iris). Sie stellen eine Verschmelzung von Wurzel- und Sproßregion dar. Die Blütentriebe werden aus den Blattachseln der Laubblätter, des grünen Sprosses gebildet, wie wir dies alle kennen.

Bei der *Indischen Narde* (Nardostachys jatamansi), deren Heimat im Himalaya in einer Höhe von 3 500 – 5 500 m Höhe ist, hat sich eine Trennung von Blütentrieb und Sproßtrieb = vegetativer Trieb vollzogen. Es wachsen *zwei verschiedene Sprosse aus der Erde, die zu einer einzigen Wurzel* (genauer gesagt zu einem Erdsproß) *gehören!*

Der Erdsproß der *Indischen Narde* bildet an der Spitze jedes Frühjahr einen rein vegetativen Trieb, der nur ein bis drei Wirtel der gegenständigen grünen Laubblätter trägt. Zur gleichen Zeit entwickelt sich im etwas zurückgelegenen Abschnitt des Erdsprosses im Bereich der vorjährigen (1 – 6 Jahre zurück) abgestorbenen und verwesten Laubblattreste und im Bereich der Bewurzelung (!) aus einem „schlafenden Auge" ein Blütentrieb mit grünen Laubblättern und einem Blütenstand (Infloreszenz). Meines Wissens ist dieser Vorgang in der gesamten Pflanzenentwicklung der Natur *einmalig:* Ein Blütentrieb wächst aus einem Pflanzenabschnitt der eindeutig zur Wurzel gezählt werden muß und zwar *getrennt vom vegetativen Sproß!*

Das Ergebnis ist: „zwei Pflanzen auf einer Wurzel"! So jedenfalls sieht es aus, wenn man eine *Indische Narde* im Wachstum beobachtet. Was bedeutet dies nun für die Wirkung ihres ätherischen Öls, die diese Pflanze reichhaltig in ihrem unterirdischen Organ (Erdsproß), aber auch in geringerem Ausmaß in den Blättern und in der Blüte hat?

Der Unterschied zwischen Sproß und Wurzel ist definitionsgemäß der, daß ersterer lebende (!) Blätter entweder als farblose Nieder- oder Schuppenblätter oder als grüne Laub- bzw. Hochblätter hat. Die Wurzel dagegen trägt niemals Blätter, sondern bildet Seitenwurzeln und Wurzelhärchen aus.

Zunächst bleibt festzustellen, daß der Bildungsort des Nardenöls offenbar die Wurzelregion ist, denn auch hier riecht das ganze Jahr über der Erdsproß intensiv nach dem erdig-torfig-moosigen Nardenöl, unabhängig von der Blütenbildung!

Wenn wir die Karotte als eine „blühende Wurzel" bezeichnet haben, so können wir die *Indische Narde* einen *„blühenden Erdsproß"* nennen.

Die in drei Abschnitte linear gegliederte Pflanzengestalt verschmilzt zu einem dreidimensionalen Gebilde: Statt der allgemein üblichen zweipolarigen Anordnung von Wurzelpol und Sproß-Blüten-Pol hat die *Indische Narde* nun drei „Pole", nämlich 1. den Wurzelpol, 2. den vegetativen Sproßpol und 3. den Blütenpol!

In dem Kapitel „Pflanze und Mensch" konnten wir aufzeigen, daß die Pflanze als „Bindeglied" zwischen zwei verschiedenen oder polaren Welten entsteht: aus der „energetisch-gestaltenden Lichtwelt", die die Formung des Sprosses zur Blüte vornimmt (die Blüte als „Lichtsinnesorgan" und Reaktion der jeweiligen Pflanzenart auf Licht!) und aus dem „mineralisch-ernährenden Erdreich" als Voraussetzung zur Entstehung einer materiellen Pflanzengestalt, in welches das Organ Wurzel eindringt und die oberen Pflanzenorgane biologisch-zellulär ausbildet und mit Nährstoffen versorgt (Wasser/Salze).

Bei der *Indischen Narde* gibt es neben diesen beiden Welten, von ihr verkörpert als „Blütentrieb" und „Wurzelsproß", *eine neue Welt, eine dritte Welt, die aus der Verbindung dieser vorgenannten Welten hervorgeht: der rein vegetative Sproß ohne Blütenbildung!*

Der Erdsproß hat also jedes Jahr einen Zuwachs an seiner Spitze durch periodisch gebildeten Austrieb seines vegetativen Sprosses. Am

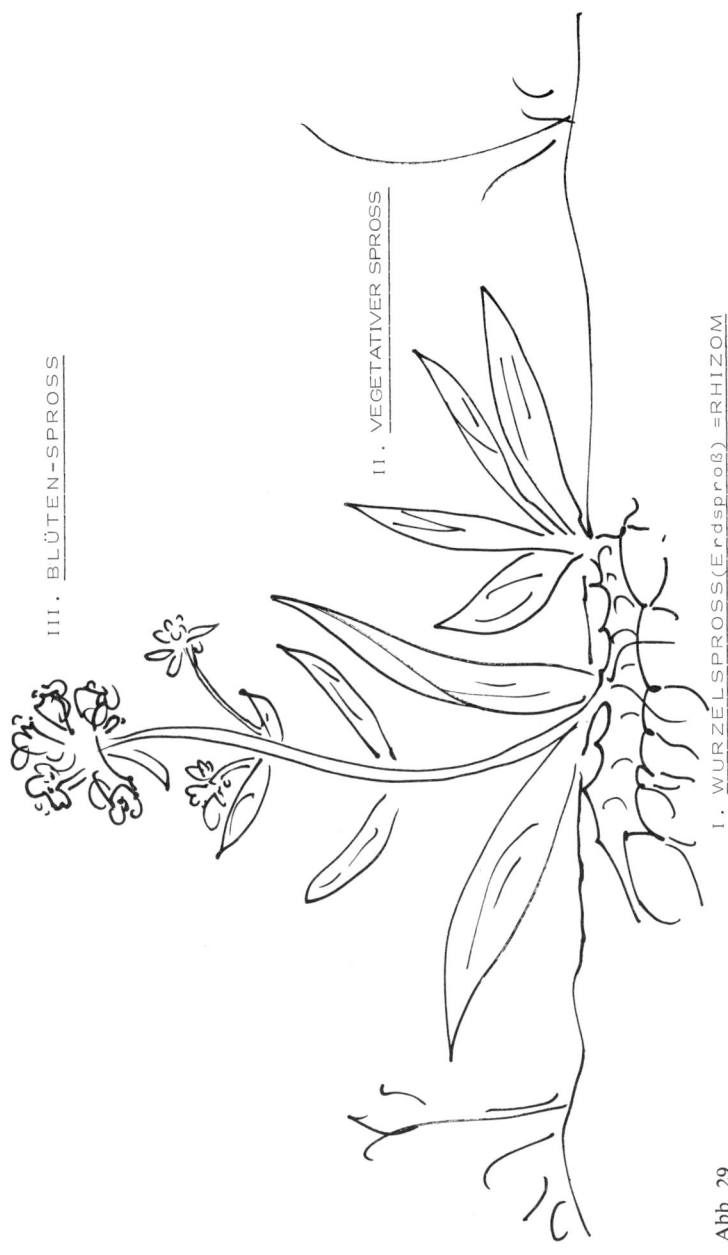

INDISCHE NARDE (Nardostachys jatamansi D.C.)

III. BLÜTEN-SPROSS

II. VEGETATIVER SPROSS

I. WURZELSPROSS(Erdsproß) =RHIZOM

Abb. 29

149

rückwärtigen Ende seines Erdsprosses stirbt das Gewebe unter Resorption der wichtigen Nährstoffe ab. Theoretisch kann eine *Indische Narde,* wenn sie durch äußere Einflüsse (Witterung, Tierfraß, Zertretung usw.) nicht zerstört wird, unbegrenzt alt werden.

Diese „Welt" ist *rein vegetativ,* biologisch heißt das, daß ein Wachstumsabschluß, ein Absterben durch Blütenbildung *niemals* erfolgt. Prinzipiell ist dieser Pflanzenabschnitt *„unsterblich",* kann er sich von Jahr zu Jahr, von Vegetationsperiode zu Vegetationsperiode immer wieder erneuern, immer wieder neue rein vegetative Sprosse (grüne Blätter) treiben. Es gibt keinen biologischen, d. h. in der Pflanze liegenden Grund für einen Wachstums- bzw. Entwicklungsstillstand, da ja die Blüte, als „Ausdruck des Wachstumsabschlusses", einen separaten Trieb hat!

Der grüne Sproß ist ja der Teil der Pflanze, der der energetischen Lichtwelt entgegenwächst, in sie eintaucht und von ihr gestaltet wird, während er gleichzeitig seine Nährstoffe (Materie) über die Wurzel aus dem Erdreich, der ernährend-mineralischen Welt, aufsaugt. Offenbar kommt es in dem vegetativen Sproß der *Indischen Narde* zu einem überaus harmonischen Gleichgewicht dieser beiden Kräfte bzw. dieser beiden Welten, daß die materielle Pflanzengestalt hier dem Lichteinfluß nicht mehr „unterliegt" und einen Wachstumsabschluß in der Blütenbildung findet, sondern es erfolgt eine totale gegenseitige Durchdringung an diesem Pflanzenpol oder in diesem rein vegetativen Organ, als eine vollständige Durchdringung und Verschmelzung von Wurzelregion und Sproßregion im „Erdsproß" mit prinzipiell ewigem Wachstum, ewigem Leben.

Aus der Betrachtung der anderen ätherischen Ölpflanzen ist es hier bei der *Indischen Narde* nur konsequent, wenn wir erwarten, daß die Wirkung ihres ätherischen Öls alle Wirkungen der Blüten-Frucht- und Samen-Öl-Drogen (als die oberste Gruppe), der Blatt- und Sproßöle (als die mittlere) und der Wurzel- und Holzöle (als die unterste Gruppe) in sich zusammenfaßt. Ist doch die *Indische Narde* die Zusammenfassung, ja die Verschmelzung aller dieser drei Regionen und Pflanzenorgane zu einer einheitlichen, ganz neuen und scheinbar einmaligen Pflanzengestalt!

13. Die Grundlagen der Heilkräuter-Essenz-Therapie

Die *Heilkräuter-Essenz-Therapie* Dr. rer. nat. *Gümbel* basiert auf Stoffwechselentsprechungen und Wirkungsbeziehungen des ganzen Menschen mit Kopf, Oberkörper und Unterkörper zur ganzen Pflanze mit Blüte (Frucht u. Samen), grünem beblättertem Sproß und der Wurzel.

Eine dementsprechende, aber natürlicherweise viel engere Wirkungsbeziehung besteht zwischen den drei Schichten der Haut zum menschlichen Körper insgesamt, von Oberhaut (Epidermis) zur Kopffunktion mit seinen Organen, von Unterhaut (Corium) zum Oberkörper und seinen Organen und von Unterhautfettgewebe (Subkutis) zur Unterkörperfunktion und seinen Organen. Eine direkte Wirkungsbeziehung und Stoffwechselentsprechung zwischen den drei Schichten der Haut (Epidermis/Corium/Subkutis) und den drei Organabschnitten der ganzen Pflanze (Blüten-, Sproß- und Wurzelregion) ist daher eine logische Schlußfolgerung.

Daraus ergibt sich nicht nur eine gezielt anwendbare Therapie mit pflanzlich-ätherischen Ölen je nach Bildungsort (Blüten-, Blatt-, Wurzelregion) auf die drei Schichten der Haut (Epidermis/Corium/Subkutis) zur Stärkung ihrer jeweiligen Gesamtfunktion, sondern darüber hinaus eine ganzheitsmedizinische Behandlungsmöglichkeit für alle Heilberufe.

Über die Wirkungsbeziehungen von Haut, Heilpflanze und Mensch kann über die Hautpflege mit pflanzlich-ätherischen Ölen bis in alle inneren Organe des menschlichen Organismus therapeutisch eingewirkt werden: Sind doch diese Pflanzenessenzen durch ihre Fettlöslichkeit (lipophiles Verhalten) von allen bisher bekannten kosmetischen Substanzen am aller leichtesten und am schnellsten in der Lage (was wissenschaftlich mannigfach bestätigt und publiziert wurde), in die Haut einzudringen und sich über den Blutkreislauf und das Lymphsystem je nach Wirkungsschwerpunkt im Körper und seinen Organen zu verteilen.

Auf diesem biologischen Wege kann eine gezielte Therapie geschwächter Organe und Organsysteme im Sinne von Stärkung und Ausgleich als medizinische Prophylaxe, also im Sinne einer vorbeugenden Gesundheitspflege erreicht werden, die voll die weiblichen und männlichen kosmetischen Bedürfnisse und Neigungen miteinschließt. Dabei ist diese Behandlungsmethode vollkommen unbedenklich, *da grundsätz-*

lich keine ätherischen Öle verabreicht werden, die vom Patienten/Kunden nicht ausdrücklich vom Geruch her akzeptiert bzw. gewünscht worden sind. Außerdem treten in der Regel keinerlei schädigende Nebenwirkungen auf, da falsch angewendetes oder zu hochdosiertes ätherisches Öl außerordentlich rasch über die Haut und die inneren Ausscheidungsorgane (vor allem über die Nieren, aber auch Darm, Schleimhäute, Lunge) wieder entfernt werden.

Hin und wieder auftretende Hautallergien können erfahrungsgemäß rasch behoben werden und hinterlassen keine schädigenden bleibenden Wirkungen. Im Gegenteil: Die Haut ist ja in ihrer Abwehr aktiviert worden und zeigt lediglich eine überempfindliche Reaktion auf bestimmte Öle, was wiederum ein Indiz für Stoffwechsel- und Organstörungen sein kann.

Aus dieser Betrachtung der Wirkungsbeziehungen wird erkennbar, daß eine Trennung von Medizin und Biomedizinischer Kosmetik nicht länger aufrechterhalten werden kann. Im Gegenteil wird eine künftige „Ganzheitsmedizin" eine Hauttherapie nicht mehr ausschließen können, ist doch die Haut des Menschen „ganzheitlichstes Organ" und wird dieses in die Behandlung einbeziehen, will sie ihrem Anspruch genügen und ernst genommen werden!

Im folgenden wollen wir die Wirkungsbeziehungen von Heilpflanze, Haut und Mensch zusammenfassen. Wir vergleichen jeweils in einer Linie:

- Kopf-, Oberhaut- und Blüten-(Frucht-/Samen)Funktion
- Oberkörper-, Unterhaut-(Corium) und Sproßfunktion, und
- Unterkörper-, Unterhautfettgewebe- und Wurzelfunktion.

13.1. Wirkungsbeziehungen von Kopf, Oberhaut und Blüte

Der Kopf ist das Bewußtseins-, Individualitäts- und Persönlichkeitszentrum des Menschen. Über das Gehirn erfolgt die Steuerung sämtlicher Reizleitungssysteme (Zentrales, Vegetatives und Hormonelles System) und damit sämtlicher Organe und Organsysteme. Hier ist die absolute Schalt- und Steuerungszentrale für sämtliche Vorgänge des Leibes.

Die Sinnesorgane, die hier alle ihren Sitz haben (Augen, Ohren, Nase, Mund und Haut) stellen die Verbindung zur Außenwelt her.

In bezug auf die Körperform und den Skelettbau kann man sagen, daß im Kopfbereich sich die stärkere „Konzentration" der Gestalt zeigt, dessen Abbild die kugelig-abgeschlossene Schädelkapsel ist mit den härtesten Knochenbildungen (Hirnschale und Zähne) überhaupt. Auch geistig gesehen ist hier der Konzentrationspol (Hypophyse) des Menschen, der sich hier seiner selbst bewußt wird. Der Kopf ist der Ort des geistigen Zentrums (Hypophyse), des Wesenszentrums (Ich) des Menschen, gleichwie im Samen der Pflanze die Idee der Art konzentriert ist.

Dieses „Körper"-Bewußtsein geht einher mit einem hohen Energie- und Sauerstoffverbrauch, als Zuckerverbrennung in den Nervenzellen des Gehirns. Diese so gewonnene Energie ist offenbar der „Stoff", aus dem die Gedanken sind! Es herrscht also ein Abbaustoffwechsel, der um so mehr zunimmt, als die Sinnesorgane als „Bewußtseinsorgane" und das Gehirn aktiver werden. Diese Einseitigkeit des Stoffwechsels zwingt uns eine periodisch wiederkehrende Bewußtlosigkeit auf, die wir „Schlaf" nennen, damit in diesem Zustand eine Regeneration der Sinnes- und Nervenzellen stattfinden kann. Diese Aufbauvorgänge finden überwiegend im Schlaf statt.

Der Kopf ist also zugleich der „Energiepol" des Menschen, denn hier wird enorm viel Energie durch Zuckerverbrennung frei.

Wir haben gesehen, daß ein jeglicher Abbaustoffwechsel von den männlichen Geschlechtshormonen beeinflußt und übersteuert wird. Deshalb neigen Männer mehr zum Intellekt und zur abstrakten Denkweise, was als einseitige Verhaltensweise gewisse Gefahren mit sich bringt, so daß man von einer „Verkopfung" des Menschen spricht, wobei Herz, Gefühl und Körper auf der Strecke bleiben.

Die restriktive, gestaltende, bremsende Parasympathikusfunktion (gegenüber der entspannenden, belebenden und energiespendenden Sympathikusfunktion) hat im Gehirn (Zwischenhirn bzw. Hypothalamus) ihre wichtigsten Steuerungszentralen.

Der Kopf ist der abbauende, „androgene", „parasympathische" und so gesehen eigentliche „männliche" Pol des Menschen, bei Mann und Frau!

Die Oberhaut (Epidermis) hat mit dem Nervengewebe die gleiche „Muttersubstanz", das äußere Keimblatt (= Ektoderm). Somit haben beide Gewebearten nicht nur den gleichen Ursprung, sondern haben auch die gleiche Funktion: Herstellung von Bewußtsein als „Sinnesorgan Haut" und die alle sich von ihr ableitenden Sinnesorgane sowie die Nervengewebe im Körperinneren zur Bewußtwerdung bzw. zur bewußten Steuerung und Gestaltung des Leibes. Auch trägt die Oberhaut in Form ihrer Hautleistenstruktur (Fingerabdrücke) an Händen und Füßen die individuellsten Strukturen seines biologischen Wesens. Die Oberhaut ist dicht innerviert mit freien Nervenendigungen des Zentralen Nervensystems (Schmerz-, Juck- und Kitzelreiz) und wird durch diese Direktschaltungen zur Hirnrinde zu einem „Bewußtseinsorgan". Auch die Haare als typische Oberhaut- bzw. Hornhautbildungen und die Nägel dienen der Steigerung der empfindlichen Sinnesreaktionen bis tief in die Unterhaut (Kutis). Dadurch trägt die Oberhaut die Hauptfunktionen der Haut als körperumfassendes Sinnesorgan.

Die Keimschicht (Stratum germinativum) der Oberhaut zeigt einen degenerativen Abbaustoffwechsel (Verhornung und Abschilferung von Hautzellen) unter dem Einfluß der männlichen Geschlechtshormone bei Mann und Frau, der Androgene. Sie aktivieren die Zentralkörperchen der Zellen (Zentriolen), die sich vermehrt teilen und so zu einer Beschleunigung der Zellteilungen beitragen, da sie sich als Zentriolpaar gegenseitig abstoßen. Dadurch kann es nicht zur notwendigen Anreicherung mit Zytoplasma kommen. Das Ergebnis: Die Zellen sterben frühzeitig ab, sie verhornen. Mit zunehmendem Einfluß der Parasympathikusfunktion wird dieser Vorgang beschleunigt und verstärkt, möglicherweise bis zu einer Hautfunktionsstörung: z. B. Seborrhö (Schmerfluß), als eine zu schnelle, hektische Degeneration der Oberhaut und einer überstarken Drüsensekretion (Talgdrüsenverstopfung durch zu starke Hornbildung und Talgproduktion = Mitesser, starkes Schwitzen, Schuppenbildung, Haarausfall usw.).

Die Farbstoffproduktion, als Pigmentbildung des Melanins, dient dem Lichtschutz der Hautzellen insgesamt. Dieser Schutzreflex wird mit steigender Lichteinwirkung stärker und ähnelt der Funktion der pigmentierten Iris des Auges, die sich gleichfalls verengt, d. h. bei einfallendem Licht sich wie eine Blende zusammenzieht. Auch die Haare bilden verstärkt Pigmente aus, wodurch die typische unterschiedliche Haarfarbe entsteht, die sich durch starke Besonnung verändern kann, entweder zur verstärkten Pigmentbildung oder zur Ausbleichung hin.

Die Oberhaut stellt die Verbindung zur Außenwelt dar und ist die biologische Grundlage ihrer Bewußtwerdung, der ein „Begreifen" der Dinge vorausgeht.

Die Oberhaut ist der abbauende, „androgene", „parasympathische"
und „männliche" Pol der Haut bei Mann und Frau!

Lichteinfluß und Sauerstoffwirkung verstärken diesen Abbaustoffwechsel, wie wir das bei der Bildung der Lichtschwiele als einer Ver-
dickung der Hornhaut bei zunehmendem Sonnenlichteinfluß beobachten können. Also auch das energetische Licht trägt mit zu der Ausbildung der Epidermis bei!

Auch die *Blütenbildung* ist das Ergebnis anhaltenden Lichteinflusses
auf den wachsenden grünen Sproß der Pflanze. Sie reagiert auf eine bestimmte Lichtmenge und auf einen bestimmten Lichtrhythmus bei entsprechenden Temperatur- und Bodenverhältnissen mit der Bildung
einer Blüte. Dabei werden die schon vorhandenen grünen Blattpigmente
(Chlorophyll) nicht selten verwandelt, d. h. oxydiert und z. B. in den
gelben Blütenfarbstoff Karotin verwandelt, der gleichfalls Licht absor-
biert, jedoch in einer anderen Wellenlänge als das grüne Chlorophyll.
Auch andere ähnlich entstandene Blütenfarbstoffe haben so eine für die
Fortpflanzung wichtige Signalwirkung für die Insekten, die die Bestäubung vornehmen und bei vielen Pflanzenarten nur dadurch die Erhaltung der Art sichern.

Insekten (z. B. Bienen) orientieren sich nicht nur nach Duft, sondern
auch nach Farben!

In der Blüte herrscht gegenüber dem photosynthetisch aktiven grünbeblätterten Sproß (Bildung von Zucker) ein abbauender, zuckerver-
brauchender Verbrennungsstoffwechsel, ähnlich wie bei Kopf- oder
Oberhautfunktion. Das heißt, die Blüte lebt eigentlich „auf Kosten" der
grünen Blätter, ist „heterotroph" gegenüber den „autotrophen" sich
selbst ernährenden grünen Blättern. So lebt ja auch die Oberhaut nur
vom Blut des Coriums (Kutis)!

Zugleich ist die Blüte der vegetative Aufbau- und Wachstumsabschluß der Pflanze, ihr Auflösungspol, als samenproduzierendes Organ.
Besonders schön sieht man das beim schirmchentragenden Samenstand
des Löwenzahns, der „Pusteblume". Auch ist die Blüte der „Konzentrationspol" der Pflanze. Hier konzentriert sich der Pflanzensproß zu einer
einzigen Blattrosette, in einem Punkt, ja sogar hin bis zu einer harten
Nuß oder einem winzigen Samen. Ähnlich der menschlichen Kopfbil-
dung und der Oberhaut (Hornhaut, Haare, Nägel) bildet sich die Blüte

durch Konzentrationskräfte, Verdichtungskräfte; und wie bei der Schädelkapsel bis zur harten Nußschale oder zum Kern!

Die Blüte ist aber auch ein Lichtsinnesorgan, denn der Sproß reagiert wachsend auf Licht in der Blütenbildung. Und viele Blütenpflanzen drehen ihre Blüte mit der Sonne (Korbblütler: Calendula, Sonnenblume, Löwenzahn u. a. m.) oder öffnen und schließen sich in Abhängigkeit vom Sonnenschein, zeigen also eine „sinnliche Reaktion" auf Licht. Weitere Sinnesreaktionen sind die verschiedensten Blütenbewegungen bei Berührung der Blütenorgane (fleischfressende = carnivore Pflanzen u. a. m.). Wenn wir bei Pflanzen überhaupt von Spuren des Bewußtseins sprechen können, so müssen wir doch sagen, daß die Blüte der am stärksten *reagierende* Pol der Pflanze ist.

Ihre Samenbildung zeigt das Vorherrschen einer zentrifugalen, teilenden, abbauenden Kraft, die zur vielfältigen Pollen- bzw. Samenbildung führt. Hier „verduftet", hier „verstäubt" sich die Pflanze, hier löst sie sich auf. Wir erkennen hierin Anklänge an die im Menschen wirkenden abbauenden, parasympathischen, „männlichen" Wirkungsprinzipien!

Blüten-, Frucht- und Samenextrakte in Form ätherischer Öle unterstützen die Wirkung des Parasympathikus, der Androgene, also den gestaltenden Abbaustoffwechsel!

13.2. Wirkungsbeziehungen von Unterkörper, Unterhaut-Fettgewebe und Wurzel

Der Unterkörper ist der Abschnitt des Menschen, wo sein gesamtes Darmsystem (Dünndarm, Dickdarm, Mastdarm) und sein Harn-Geschlechtssystem untergebracht sind.

Im weiblichen Geschlechtsorgan Gebärmutter (Uterus) ist der Ort der leiblichen Entstehung (Schwangerschaft/Embryologie) eines sich entwickelnden neuen Menschenlebens.

Im Unterkörper ist auch der Ort, wo über die Darmzotten die vom Mund aufgenommene Nahrung dem Körper einverleibt wird. Damit ist der Schwerpunkt des Unterkörpers angezeigt: „Einverleibung", einmal als Leibwerdung des Menschen, zum anderen als Ernährung. Beim Manne sind hier die Organe, die neues Leben zeugen, als seine Geschlechtsorgane.

Der Stoffwechsel ist für den Gesamtorganismus auf Ernährung und Aufbau schwerpunktmäßig ausgerichtet. Dies ist die Hauptfunktion des Unterkörpers, wenn auch hier zugleich der Ausscheidungspol des Leibes liegt, denn die Schlackenstoffe werden über den Darm (Stuhl) und die Blase (Harn) abgegeben.

Vom Skelettbau her zeigt der Unterkörper das Gegenbild zum Kopf: Statt der abgeschlossenen Schädelkapsel haben wir hier das offene schalenförmige Becken und nicht harte Knochenbildungen, sondern „Weichteile" treten in den Vordergrund (Bauch, Gesäß, Schenkel, Geschlechtsorgane). Auch neigt der Unterleib zur Ausdehnung und Anlagerung durch Darmvergrößerung und Fettansammlung im Unterhautgewebe an Bauch, Oberschenkeln, Gesäß und Hüften. Dies ist ein Ausdruck der Tendenz zur Substanzanlagerung (Korpulenz!) als Energiedepot. Das Fettdepot in der Unterhaut ist die materielle Grundlage der biologischen Vitalität des Menschen, ist die Grundlage seiner körperlichen Existenz.

In diesem Körperabschnitt kommt der Mensch am innigsten mit der Erde in Kontakt (Ernährung) oder mit dem „irdischen Leib" eines anderen Menschen (Sexualität).

Die weiblichen Geschlechtshormone, die Östrogene, verstärken und begünstigen die Fettdepotbildung und sind die Ursache des typisch weiblichen Fettansatzes als sekundäres Geschlechtsmerkmal in der Pubertät, dessen Schwerpunkt der Unterleib (Bauch, Oberschenkel, Gesäß, Hüften) ist. Die Hautfunktionsstörung der „Orangenhaut" (= Zellulite) zeigt diesen Prozeß als einen übersteigerten einseitigen Stoffwechsel, als Anlagerungs- bzw. Assimilationsstoffwechsel!

Auch die Sympathikuswirkung fördert und verstärkt durch Entspannung, reiche Energieversorgung (Nährstoffe) und Erschlaffung der glatten Muskulatur diesen Prozeß.

Die Keimdrüsen bei Mann (Hoden) und Frau (Ovar) haben wir als *Regenerationszentren* des gesamten Leibes kennengelernt. Sie entscheiden je nach Geschlechtshormonproduktion (Verhältnis von Androgenen und Östrogenen) über den Stoffwechsel und die Körpergestalt des Menschen.

Der Unterkörper ist der aufbauende, „östrogene", „sympathische" und so gesehen eigentlich „weibliche" Pol des Menschen bei Mann und Frau!

Die oben genannten Einflüsse fördern die Substanzanlagerung als konzentrisches, verdichtendes weibliches Eizellenprinzip, welches sich in variierter Form als Fettzellenbildung zeigt oder auch als energiereiche Zytoplasmaansammlung zur *Vitalitätssteigerung* der Zellen.

Das Unterhautfettgewebe (Subkutis) ist als Bindegewebe aufs engste mit dem Fasergeflecht aus Collagen und Elastin zur Quellung und Festigung verbunden, bildet mit dem Corium eine anatomische Einheit. Jedoch hat es zusätzlich Speicherzellen zur Fettansammlung ausgebildet. Somit dient das Unterhautfettgewebe als Energiedepot für den gesamten Organismus, denn dieses Körperfett kann jederzeit in Blutzucker rückverwandelt werden und steht damit als Energielieferant ständig zur Verfügung.

Mehrere Fettzellen treten zu Aggregaten zusammen, zu sogenannten Fettläppchen, die als kleine Erhebungen beim Orangenhautphänomen (Zellulite) durch Anschwellung (Fettspeicherung) deutlich auf der Haut sichtbar werden, eigentlich „durchdrücken".

Wie wir schon gehört haben, verstärken die weiblichen Geschlechtshormone, die Östrogene, diese Fettdepotbildung. Allerdings verstärken sie auch den Fettstoffwechsel im Sinne einer guten kapillaren Durchblutung der Fettläppchen.

Unter der Fettschicht der Subkutis liegen die größten Blutgefäße der Haut, die je nach Weitung ihrer glatten Gefäßmuskulatur die oberen Hautschichten mit Sauerstoff, Nährstoffen, Vitaminen, Hormonen usw. versorgen bzw. für deren Entschlackung sorgen.

Bei der schon genannten *Zellulite* kommt es durch die Verengung (Vasokonstriktoren) der Arteriolen zu einem Blutstau in der Subkutis und zu einer Mangelversorgung von Corium und Epidermis. Die im Blut jetzt überschüssig vorhandenen Nährstoffe werden in Form von Depotfett in den Fettzellen gespeichert, waren aber „gedacht" zur Ernährung von Corium und Oberhaut (Epidermis). Die Kutis ist charakteristischerweise bei einer „Orangenhaut" nur schwach durchblutet, und die Haut als Ganzes fühlt sich kühl bis kalt an, da wenig Wärmeenergie durch das Blut und durch Zuckerverbrennung abgegeben werden kann! Der psychische Einfluß über die Gefäßverenger des Sympathikus verhindert permanent eine Weitung der Gefäße und somit eine Wärmeenergieabgabe der Haut. Interessanterweise sind ja die Zelluliteproblemzonen, die Zonen des weiblichen Fettansatzes, die Zonen der sekundären Geschlechtsmerkmale (weibl. Fettansatz) bzw. die eigentlichen erogenen Zonen der Frau, wozu ja auch die Brüste gehören!

Vermutlich spielt bei der „Orangenhaut" das erotische Leben bzw. Nichterleben eine ausschlaggebende Rolle! Je nach Seelenverfassung und Gemütszustand werden die großen arteriellen Gefäße über die sympathischen Gefäßerweiterer unter dem Unterhautfettgewebe erweitert, dann strömt wärmendes, nährendes und entschlackendes Blut ins Corium, oder aber verengt durch Ängste und Abneigungen gegen einen oder viele Menschen, möglicherweise auch gegen den eigenen Mann, dann fließt nur wenig Blut ins Corium und die Haut wird kühl! Sympathische Zuneigung zu einem Menschen fördert die Symathikuswirkung der Haut. Die fettanlagernde Wirkung und Durchblutung des Unterhautfettgewebes wird durch Östrogene und durch Sympathikuswirkungen gefördert und gestärkt. Auch kann sich die Haut jederzeit der Energiereserven für ihre Regeneration bedienen. Die Subkutis ist der Regenerationspol (im Gegensatz zur Epidermis als Degenerationspol) der Haut.

Das Unterhautfettgewebe ist der aufbauende, „östrogene", „sympathische" und „weibliche" Pol der Haut bei Mann und Frau!

Die *Wurzel* der Pflanze ist ein Ernährungsorgan wie der Darm. Sie resorbiert aus dem sie umgebenden Erdreich Wasser und Salze, während der Darm über seine Zotten nach innen, wie eine umgekrempelte Wurzel, den Nahrungsbrei aussaugt.

Aber die Wurzel ist auch ein Speicherorgan, ein Depot für Energiereserven und Nährstoffe. Sie speichert überschüssige Assimilate, die aus der Photosynthese gewonnen und in Form von Zucker, Fett oder Eiweiß abgelagert werden. Sie nimmt dabei von Jahr zu Jahr an Umfang zu, wird immer dicker und ist zugleich der *Regenerationspol* der Pflanze, denn alle Energiereserven werden im Frühjahr aus ihr geholt.

Auch kann sich eine Pflanze, wenn sie mehrjährig ist, aus der Wurzel erneuern, wenn ihr überirdischer Sproß entfernt wurde. Die Wurzel ernährt alle anderen Pflanzenorgane bis zu Blüte und Samenbildung.

Ähnlich wie der menschliche Unterkörper und das Unterhautfettgewebe finden wir in der Wurzel ein Organ, welches die biologische Ernährungsgrundlage in seiner Funktion darstellt, verbunden mit der Mobilisierung von Energiereserven im Sinne eines Aufbaustoffwechsel für den Gesamtorganismus und einer Energiedepotbildung.

Dieses Verhalten erinnert uns an die im Menschen wirkenden aufbauenden, sympathischen, weiblichen Wirkungsprinzipien der Substanzanlagerung und Gewebsanreicherung im Sinne einer Vitalitätssteigerung und als biologische Grundlage einer jeglichen Regeneration.

Ein ganz dementsprechendes Verhalten finden wir auch bei den Bäumen und mehrjährigen Sträuchern mit echter Holz- bzw. Kernholzbildung. Holz ist eine Anlagerung und Verdichtung von nach innen abgestoßenen Zellen, als das Ergebnis eines „introvertierten" Stoffwechsels. Junge Triebe und Baumschößlinge verhalten sich auf Holz wie auf Erdboden. Man kann beobachten, wie auf gefällten Weichhölzern, wie Erlen, Weiden, Pappeln und Linden, neue Triebe auf dem Holz ausschlagen und unbekümmert weiterwachsen, als wäre der Baum nicht entwurzelt. Die neuen Baumtriebe mobilisieren aus dem Holz Nährstoffe und „benutzen" ihn als „Boden". So gesehen ist Holz eine Art selbstgebildeter „Boden", auf dem neue Triebe wachsen können. Aus diesen Gründen haben wir Wurzel- und Holzöle zusammengefaßt als *eine* Gruppe!

Der Unterkörper des Menschen war zugleich der Ort der Ausscheidung von Schlackenstoffen (Kot, Harn), so auch die Subkutis, die über den Fettstoffwechsel, d. h. über die Blutkapillaren ihrer Fettläppchen gespeicherte Giftstoffe wieder ausscheiden kann. Auch die Pflanzenwurzel ist als Ausscheidungsorgan zu bezeichnen, da die Pflanze u. a. ihre Wurzelflora (Algen, Pilze, Bakterien) regelrecht züchten und füttern kann, ebenso durch die Wurzelfauna (tierische Mikroorganismen), die je nach artspezifischen Wurzelabscheidungen eine Pflanze aufsuchen und zur Bodenbildung beitragen kann (Nährstoff- bzw. Mineralstoffmobilisierung).

Wurzel- und Holzextrakte in Form ätherischer Öle unterstützen die Wirkung des Sympatikus, der Östrogene, also den gesamten Aufbaustoffwechsel!

13.3. Wirkungsbeziehungen von Oberkörper, Unterhaut (Corium) und Sproß

Im *Oberkörper* wird das Geschehen vom Kreislaufzentrum, dem seelischen Zentralorgan Herz und den Blutorganen, Lunge, Leber, Nieren und Milz bestimmt.

Die wichtigsten Verdauungsdrüsen wie der Magen, die Leber-Galle und die Bauchspeicheldrüse (Pankreas) bauen die Nährstoffe in wasser-

160

lösliche Bausteine ab, so daß sie vom Dünndarm ins Blut resorbiert werden können.

Das Blut dient als „flüssiges Organ" der Vermittlung zwischen dem ektodermalen Nervengewebe und seinen Sinnesorganen, dessen Zentrierung im Kopf ist, und den entodermalen Verdauungs- und Stoffwechselorganen, deren Zentrierung im Unterleib (2 200 m^2 Zottenoberfläche) ist. Das Blut verbindet, versorgt mit Nährstoffen, Sauerstoff, Vitaminen, Hormonen u. a. m. und entsorgt die Gewebe von Schlackenstoffen (Harnstoffe, Gifte, CO_2).

Das Herz als Kreislaufzentrum hält anatomisch und *physiologisch* die *Mitte* zwischen dem überwiegend abbauenden, parasympathischen, „sich konzentrierenden" Kopf, als „androgener" Ausdruck eines einseitig „männlichen Stoffwechsels" und zwischen dem überwiegend aufbauenden, „östrogenen" und sich erweiternden sympathischen, mehr „weiblichen" Stoffwechsel!

Diese Polarität vereinigt das Herz in sich zum abwechselnden Rhythmus einer abbauenden, parasympathischen, sich zusammenziehenden (konzentrierenden) *Systole* und einer aufbauenden, sympathischen und sich erweiternden *Diastole*, in der sich die Herzmuskelzellen entspannen und erneut mit Sauerstoff und Zucker versorgen.

Die formend-verdichtende Systole bewirkt den Blutausstoß und den Blutdruck und die den Blutmuskel erweiternde-erschlaffende Diastole bewirkt die Füllung und Erholung.

Auch im Körper- und Skelettbau zeigen sich anatomisch diese Gegensätze: Die Rippen stellen noch die Fortsetzung des „harten-abgeschlossenen Schädelkapsel-Prinzips" dar, die sich nach unten immer mehr verkürzen und den weichen Oberbauch als von unten heraufziehendes „Weichteil" freigeben. Der Brust-„Korb" selbst stellt diesen Gegensatz von „hart" und „hoch" als Rippe und „weich" und „tief" als Zwischenrippenraum dar!

Das Herz wird nun in seinem Eigenrhythmus durch den Impuls aus seinem eigenen Reizleitungssystem von den Nervenendigungen des Sympathikus und des Parasympathikus beeinflußt. So gesehen könnte man sagen, daß die dem Herzen zugeordneten „Hormondrüsen" das Vegetative Nervensystem ist (das Vegetative Nervensystem gibt als Überträgersubstanzen an seinen Endungen Hormone ab).

Je nach Geschlechtszugehörigkeit im allgemeinen oder nach seelischgeistiger Einstellung und Gemütszustand dominiert im Körperstoffwechsel mehr die gestaltend-parasympathisch-männliche oder die sich erweiternde, sich ausdehnend-sympathisch-weibliche Welt! Dies zeigen die Herzaktion, die Schlagfrequenz und das Minutenvolumen an und übertragen diese „Tendenz" auf alle Blutorgane und über die Arterien und Arteriolen in den letzten Winkel des Körpers. Danach richten sich z. B. die Atemfrequenz der Lunge, die Entleerung oder Füllung der Milz, die Harnabgabe der Nieren und die Zuckerregulierung und Gallensekretion der Leber.

Nach außen zeigt sich der geschlechtsunterschiedliche Stoffwechsel als eine typisch weibliche Hautorganbildung am Oberkörper, die Brust, bestehend aus Unterhautfettgewebe, Drüsenkörper (Milchdrüsen) und Bindegewebe.

Bei der Frau wird bereits im Oberkörper als sekundäre Geschlechtsorganbildung demonstriert, wo der Schwerpunkt ihres Stoffwechsels liegt: im Aufbau, in der Ernährung (Milchabgabe) und der Anlagerung (Fettbindung). Wir begreifen die Brust als das typischste Organ der Frau, als Geschlechtsorgan, welches zu den *Weichteilen* des Körpers zählt.

Bei der Besprechung der Herzfunktion hatten wir schon dargestellt, daß Emotionen und Gefühle den Kreislauf und die Herzaktion maßgebend beeinflussen. Wir sagten, daß jede Gefühlsänderung, und sei sie noch so klein, sich in einer Modifizierung des Tonus der glatten Muskulatur zeigt. Bei Sympathikuseinfluß erweitert sich ganz allgemein die glatte Muskulatur der Gefäße und Eingeweide, bei Parasympathikuseinfluß dagegen verengt sie sich.

Wir fühlten diese Zustände mehr oder weniger deutlich als eine „Verengung" unserer Leiblichkeit, eben als Konzentration oder auch „Angst" (von „eng") bzw. als „Erweiterung", was wir mit Wohlgefühl und Sympathie verbinden. Der positive Effekt der „Enge" liegt in der Formung, Führung und Gestaltung. Denken wir nur an den Ablauf einer Muskelbewegung, als ein Wechsel von Verengung (= Kontraktion) der Zelle und deren Erweiterung (= Streckung).

Auch die Lungenatmung zeigt diesen rhythmischen Wechsel einer zentrifugalen, extrovertierten, „männlichen" Ausatmung und einer konzentrischen, introvertierten, „weiblichen" Einatmung.

Bei starker sich konzentrierender Bewußtseinaktivität meist am Tage überwiegt der Abbau, des nachts im entspannten, bewußtlosen Schlaf überwiegt der Aufbau, die Regeneration.

162

Die mittlere Hautschicht, die *Unterhaut (Kutis* oder *Corium)* spiegelt gleichfalls diese Polarität und einen entsprechenden Rhythmus wider.

Das Corium (von latein. cor = Herz) ist das „Herz" der Haut, ist ihre anatomische und physiologische Mitte. Wie das Herz vereinigt diese Hautschicht die polaren Gegensätze des Stoffwechsels von Oberhaut (Epidermis) und Unterhautfettgewebe (Subkutis).

Von unten kommen mit den großen Blutgefäßen die aufbauenden Kräftewirkungen in Form von *warmem, sauerstoffreichem, nährstoffreichem* (plus Vitamine, Hormone u. a. m.) Blut und stoßen bis in die Kutispapillen als Kapillaren vor, wo sie sich als Lebensquellen, als Gewebswasser zur Ernährung der Oberhaut und der Kutis ergießen.

Von oben stoßen die gestaltenden, abbauenden und ausscheidenden Hautdrüsen als Einstülpung der epidermalen Keimschicht durch die Kutis bis in die Subkutis vor. Alle Hautdrüsen, einschließlich der Haare und Nägel, gehören zu den epidermalen Bildungen und verhalten sich vom Stoffwechsel her dementsprechend typisch.

Die Abwehrzentren liegen bei der Haut in Form von spezialisierten Zellen (Fibrozyten, Histiozyten, Granulozyten), die als Freßzellen (Phagozytose) und als Antikörperzellen (Antigenbildung) fungieren, hauptsächlich in der Kutis.

Entsprechend befindet sich das Abwehrzentrum des gesamten menschlichen Leibes im Oberkörper in Form der abwehrzellenproduzierenden Thymusdrüse und des Blutorgans Milz als Immunorgan des Kreislaufs.

Im Corium „verebbt" der Pulsschlag und „strandet" in den Buchten der Kutispapillen oder „brandet" gar gegen die Epidermis an bei Erregung. Je nach Herz- und Kreislauftätigkeit wirkt sich das unmittelbar auf die Versorgung und Entsorgung des Bindegewebes der Kutis und auf das der Epidermis aus, wobei das Wasserbindevermögen der quellungsfähigen Kollagenfaser und die Elastizität der Elastinfasern eine entscheidende Bedeutung hat.

Im Corium findet die „Umkehr" des Blutkreislaufs statt, hier wird das Blut aus dem zentrifugalen-pulsierenden-arteriellen in einen zentripetalen-erweiterten-venösen Fluß umgelenkt, an der Epidermis reflektiert.

Man kann also sagen: Die Haut „reflektiert" das Herz!
Die Haut ist das *periphere Herz!*

Die arterielle Durchblutung ist eine Auswirkung des zentrifugalen, abbauenden (Oxydation durch Sauerstoff!), parasympathischen und androgenen Prinzips, also eigentlich eine typisch „männliche" Stoffwechselwirkung!

Die venöse Durchblutung in wenig muskulösen, dünnwandigen und erschlafften Gefäßen, die *nicht* pulsieren, stehen unter dem Einfluß und sind die Auswirkung des konzentrischen, aufbauenden sympathischen und östrogenen Wirkungsprinzips, also eigentlich eine typisch „weibliche" Stoffwechselwirkung (Nährstoffabgabe und reger Stoffaustausch durch die dünnen Gefäßwände!).

Entsprechende Verhältnisse haben wir beim anatomischen Bau des Herzen, wo die dünnwandigen Vorhöfe (Atrien) eigentlich von den muskulösen Kammern (Ventrikel) hauptsächlich mitbewegt werden, wobei die rechte Herzseite das venöse und die linke das arterielle Blut beinhaltet. Allgemein kann man sagen: *Sympathikuseinfluß verstärkt und fördert die Vorhofaktion,* die in einer sich erweiternden, empfangenden und passiven Weise das Blut aus der Hohlvene (rechter Vorhof) und aus der Lunge (linker Vorhof) aufnimmt.

Parasympathikuseinfluß verstärkt und fördert die Herzkammeraktion, die in einer kontraktilen, verengenden und aktiven Weise das Blut wie bei einer Samenentleerung (Ejakulation) herausschleudert und über die Schlagadern pulsierend in die Peripherie treibt.

Das Corium ist, mit Ausnahme des Auges, der einzigste Ort, wo das Blut Licht empfängt. Hier kann es sich energetisch aufladen und seine Blutkörperchen aktivieren lassen, die weißen (Leukozyten) zur erhöhten Abwehrbereitschaft, die roten (Erythrozyten) zur erhöhten Sauerstoffbindung über den Blutfarbstoff Hämoglobin.

Im Corium nimmt das Blut gern einmal ein Sonnenbad zur allgemeinen Aktivierung und Funktionssteigerung, weshalb die Ganzkörperbesonnung so bedeutsam für unsere Gesundheit ist.

Die Lichtfunktion der Kutis für das Blut erinnert uns in diesem Zusammenhang an die Photosynthesefunktion der chlorophyllhaltigen Blätter bzw. Blattzellen, die über die Chloroplasten Lichtenergie binden können. Diese Tätigkeit kann natürlich nur bei genügender Wasserversorgung durch die Pflanzenwurzel wahrgenommen werden, ansonsten *vergilbt* und *welkt* die Pflanze.

Auch wir „welken" in unserer Haut und „vergilben" bei ungenügender Licht- und Wasserzufuhr. Die Durchsichtigkeit der Oberhaut signalisiert ein natürliches Lichtbedürfnis der Haut, und die harmonische Durchblutung reguliert die Hautfeuchtigkeit *von innen* her!

Das Corium reagiert sehr empfindlich auf Stoffwechselverschiebungen von sympathisch nach parasympathisch oder umgekehrt, da entweder die abbauende Drüsensekretion erhöht wird, in Verbindung mit gleichzeitiger Durchblutungsreduzierung oder aber die Durchblutung bis zur Allergie oder einem Erythem (Hautrötung) bzw. zu einer Blutstauung (Stase) gesteigert wird, wobei die Drüsensekretion durch mangelnde Parasympathikuswirkung stark reduziert wird: Die Oberhaut trocknet aus.

Die Haut ist somit ein Spiegelbild der vorherrschenden Stoffwechselfunktion des betreffenden Menschen. Die Haut ist physiologisch und anatomisch betrachtet absolut ein Spiegel des ganzen Menschen, da sie in ihrem Stoffwechsel ihrer drei verschiedenen Schichten eine geistige Funktion (Sinnes- bzw. Bewußtseinfunktion der Epidermis), eine seelische oder emotionale Funktion (Durchblutungsgrad und Wärme-Kälte-Tast-Empfindung des Coriums) und eine körperliche Funktion (Nährstoff-bzw. Energiedepotbildung in Form von Fett und Druck- und Bewegungsempfindung der Subkutis) hat.

Die Kutis (Corium) ist die verbindende Hautschicht zwischen den epidermalen, sekretorischen Hautdrüsen, Haaren und Nägeln, die parasympathisch und androgen gesteuert werden und der aufbauenden, blutspendenden und nährstoffspendenden Subkutis, die sympathisch und östrogen gesteuert wird.

Je ausgeglichener diese Funktionen sind, um so größer sind die Abwehrbereitschaft und das Abwehrvermögen des dermalen Bindegewebes.

Interessanterweise scheidet die Haut *nachts* verstärkt ihre Drüsensekrete aus, unterliegt also im Schlaf einer Parasympathikuswirkung und nimmt *am Tage*, also in unserer aktiven Wachphase, am besten biokosmetische Präparate auf, was auf eine wiedereinsetzende Sympathikuswirkung hinweist.

Überhaupt kann man ja das Phänomen des Schlafes anhand dieses Beispiels und anhand des physiologischen Verhaltens des ganzen Körpers während dieser Zeit so deuten, daß offenbar die Sympathikuswirkung sich beim Einschlafen immer mehr selbst reduziert, so daß schließlich nur noch die zurückbleibende automatisch-unbewußte Überwachung des Parasympathikus vorhanden bleibt. Schlaf ist ja ein passiver Vorgang, kann also nicht von der Parasympathikusseite her erzwungen werden. Schlaf herrscht, wenn der Sympathikus dem Parasympathikus freiwillig und sanft das Feld überläßt.

Das Aufnahmevermögen der Haut, z. B. bezüglich einer Creme, läßt sich am besten als Wirkung des Sympathikuseinflusses erklären, d. h. es braucht eine gewisse „Hautöffnung", also keine über die glatte Haaraufrichtemuskulatur verspannte Haut; es braucht eine relativ gute normale Durchblutung und vor allem kein gestautes, sondern ein gut abfließendes *resorbierendes rückfließendes venöses Blut*, welches ja im Dienste der Sympathikuswirkung des gesamten Körpers steht.

Eine kosmetische Regel lautet:

Keine kosmetischen Präparate *zur Nacht* auf die Haut auftragen, sondern nach der Abreinigung freilassen zur ungestörten Ausscheidung, die für die Haut auch eine Entgiftung ist. *Zu Tagesbeginn* verträgt die Haut sehr gut ein biokosmetisches Präparat, weil sie jetzt durch die einsetzende gesamtkörperliche Aufbau- bzw. Sympathikusfunktion auf Aufnahme und Resorption eingestellt ist.

Wir steigern die Wirkung des Sympathikus insgesamt in der Haut durch Hautstimulationen jeglicher Art, solange sie als angenehm erlebt werden!

Wir dürfen in diesem Zusammenhang daran erinnern, daß sämtliche Hautdrüsen (Talg-, Duft- und Schweißdrüsen) sowie Haare und Nägel der Innervation des Sympathikus unterliegen, der mit Hilfe von Hormonen und elektromagnetischen Aktionspotentialen diese in ihrer Funktion steuert. Diese feinen Nervenendigungen reichen sogar an die Basalschicht der Oberhaut heran und steuern die Regeneration der Basalzellen (Stratum basale) bzw. die gesamte Keimschicht (Stratum germinativum); sie versorgen die glatte Haaraufrichte-Muskulatur (extrem gespannt bei „Gänsehaut") und vor allem die glatte Muskulatur der Blutgefäße über die α-Rezeptoren (= Gefäßverenger = Vasokonstriktoren) und über die ß-Rezeptoren (= Gefäßerweiterer = Vasodilatoren) als Durchblutungsregulation!

Somit ist das Vegetative Nervensystem, respektive der Sympathikus, *das für den Hautstoffwechsel entscheidende steuernde Organ und wird absolut vom Gefühlsleben, von der Psyche her gestaltet!*

166

Das Stoffwechselverhalten der Haut, nachts vermehrt Ausscheidung, tags vermehrt Aufnahme, erinnert an das Verhalten des grünen Blatts bei der Pflanze. Diese hat nachts gleichfalls einen vermehrt abbauenden, zuckerverbrennenden und damit verstärkten Ausscheidungsstoffwechsel (CO_2 und H_2O) und tags einen Aufbaustoffwechsel (Assimilation) als Photosynthese, also die Bildung von Zucker und Kohlenhydraten! Damit kommen wir zur Besprechung des Pflanzensprosses.

Der *grünbeblätterte Pflanzensproß* zeigt bei vielen Pflanzenarten entweder eine abwechselnd rhythmische Gestaltung in der Abfolge von „konzentriertem Wachstum" = Stengel oder Stamm und „flächiger Wachstumsausdehnung" = Blatt, oder aber der ganze Sproß ist zu einer Rosette (Blattrosette) gestaucht wie bei den meisten Gräsern und Liliengewächsen.

Die Pflanze zeigt im Wachstum also ein eindeutig rhythmisches Verhalten, als Stengel (Pflanzen-Zusammenziehung = Konzentration) und als Blatt (flächige Pflanzenausdehnung = Gestaltwachstum durch Substanzanlagerung).

Wir erkennen darin das Wirken von Gestaltungsprinzipien, die wir als *abbauende, parasympathische* und als *aufbauende* und *sympathische* Kräfte kennengelernt haben.

Auch der Stoffwechsel des Blattes zeigt ein rhythmisches Verhalten von zwei polaren Prozessen:

Die im Tageslicht erfolgende Photosynthese stellt einen *introvertierten, substanzanlagernden, aufbauenden* Stoffwechsel (Assimilation) dar. Die nächtlich verstärkte Atemtätigkeit der Pflanze stellt einen *extrovertierten, mit Energiegewinnung verbundenen Abbaustoffwechsel* (Dissimilation) dar. Nachts wird von den Pflanzenzellen vermehrt Zucker verbrannt, um Energie für Stoffumwandlungen und Stofftransporte (z. B. in die Wurzel) zu haben.

Über die Blätter vollzieht sich der Gasstoffwechsel bei der Photosynthese in der Aufnahme von CO_2 aus der Luft und als Abgabe von O_2 und H_2O mit der Bildung von Traubenzucker (Glukose) in die Luft. Bei der Atmung (Dissimilation), die in verringertem Ausmaß auch tagsüber abläuft, wird O_2 aus der Luft aufgenommen und CO_2 und H_2O als Verbrennungsprodukte des Traubenzuckers in die Luft abgegeben. Letzteren Atmungsvorgang können wir als „Lungenfunktion" des Blattes kennzeichnen, denn unsere Lunge macht im Prinzip das gleiche! Die Photosynthese ist eigentlich mit unserer „Leberfunktion" zu vergleichen, da Kohlenhydrate synthetisiert werden unter Energiezuführung (Sonnenlicht). Auch die Leber braucht zur Herstellung ihrer arteigenen „Leberstärke" (= Glykogen) Energie, die sie aus der Verbrennung anderer Verbindungen gewinnt! Die Leber hat also eine „innere Sonne" als Sonnenenergie in den durch die Nahrung aufgenommenen Kohlenhydraten, Fetten und Eiweißen. Die Leber ist als aufbauendes, synthetisierendes Kohlenhydratorgan *nachtaktiv* und scheidet während des Tages über ihren Abbaustoffwechsel vermehrt Galle zur Fettverdauung aus.

Der Pflanzensproß steht in der Polarität zwischen aufbauenden, substanzanlagernden und ernährenden Kräften der Wurzelregion und abbauenden, substanzverbrennenden und auflösenden Kräften der Blütenregion, die zugleich immer der vegetative Wachstumsabschluß sind.

Die Pflanze verbindet beide Stoffwechselprozesse mit ihrem *Säftekreislauf*, der seinen Ursprung in den Wasser und Salze aufsaugenden Wurzeln hat. In „Gefäßen" (Leit- oder Gefäßbündel) wird diese wäßrige Nährstofflösung über Wurzeln, den Stengel, den Blattstiel in die Blattrippen oder Blatt*adern* geleitet, von wo aus sie sich „kapillarisieren". Ein Rückfluß von wasserlöslichen Photosyntheseprodukten (Kohlenhydrate:Zucker) erfolgt über spezielle Gefäße, die Siebbündel, zu den Wurzeln, wo sie abgelagert werden können (Blätter sind „Kreislauforgane").

Dies alles sind Vorgänge und Stoffwechselarten, die in engster Beziehung zum Corium und unserem Oberkörper stehen.

Es ist wichtig festzuhalten, daß je nach Pflanzenart die Stoffwechselbeeinflussung aus der Blütenregion oder aus der Wurzelregion ganz unterschiedlich sich im grünbeblätterten Sproß auswirken kann. In jedem Fall haben wir es bei Blattdrogen immer mit zwei polar unterschiedlichen Stoffwechselwirkungen zu tun. Wir müssen nur wissen, welche stärker ist, welche dominiert. Dies ist jedoch von Pflanzenart zu Pflanzenart völlig verschieden!

Blatt- oder Sproßextrakte in Form ätherischer Öle haben sowohl die Wirkung des Parasympathikus, der Androgene, den gestaltenden Abbaustoffwechsel als auch die Wirkung des Sympathikus, der Östrogene, den substanzanlagernden Aufbaustoffwechsel bzw. können beide in die Harmonie bringen. Sie wirken schwerpunktmäßig auf den Oberkörper und das Corium!

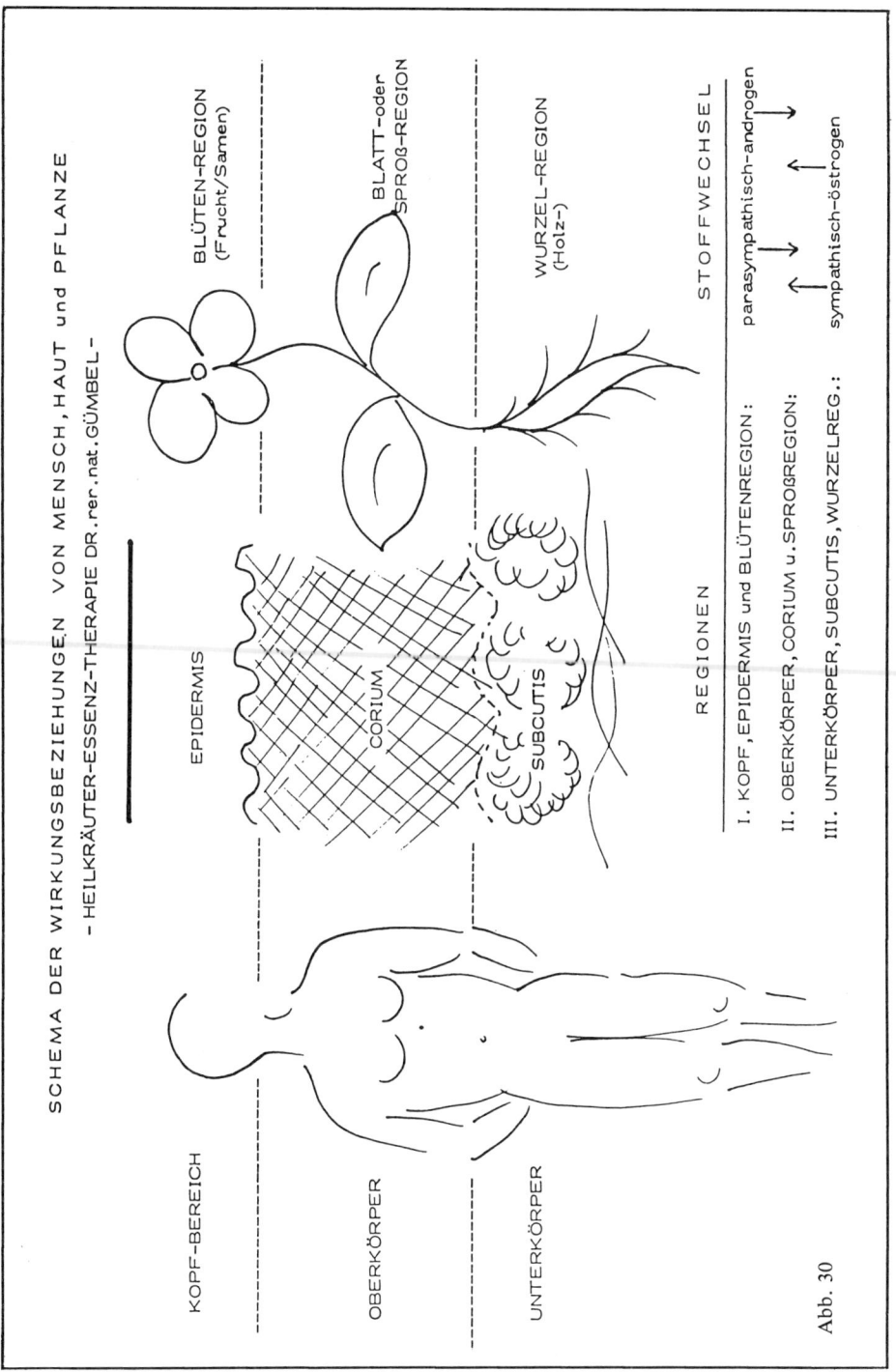

SCHEMA DER WIRKUNGSBEZIEHUNGEN VON MENSCH, HAUT und PFLANZE

– HEILKRÄUTER-ESSENZ-THERAPIE DR. rer. nat. GÜMBEL –

BLÜTEN-REGION
(Frucht/Samen)

BLATT- oder
SPROSS-REGION

WURZEL-REGION
(Holz-)

STOFFWECHSEL

parasympathisch–androgen

sympathisch–östrogen

EPIDERMIS

CORIUM

SUBCUTIS

REGIONEN

I. KOPF, EPIDERMIS und BLÜTENREGION:

II. OBERKÖRPER, CORIUM u. SPROSSREGION:

III. UNTERKÖRPER, SUBCUTIS, WURZELREG.:

KOPF-BEREICH

OBERKÖRPER

UNTERKÖRPER

Abb. 30

169

Zusammenfassend läßt sich folgende Aufstellung machen:

Blüten-, Frucht- und Samenöle unterstützen schwerpunktmäßig die Gesamtfunktion des Kopfes und der Oberhaut und wirken in diesem Sinne auf die Gesamtkörperfunktion ein.

Wurzel- und Holzöle unterstützen schwerpunktmäßig die Gesamtfunktion des Unterkörpers und des Unterhautfettgewebes und wirken in diesem Sinne auf die Gesamtkörperfunktion ein.

Blatt- und Sproßöle unterstützen schwerpunktmäßig die Gesamtfunktion des Oberkörpers und der Kutis (Corium) und wirken in diesem Sinne auf die Gesamtkörperfunktion ein.

13.4. Allgemeine Wirkungsbeziehungen einzelner pflanzlichätherischer Öle

Die pflanzlich-ätherischen Öle unterscheiden sich nicht nur in der Wirkung durch ihre Herkunft aus den drei verschiedenen Pflanzenregionen und Organen (Blüte-, Sproß- und Wurzelregion), sondern auch in ihrer Wirkung auf bestimmte Organe und Organsysteme. Jede Pflanzenart stellt ja eine absolute einmalige, also individuelle Bildung in ihrer Gestalt dar, was sich auch in der einmaligen Zusammensetzung ihrer Inhaltsstoffe widerspiegelt. Deshalb ist die Wirkung einer Pflanze auf den menschlichen Organismus *artspezifisch*. Natürlich gibt es Gemeinsamkeiten der pharmakologischen Wirkung in den Pflanzenfamilien auch bezüglich ihrer Inhaltsstoffe, doch gleicht keine Pflanzenart einer anderen in ihrer ganz *speziellen Wirkung*. Diese aufzuspüren wollen wir uns nun anhand von 13 verschiedenen ätherischen Ölen zur Aufgabe machen. Denn es ist in der Tat heute noch so, daß man allein von der Aufzählung der vielfältigen Wirkungen der verschiedenen ätherischen Öle kein eindeutiges Bild von ihnen bekommt und klären kann, worin sie sich nun eigentlich unterscheiden oder wo der jeweilige Schwerpunkt ihrer spezifischen Wirkung liegt.

Die Fettlöslichkeit (Lipoidlöslichkeit) der ätherischen Öle erleichtert ihnen den Eintritt in die Zellen durch die lipoidhaltige (fetthaltige) Zellmembran, die ja eine Doppelmembran aus Fett und Eiweiß ist (Lipoproteidmembran).

170

Wir hatten schon darauf hingewiesen, daß die ätherischen Öle wie *Hormone* im Zellinnern die Enzymbildung beeinflussen und steuern, weswegen wir sie als von außen her wirkende hormonähnliche Substanzen als Ektohormone, den körpereigenen, den Endohormonen gegenüber gestellt haben.

Die Stoffwechselenzymbildungen erfolgen im Zellkern, an den Chromosomen, den Trägern der Erbmerkmale, wo bestimmte Abschnitte (die für eine Enzymbildung als Biokatalysator verantwortlich sind und die man Gene nennt) aktiviert werden und diese verstärkt bilden!

Nicht anders wirken unsere körpereigenen Endohormone: Sie aktivieren bestimmte Gene auf den Chromosomen und lenken den Zellstoffwechsel in eine ganz bestimmte Richtung; z. B. veranlassen sie die Produktion bestimmter Verdauungssekrete oder die Synthese bestimmter Eiweiße, die wiederum Hormone sein können.

Bei der Besprechung der Blutorgane konnten wir aufzeigen, daß es Steuerungsbeziehungen zwischen den Blutorganen (Lunge, Leber, Milz, und Nieren) und den Hormondrüsen gibt! Wir kamen zu folgender Blutorgan-Hormondrüsen-Paarung:

(Blutatmung)   = *Lunge* − *Schilddrüse* = (Zellatmung)
(Blutzucker)   = *Leber* − *Inselorgan* = (Zellveratmung d. Zuckers)
(Blutabwehr)   = *Milz* − *Thymus* = (Zellabwehr)
(Ausscheidung
Blutreinigung) = *Nieren* − *Nebennieren* = (Zellstoffwechsel)

Wir sahen, daß die Blutorgane die *extrazelluläre* Funktion über das Blut und die Hormondrüsen die *intrazelluläre* Steuerung der selben Funktion übernahmen.

Aus der Sicht dieser gesamten Zusammenhänge liegt es nahe, die ätherischen Öle nach ihrer hauptsächlichen Wirkung therapeutisch so einzusetzen, daß sie die Funktion der Blutorgane unterstützen und fördern, was zugleich eine Aktivierung ihrer zugehörigen Hormondrüsen als Unterstützung von außen, eben durch *Ektohormone,* bedeutet!

Die Blutorgane liegen sämtlich im Oberkörper und können folglich nach unseren ausführlich erläuterten und dargelegten Wirkungsbeziehungen schwerpunktmäßig nur durch *Blatt-* oder *Sproßöle* therapeutisch erreicht werden. Denn wir wiesen ausführlich auf die einander entsprechenden Stoffwechselfunktionen der Blätter als Organe des

Atmungs- und Kohlenhydratstoffwechsels hin. Der Säftekreislauf der Pflanze sorgt zugleich für die Nährstoffversorgung, Abwehr, Regeneration und für die Entschlackung bzw. den Abtransport der wertvollen Kohlenhydrate. Der pflanzliche Säftekreislauf verbindet das vielfältige Geschehen zu einem Ganzen und macht den Stengel der Pflanze zur Hauptschlagader des Geschehens.

In der mittleren Hautschicht, dem Corium (Kutis) konnten wir die engen Wirkungsbeziehungen mit den Organen des Oberkörpers aufzeigen, da hier entsprechende Funktionen für die Haut ausgeführt werden.

Für die weiteren folgenden Ausführungen ist von vornherein festzustellen:

Jedes pflanzlich-ätherische Öl wirkt auf den ganzen Menschen, auf alle Zellen des Körpers, aber im Hinblick auf eine ganz bestimmte Funktion, die von einem ganz bestimmten Körperorgan hauptsächlich gesteuert wird, und dies ist somit das Schwerpunktorgan der therapeutischen Wirkung des betreffenden ätherischen Öls!

Lunge und Schilddrüse zusammen regeln die Atemfunktion, Leber und Inselorgan zusammen regeln den Zuckerhaushalt, Milz und Thymusdrüse zusammen regeln die Abwehr, Niere und Nebenniere Stoffwechsel und Ausscheidung in jeder Zelle und in allen Geweben des Körpers!

Entsprechendes gilt für den therapeutischen Einsatz pflanzlich-ätherischer Öle!

Eine Organfunktion ist dann gestört, wenn Sympathikus- und Parasympathikus nicht in der *organspezifischen Ausgewogenheit* arbeiten. Z. B. ist die Niere gegenüber der Leber mehr ein parasympathisch betontes Organ und letztere mehr sympathisch betont. Eine nachhaltige Störung dieser organspezifischen Verhältnismäßigkeit von sympathisch und parasympathisch führt zu ernsthaften Funktionsstörungen. Man kann also eine Therapie von der Sympathikuswirkung oder aber von der Parasympathikuswirkung her einleiten. Es gibt also immer *zwei Möglichkeiten der Therapie.*

In der *Heilkräuter-Essenz-Therapie* Dr. rer. nat. *Gümbel* verfahren wir ausschließlich nach dem Prinzip, eine schwache Funktion zu stärken (und arbeiten damit *nicht* nach dem homöopathischen Prinzip!). Ist eine parasympathische Funktion der Haut oder eines Körperorgans zu

172

schwach, so stärken wir diese mit einem diesbezüglichen organspezifischen *parasympathisch-wirkenden* ätherischen Öl. *Begründung:* Wir wollen ja zugleich die zugehörige Hormondrüse für die intrazelluläre Funktion mitanregen und die entsprechende intra-zelluläre Funktion auslösen!

Aufgrund dieser Zusammenhänge kommen wir zu einer *Paarung* der pflanzlich-ätherischen Öle mit jeweils verschiedenen Wirkungsschwerpunkten, die sich aber beide *auf das gleiche Organ bzw. Organsystem und auf das gleiche Gewebe beziehen!*

Ein Öl eines „Wirkungspaares" hat mehr eine sympathische, das andere mehr eine parasympathische Tendenz. Je nach vorliegender Organ- und Gewebsschwäche können wir das eine oder das andere einsetzen.

Nun ist es bei den Blatt- oder Sproßölen außerordentlich schwer zu entscheiden, welcher Funktion sie mehr zuneigen, denn sie sind ihrem Charakter nach „Doppelgesichter" bzw. Janusköpfe! Wie wir aus der Betrachtung der Blatt- und Sproßfunktion wissen, ist ihnen sowohl gestaltlich als auch vom Stoffwechsel her ein rhythmisches, wechselndes Verhalten zwischen abbauend-konzentrierendem und aufbauend-erweiterndem Stoffwechsel zu eigen.

In jedem Falle aber haben Blatt- bzw. Sproßöle immer eine doppelte therapeutische Wirkung: Sie wirken sowohl sympathisch als auch parasympathisch, haben aber in der Regel eine mehr oder weniger leichte Schwerpunktverlagerung nach der einen oder anderen Seite!

Unter Zugrundelegung dieser Gesichtspunkte kommen wir zu folgender Paarung einer Auswahl von ätherischen Ölen (Wirkungspaare):

Körperfunktion	Blutorgan Hormondrüse	parasympathisch/sympathisch	
1. *Atmungsfunktion:*	*Lunge/Schilddrüse:*	*Kiefernadel*	*Eukalyptus*
2. *Zuckerstoffwechsel:*	*Leber/Inselorgan:*	*Rosmarin*	*Lavendel*
3. *Abwehrfunktion:*	*Milz/Thymus:*	*Lemongras*	*Minze*
4. *Ausscheidungsfunktion, Stoffwechselfunktion:*	*Niere/Nebenniere:*	*Thymian*	*Salbei*

Im nachfolgenden Kapitel werden wir die ätherischen Öle einzeln vorstellen und genauer charakterisieren.

Zwei überaus wichtige Hormondrüsen haben wir in diesem Zusammenhang noch nicht berücksichtigt, die allen Hormondrüsen übergeordnete Hirnanhangdrüse (Hypophyse) und die Regenerationszentren unseres Leibes, die Keimdrüsen (Hoden und Eierstöcke = Ovarien), die dem Stoffwechel ihren entscheidenden letzten Stempel aufdrücken.

Die Hypophyse hatten wir aufgrund ihrer Entwicklung und Funktion als ein Blutorgan, genauer: als ein Blut-Sinnesorgan, und zugleich als hormonbildende Drüse, als Hormondrüse, gekennzeichnet. Sie ist beides, hat eine doppelte Funktion, wobei der Hypophysenvorderlappen mehr die Drüsenfunktion (die Adenohypophyse = Drüsenhypophyse bildet in sich eigene Hormone selbständig aus) und der Hypophysenhinterlappen (Hirnteil = Neurohypophyse) mehr die Blutorganfunktion einnimmt, denn in letzteren treten verstärkt Arterien ein und die Hormone stammen in ihrer Bildung aus dem darüberliegenden Zwischenhirn aus den vegetativen Kernen des Hypothalamus. Der Hypophysenvorderlappen hat keinen direkten arteriellen Zufluß, sondern enthält ausschließlich *venöse* Gefäße, die sogenannten „Portalgefäße“, als ein venöses Kapillarnetz, ähnlich dem der Leber, die ein venöses Pfortadernetz als Kapillargeflecht zum Aufbau der Leberläppchen ausgebildet hat. Bei der Leber geht es um Nährstoffaustausch vom venösen Blut der Pfortaderkapillaren zu den Leberzellen und umgekehrt und beim Hypophysenvorderlappen um die Aufnahme und Abgabe von Hormonen.

Ein ätherisches pflanzliches Öl, welches dieses Organ mit seinem *sympathisch gesteuerten Vorderlappen* (ausschließliche Versorgung durch Ausläufer des Sympathikus) und seinem *parasympathisch gesteuerten Hinterlappen* (Kerne im Hypothalamus) therapiert, müßte entweder beide Wirkungsprinzipien (sympathisch/parasympathisch) in ausgeglichener Weise beinhalten, oder aber wir müßten jeweils für Vorder- und Hinterlappen ein eigenes ätherisches Öl mit jeweils einem entsprechenden Wirkungsschwerpunkt haben, die sich aber beide in ihrer Wirkung nicht nur ähneln, sondern *ergänzen*, d. h. synergistisch zusammenarbeiten müßten.

Nach der Lage des Organs Hypophyse können das natürlich nur Öle aus der Blüten-Frucht-Samenregion sein, die ja wie vorher eingehend beschrieben, in enger Beziehung zum Stoffwechsel und zur Organfunktion des Kopfes stehen, die also die Funktion sämtlicher Sinnesorgane und des Gehirns (und damit das gesamte Nervensystem) in ihrer Bewußtseinsfunktion anregen.

Diese Forderung sehen wir im Fruchtschalenöl der *sauren Zitrone* und dem der *süßen Orange* erfüllt. Die Wirkungen und ihre Wirkungsprinzipien werden im nachfolgenden Kapitel der einzelnen ätherischen Öle erläutert. Es ergibt sich folgende Zuordnung:

HYPOPHYSE

(sympathisch) Vorderlappen	–	Hinterlappen (parasympathisch)
Orange		Zitrone

Grundsätzlich „heilt" ja die Hypophyse alle Körperfunktionsstörungen in dem Sinne, daß sie den Stoffwechsel im Ausgleich von sympathisch und parasympathisch hält bzw. in der Kontrolle ihrer notwendigen schwerpunktmäßigen Verschiebung. Sie kann jederzeit regulierend mit ihren Steuerhormonen eingreifen und die Hormonproduktion der einzelnen ihr untergeordneten Hormondrüsen hemmen oder fördern. Diese Regulation erfolgt zugleich und parallel auf direktem Wege über Nervenstrangverbindungen zu den Hormondrüsen des Sympathikus und des Parasympathikus (= doppelter Regelkreis bzw. neural-humoraler Regelkreis).

Bei der Betrachtung der Funktion der Hypophyse sagten wir vorausgreifend: *Heilkräuter-Essenz-Therapie ist Hypophysentherapie,* weil wir die Arbeitsweise dieses Organs mit „äußeren Hormonen" mit ektohormonellen Aromastoffen (ätherischen Ölen) unterstützen.

Jetzt wird deutlich, daß von der Hypophyse ein permanenter Heilungsimpuls ausgeht, in der Bemühung um die Aufrechterhaltung des Stoffwechselgleichgewichts bzw. um die richtige und maßvolle Gewichtung der Stoffwechselschwerpunkte in Anpassung an die Lebensumstände. So ist die Hypophyse das *Heilungszentrum* des menschlichen Organismus mittels entsprechender Hormonausschüttung und hormoneller Regulation aller Stoffwechselprozesse.

Die Hypophyse ist in ihrer Funktion die organgewordene permanente Hormontherapie des Menschen, ist sein Heilungszentrum!

Diese hormontherapeutische Funktion dieses Sinnesorgans ist von unserem Bewußtsein her, von unserer Vorstellung, unseren Gedanken und Gefühlen her beeinflußbar und *steuerbar.*

Die Heilkräuter-Essenz-Therapie ist das ekto-hormonell erweiterte Hypophysen-Prinzip!

175

Der eigentliche Hormondrüsenpartner im Sinne des Wirkungspaares von Hormondrüse und Blutdrüse sind zum Blutsinnesorgan Hypophyse die Keimdrüsen, die Hoden beim Mann und die Eierstöcke (Ovarien) bei der Frau.

Diese beiden Organpartner zeichnen sich durch die größte Entfernung im Körper gegenüber allen anderen Organpaaren aus, welches ein Ausdruck ihrer starken Polarität von *Bewußtsein und Regeneration* ist und die als Organe zugleich die Pole des Menschseins darstellen und aufzeigen: Geist (Bewußtsein, Denken) und Körper (lebende Materie).

Diese kosmische Polarität des Menschen ist beim Mann stärker ausgebildet, wie wir am Hodenabstieg (Descendus testiculorum) bis außerhalb der Bauchhöhle in den Hodensack feststellen können, weil der Mann im allgemeinen stärker androgen-abbauend-intellektuell betont ist, was zu einer „Verkopfung" des Menschen sich verstärken kann. Die Frau dagegen bleibt mehr dem Lebendigen, dem Regenerativen, dem Lebensvollen verbunden und ist daher überhaupt in der Lage einen neuen Menschen in ihrem Leib mit aufzubauen (Schwangerschaft/Embryologie).

Die Hypophyse nimmt als Blutsinnesorgan im Sinne des hormonellen oder humoralen Regelkreises die Ausschüttung der Geschlechtshormone wahr (über die Portalgefäße!) und kann ihrerseits über eine entsprechende Hormonausschüttung ins Blut (gonadotrope Hormone) die Hormonproduktion der Keimdrüsen (Gonaden) steuern. Dies kann durch Bewußtseinsanstrengungen unterstützt werden, wie jeder an sich selbst beobachten kann.

Welche ätherischen Öle kämen nun zur Anregung der männlichen und weiblichen Keimdrüsen, Hoden und Eierstöcke, also zur Stimulation ihrer Geschlechtszellen- und Hormonproduktion in Frage?

Es können aus den im vorangegangenen Kapitel geschilderten Wirkungsbeziehungen von Pflanze und Mensch nur Wurzel- oder Holzöle sein. Es müssen aber wiederum Öle sein, die sich in ihrer Wirkung eindeutig unterscheiden, müssen also deutlich sichtbare „androgene" und „östrogene" Eigenschaften haben.

Wenn man an unsere Ausführungen des Stoffwechselvergleichs von Pflanze und Mensch denkt und an die Wirkungsbeziehung von „androgenem Stoffwechsel" als Stoffwechsel der Blütenregion und von „östrogenem Stoffwechsel" als der in der Wurzelregion, so können wir auch die Wurzel als das „weiblichste" Organ der Pflanze bezeichnen. Wir erkannten nämlich in der Funktion der Wurzelzellen, die größtenteils im Dienste der Nährstoffspeicherung und des Aufbaus der ganzen Pflanze stehen, eine Art „Eizellenbildungsprinzip" im Sinne von Substanzanlagerung und Vergrößerung. Das diesbezüglich gesuchte ätherische Öl müßte also ein klassisches Wurzelöl sein. Wir finden es im

Vetiveröl.

Zur Anregung der männlichen Keimdrüsen und ihrer Hormonproduktion bräuchten wir eigentlich ein ätherisches Öl aus einer „männlich betonten Wurzel". Es müßte sich in der Wurzelregion irgendwie ein vegetativer Absterbeprozeß bzw. ein starker konzentrischer Formungs- und Gestaltungsprozeß mit verhärtender Tendenz zeigen, so wie wir das bei der harten Nuß- oder Samenbildung in der Blütenregion schon kennengelernt haben. Denn in der Blüte und ihrem Stoffwechsel erkannten wir androgen-abbauend-auflösende und gestaltkonzentrierende Eigenschaften, die das Ende des vegetativen Wachstums der Pflanze bedeuten. Wir erkannten ähnliche Kräftewirkungen wie im zellulären Zentriol-Strahlungsprinzip und können die Blüte in diesem Sinne das „männlichste" Organ (Lichtsinnesorgan) der Pflanze nennen!

Diese Vorgänge waren besonders deutlich sichtbar im Stoffwechsel der Oberhaut (Epidermis), wo ein überstarkes „Zentriolwirkungsprinzip" eine überschnelle Teilung mit anschließender Degeneration der Zellen zu Hornschüppchen hervorrief.

Eine dementsprechendes Wirkungsprinzip finden wir in der *Holzbildung* der Bäume und Sträucher, nur daß hier die absterbenden Pflanzenzellen von der Keimschicht der Rinde (Kambium) nicht nur nach außen zur Rindenbildung und bei der Haut zur Hornhautbildung führt, sondern beim Baum auch nach *innen* vonstatten geht, wodurch das eigentliche Holz entsteht. Dieses fast total abgestorbene, mineralisierte und oft mit ätherischen Ölen versetzte Holz (zur Verhinderung von Fäulnis, Verwesung und Schutz vor eindringenden Schädlingen) nimmt durch die, vor allem im Frühjahr, ständig neu gebildeten Zellen in der Rinde an Umfang immer mehr zu (Jahresringe).

Der Baumstamm oder das Holz hat ja, wie wir schon dargestellt haben, zugleich „Wurzelfunktion". Er fungiert als Reservegewebe für Wasser und Nährstoffe, so daß junge Triebe und Zweige je nach Pflanzenart (Hart- oder Weichhölzer) relativ unabhängig von der Versorgung durch die Hauptwurzeln sein können.

Zur Anregung der männlichen Keimzellenreifung (Samenproduktion) bzw. zur Stimulation der Keimdrüsenhormone, die den „männlichen Stoffwechsel" gestalten, bräuchten wir ein klassisches Holzöl. Wir finden es im:

Sandelholzöl

Es ergibt sich folgende Zuordnung:

Keimdrüsen	
(parasympathisch) Hoden	Ovar (sympathisch)
Sandelholzöl	Vetiver-Wurzel-Öl

Da die Geschlechtshormone den Stoffwechsel gestalten, bezieht sich diese Zuordnung natürlich auch auf die gesamte Unterleibsfunktion, vor allem auf den Stoffwechsel der Verdauungsorgane. Die oben genannten ätherischen Öle stimulieren also zugleich den gesamten Verdauungsapparat in parasympathischer bzw. sympathischer Richtung, wobei aber nicht vergessen werden darf, daß der Gesamttenor der Verdauungs- und Geschlechtsfunktion gegenüber allen anderen Körperabschnitten und Organfunktionen *sympathisch* ist! Es geht also hier nur um die *Variation* des „Sympathischen"!

Die *Indische Narde* (Nardostachys jatamansi) haben wir als eine Pflanze kennengelernt, die als ein „blühender Erdsproß" eine Verschmelzung von Wurzel-, Sproß- und Blütenregion darstellt. Sie bildet zwei unterschiedliche oberirdische Triebe, einen rein vegetativen und einen Blütentrieb, auf einer einzigen Wurzel gleichzeitig aus.

Das ätherische Öl dieser Pflanze befindet sich hauptsächlich im unterirdischen Erdsproß. Nach der Darstellung der Wirkungsbeziehungen von Pflanze, Haut und Mensch müßte es eine Zusammenfassung aller Kräftewirkungen beinhalten.

In der Tat hat das Nardenöl eine harmonisierende, beruhigende und ausgleichende Wirkung auf alle Organe und Organsysteme und kann therapeutisch bei allen Funktionsstörungen erfolgreich eingesetzt werden, da es, wie die Hypophyse, sowohl parasympathische als auch sympathische Funktionseigenschaften in sich vereint hat! Auch für die Haut hat es eine entsprechende Wirkung: Es bringt die polaren Stoffwechselprozesse von Oberhaut (Epidermis) und Unterhautfettgewebe (Subkutis) als sympathisch-aufbauende Durchblutung bzw. Regeneration und als parasympathisch-abbauende Verhornung und Hautdrüsensekretion im *Corium*, als „Herz" der Haut, zum Ausgleich!

Das Nardenöl stellt das physiologische Gleichgewicht der Haut her und bewirkt eine ständig anhaltende *Regeneration* der Haut, die das Ergebnis der *Integration* des Stoffwechsels aus dem männlichen „Zentriolprinzip" und dem weiblichen „Eizellenprinzip" ist (androgen-abbauend = Verhornung/Sekretion und östrogen-aufbauend = Fettbindung/Durchblutung).

Da der Blütentrieb der Narde auf dem *horizontal wachsenden* Erdsproß *hinter* dem vegetativen Spitzentrieb austreibt, müßte das entsprechende, dem Nardenöl zugehörige Organ in der Mitte des Menschen, im Oberkörper zu suchen sein. Es müßte ein Organ sein, das dem Einfluß von Sympathikus und Parasympathikus unterliegt und dennoch ein drittes, neues und eigenes Moment als Ergebnis dieser Durchdringung und totalen Verschmelzung aufweist: Es ist das

Herz

mit seinem Eigenrhythmus (Autorhythmie), welches als zentrales Blutorgan und Kreislaufzentrum, als Blutmuskel, den hormonellen und elektromagnetischen Einflüssen seiner ihm zugeordneten „Hormondrüsen", dem Sympathikus und dem Parasympathikus, unterliegt.

Die *Indische Narde* ist mit ihrem ätherischen Öl das entsprechende Therapeutikum für das Herz, denn beide sind nur aus der Zusammenfassung, ja aus der Verschmelzung ihrer jeweiligen Gestalt- und Stoffwechselpole zu verstehen und sind das Zentralorgan ihrer Wesensgestalt schlechthin.

Das Herz ist der organgewordene Prozeß der abbauend-parasympathisch-sich konzentrierenden Systole und der aufbauend-sympathisch-sich erweiternden Diastole.

Das Herz braucht deshalb kein parasympathisches und sympathisches ätherisches Öl als Wirkungspaar, wie alle anderen Blutorgane, sondern nur eines, das Nardenöl.

Das Nardenöl faßt beide polaren, „systolischen" und „diastolischen" Kräftewirkungen als Blütenkräfte und Wurzelkräfte in sich zusammen, vereint sie wie das Herz zu „einem Schlag" mit doppelter Wirkung!

So wie die Hypophyse die organgewordene innere Hormontherapie ist, so ist das Herz die *organgewordene Neuraltherapie*, da es im Rhythmus von Zusammenziehung (Systole) und Erweiterung (Diastole) den Parasympathikus- und den Sympathikuseffekt in der Muskelbewegung darstellt. Im Pflanzenwachstum zeigen sich diese Kräftewirkungen als sich konzentrierender Sproß (Blüten- und Samenbildung), die eine „systolische Wirkung" ist und als sich erweiternd-aufbauendes Wurzel- und Sproßgewebe, welches eine „diastolische Wirkung" ist. Im Herzen sind beide Kräftewirkungen durch den Rhythmus vereint, so wie die verschiedenen Sprosse (Blütensproß und rein vegetativer Sproß) auf ein und derselben Wurzel der *Indischen Narde*.

So wie das Herz sich gleichzeitig zusammenzieht (Kammersystole) und weitet (Vorhofdiastole), weil beide Bewegungen sich gegenseitig bedingen, hat auch die *Indische Narde* gleichzeitig und nebeneinander einen „systolischen" Blütentrieb und einen eng zusammengezogenen „diastolischen" vegetativen Wurzelsproß, weil auch sie beide einander bedingen, wie wir schon aufzeigen konnten.

Die *Indische Narde* wächst als Erdsproß (Rhizom) *horizontal* (Plagiotropismus). Die Horizontale ist die Verbindungslinie von Himmel und Erde. Also auch im biologischen Wachstum drückt sich die Verbindung der polaren Gegensätze von „Himmel" und „Erde", von Licht und Stoff, von Energie und Materie aus!

Doch zeigt die Narde eine stärkere Erdbeziehung, da sich dieser horizontale Wuchs durch den alljährlich im Frühjahr an seiner Spitze austreibenden vegetativen Sproß an der Spitze des Rhizoms (Erdsproß) *unterirdisch* vollzieht, also *in* der Erde. Außerdem duftet die Narde ungemein *erdig*, nach Torf, Moos und Humus. Hierin zeigt sich gleichfalls die *Erdverbundenheit* dieser Pflanze.

Beim Herz zeigt sich die Körperverbundenheit des Herzens durch seine „Hinneigung" zur *venösen Seite*! Die Herzachse steht nicht parallel zur Körperachse, sondern ist um etwa 23 Grad nach rechts geneigt. Das venöse Blut mit seinen Gefäßen zeigt ja die erweiterte diastolische Seite des Herzens über den ganzen Körper hin an, ist eigentlich das „sympathische" Moment des Blutkreislaufs, ist auch das aufbauend-ernährende Moment, denn Nährstoff- und Schlackenstoffaustausch ist nur durch die relativ dünnwandigen Venen (im Gegensatz zu den dickwandigen muskulösen Wänden der Arterien) möglich. Dieses Kreislaufverhalten wird durch die weiblichen Geschlechtshormone verursacht und gefördert, durch die Östrogene.

Das Herz ist also dem „Weiblichen" mehr „geneigt" als dem „Männlichen"! Der menschliche Körper wird ja immer nur durch Frauen, durch Mütter hervorgebracht, geboren, *niemals* durch Männer. Infolgedessen ist ja auch, wie wir schon an anderer Stelle wissenschaftlich belegen konnten, der Körper, der Leib, eine *typisch weibliche Bildung als Materie*, denn die Substanzgebende (man erinnere sich an das substanzanlagernde Eizellenprinzip!) ist in diesem Falle die *Mutter*, aus deren Eizelle alle anderen Zellen hervorgehen und die die nötigen Nährstoffe dazu gibt. Die Mutter (lat. = mater) stellt also die Leibsubstanz, weshalb es auch „Mater-ie" heißt. Der Vater dagegen ist der Geistgebende, der Essenzgebende, von lat. „esse" = Sein.

Essenz und *Substanz* verhalten sich wie die Blüte zur Wurzel und bedingen gegenseitig ihre biologische Gestalt, sind wie Himmel und Erde, sind das *Männliche* und das *Weibliche* schlechthin!

Das Herz ist der „weiblichen Seite" des Menschen zugeneigt um exakt den gleichen Winkel, wie die Erdachse zur Achse ihrer Sonnenumlaufbahn (Ekliptik), um 23 Grad. Dadurch entsteht der *Rhythmus* der Jahreszeiten:

Im Sommer ist der Nordpol als „Kopfpol" der Erde der Sonne zugeneigt (der Südpol abgeneigt) und im Winter abgeneigt (der Südpol zugeneigt). Also wenn die Erde mit ihren Polen „Zuneigung" zur Sonne zeigt, ist es auf der entsprechenden Halbkugel Sommer, ist es hell und warm, und wenn die Pole „Abneigung" zur Sonne zeigen, ist es auf der entsprechenden Halbkugel Winter, also dunkel und kalt.

Dieses rhythmische Verhalten der Erde ist, genau wie beim Herz, nur aus der Verbindung zweier polarer Prinzipien oder Kräftewirkungen zu erklären, die auf die Erde bezogen heißen: *wärmende Sonnenstrahlung* (Energie) und *kalte Erdverdichtung* (Materie), die sich physikalisch als Erdmagnetismus offenbart!

Nur im jahreszeitlichen Rhythmus kann das Leben auf unserer Erde aufrechterhalten werden, denn wenn die Erde der Sonne konstant die Nordhalbkugel zuwenden würde, würde die Südhalbkugel in Dunkelheit, Kälte, in Eis und Schnee versinken und umgekehrt.

Erst wenn die wechselnde Zuneigung der Pole der Erde zur Sonne sich immer mehr verringern würde, also die Erdachse sich immer mehr parallel zur Achse ihrer Sonnenumlaufbahn einstellen würde, hätten wir keine Jahreszeiten mehr. Nord- und Südpol hätten immer die gleiche Menge Sonnenlicht. Nach dem heutigen Klima würden sich dann die eisbedeckten Pole gewaltig ausdehnen, was nur durch eine allgemeine Erwärmung der Erde (als Folge der Vereinigung der Polaritäten?) aufgehalten und überwunden werden könnte.

Die tatsächlich vorhandene Neigung der Erdachse zur Achse ihrer Umlaufbahn um die Sonne um 23 Grad entsteht, vergleichbar dem Herzen, als „Eigen-Impuls" aus der Verbindung der beiden polaren Kräftewirkungen. Die Erde stellt so die Grundbedingungen für biologisches Leben her. Die Photosynthese der grünen Pflanzen ist der verbindende Prozeß zu einer neuen chemischen Substanz, zum Kohlenhydrat Zucker (Glukose), ist ein Produkt von Erde und Sonne.

– Pflanzenpolarität (Blütenbildungskräfte/Wurzelbildungskräfte),
– Herzschlag (Systole/Diastole),
– Jahreszeiten (Sommer/Winter)

sind im Prinzip Auswirkungen der gleichen Kräftewirkungen auf verschiedenen Ebenen, offenbaren in der biologischen Gestalt den Dialog von Energie und Materie, von Essenz und Substanz, von Himmel und Erde. Konkret in Bezug zur Pflanze heißt das: Die Sonne steht für die strahlenden Blütenkräfte (Zentriolprinzip) als Bildungskräfte, die Erde für die verdichtenden, substanzanlagernden, ernährenden Wurzelkräfte (Eizellenprinzip). Der Sommer ist die „Systole", der Winter die „Diastole" des Jahres. Diese Polarität faßt auch die Indische Narde in sich zusammen, vereinigt, verschmilzt sie zu einer neuen Dimension, die sich in einer neuen einzigartigen Pflanzengestalt zeigt:

Sie treibt das „androgene Prinzip" (Blütenbildung) aus dem „östrogenen Prinzip" (Wurzelbildung), sie bildet eine Blüte aus der Wurzel; und sie läßt das „androgene Prinzip" (Blütenbildung) im „östrogenen Prinzip" (Wurzel) aufgehen, der vegetative Sproß blüht nicht mehr!

Die Indische Narde ist mit ihrem ätherischen Öl die Zusammenfassung der Heilkräuter-Essenz-Therapie mit allen Kräftewirkungen zu einer neuen Dimension des Lebens.

In der Ausbildung der Geschlechter als Mann und Frau zeigt sich in der Differenzierung der inneren und äußeren Geschlechtsorgane (= primäre Geschlechtsmerkmale) *nicht* die Komplementarität (Ergänzung) von androgen-parasympathisch-männlichem und östrogen-sympathisch-weiblichem Wirkungsprinzip, wie wir das im *Kopfbereich* besonders deutlich im Bau der Hirnanhangdrüse mit dem sympathischen Vorder- und dem parasympathischen Hinterlappen gesehen haben. Auch im *Oberkörper* mit dem Zentralorgan Herz wird dieses ergänzende (zur Ganzheit führende) Verhalten als „weiblich-sympathisch-venöse" Diastole und als „männlich-parasympathisch-arterielle" Systole sichtbar.

Im *Unterkörper* mit seinen Geschlechtsorganen kommt es zur bleibenden polaren Ausbildung zwischen Mann und Frau:

Der *Mann* offenbart hier seine organgewordene „systolisch-zeugende Tendenz", in der Ausgestaltung seiner „Zeugungsorgane".

Die *Frau* offenbart hier ihre organgewordene „diastolisch-empfangend-aufsaugend-sich weitende Tendenz" in der Ausgestaltung ihrer „Empfängnisorgane".

Hier offenbart sich das *Menschsein* in einer Aufspaltung in Geschlechter und damit die Entstehung zweier polar unterschiedlicher Welten, die letztlich nur über die geschlechtliche Vereinigung aus vollem Bewußtsein zum *ganzheitlichen Menschsein* führen kann.

Die Gesundung des Menschen ist die Findung des inneren Friedens als das ausgewogene, harmonische Gleichgewicht seiner *geistig-männlichen* und seiner *leiblich-weiblichen Welt* durch die *verbindende, liebende Kraft seiner Seele*, die die Welt des Mannes und die Welt der Frau aus der Zerissenheit in die verbindende Harmonie und letztlich in die Verschmelzung zu einer neuen Dimension des *Menschseins* führen wird.

In diesem Sinne kann der Mann werden: die bewußte Vereinigung seines männlichen Geistes mit seinem weiblichen Leib.

In diesem Sinne kann die Frau werden: die bewußte Vereinigung ihres weiblichen Leibes mit ihrem männlichen Geist.

13.5 Die ganzheitlich-pharmakologische Wirkung pflanzlich-ätherischer Öle

Pflanzlich-ätherische Öle wirken in einem doppelten Sinne:
1. über die Nervensysteme, also neural, wie wir dies an der Geruchswahrnehmung über die Riechschleimhaut (Regio olfactoria) als zentral-nervöse Erregung und in der Haut als die Erregung der Nervenendkörperchen (Schmerz-, Wärme-, Kälte-, Druck- und Tastempfindung) kennengelernt haben sowie als Erregung der Nervenendigungen des Vegetativen Nervensystems im Sinne von Sympathikus- und Parasympathikus-Stimulanz;

Da sich beide funktionell getrennte Systeme dennoch gegenseitig beeinflussen und anregen (Nervenreize steuern das endokrine System, so wie endokrine Hormone Nervenreizungen auslösen), spricht man von einem „Regelkreis", also vom neural-humoralen (hormonellen) Regelkreis.

Die ganzheitliche Wirkung der pflanzlich-ätherischen Öle beruht nun auf ihrer grundsätzlich doppelten Eigenschaft von sowohl parasympathisch-androgener als auch von sympathisch-östrogener Wirkung. Keine einzige pflanzliche Essenz hat nur *eine einzige* dieser sich ergänzenden beiden Teilwirkungen. In dem nachfolgenden Kapitel über die speziellen Wirkungsbeziehungen der ätherischen Öle sind zwar immer die Haupteigenschaften herausgestrichen, doch verbirgt sich hinter dieser immer auch die „andere Seite". Bei der Besprechung der Blatt- bzw. Sproßöle hatten wir bereits auf diese ambivalenten Eigenschaften hingewiesen.

Dagegen hat in der Regel ein chemisches Therapeutikum (Arzneimittel) eine fast ausschließlich einseitige Wirkung, und dieses ist die pharmakologische Ursache für die fatalen Nebenwirkungen, die wir bei den Essenzen pflanzlicher Art niemals haben können. Das ätherische Öl wirkt ja aus seinem ganzheitlichen Charakter, und das ist sowohl seine „männliche" (parasympathisch-androgen) als auch seine „weibliche" (sympathisch-östrogen) Seite!

Am Beispiel des Sandelholzöls wird das sehr deutlich. In der Eingruppierung als „Wurzel- bzw. Holzöl" hat es den Charakter des „sympathisch-östrogenen", jedoch als spezifisches Holzöl wirkt es *im* Unterleib und *in* der Subkutis mehr im Sinne von „parasympathisch-androgen".

Diese Doppelschichtigkeit können wir auch bei den Blüten- bzw. Fruchtölen beobachten, z. B. beim Orangenöl, das in der Eingruppierung als Fruchtöl den Charakter des „parasympathisch-östrogenen" trägt, aber *in der Oberhaut* und *den Kopforganen* mehr im Sinne von „sympathisch-östrogen" wirkt.

Die Blatt- bzw. Sproßöle sind noch deutlicher „Janusköpfe", sie haben alle zwei „Gesichter", die scheinbar oft gleichstark ausgeprägt sind, und es ist sehr schwierig, ihre Hauptwirkung auszumachen.

Die *Indische Narde* ist nun diejenige Pflanze, die diese beiden so verschiedenen Gesichter oder Charaktere zu einem einzigen verschmolzen hat und daher aus dieser neuen Dimension auf die Ganzheit des Menschen einwirkt, indem sie die „männliche" mit der „weiblichen" Seite versöhnt, harmonisiert, vereint!

Krankheit entsteht ja aus der Disharmonie von „männlich" und „weiblich"! Wer nur eine Seite verstärkt, schwächt die andere und umgekehrt; es gilt in diesem Sinne, die „andere Seite" nicht zu vernachlässigen, sondern mitzutherapieren, beide Seiten miteinander „ins Gespräch zu bringen".

Auch wirken die pflanzlich-ätherischen Öle im Sinne der Ganzheit des Menschen von Körper, Seele und Geist, dessen Schwerpunktwirkung wir in den drei Körperabschnitten von Kopf, Oberkörper und Unterkörper, in den drei Keimblättern von Ektoderm, Mesoderm und Entoderm bzw. in den drei Hautschichten von Epidermis, Corium und Subkutis kennengelernt haben.

1. Die neurale Wirkung ist eine energetische und damit eine geistige Wirkung.
2. Die humorale Wirkung ist über den Blut- und Säfte-Kreislauf eine feinstoffliche und damit eine seelische Wirkung.
3. Die hormonelle Wirkung ist eine intrazelluläre als Biokatalysator, also eine stofflich-substantielle, eine leiblich-körperliche Wirkung.

Pflanzlich-ätherische Öle wirken auch in diesem Sinne auf die Ganzheit des Menschen an Leib – Seele und Geist!

Wurzel- und Holzöle haben den Schwerpunkt ihrer Wirkung als intrazelluläre Biokatalysatoren. *Blatt- und Sproßöle* haben eine kreislaufbezogene feinstofflich-seelische Schwerpunktwirkung. *Blüten- (Frucht- und Samen-)öle* haben schwerpunktmäßig eine geistig-energetische Wirkung.

Wiederum ist es die *Indische Narde*, die diese Eigenschaften harmonisch in sich vereint, die selbst ein kosmischer Katalysator zur Verschmelzung von Leib, Seele und Geist darstellt, zur Vereinigung von BIOS und KOSMOS, als kosmisch bewußter Bios zum BIOKOSMOS MENSCH. Ätherisch-pflanzliche Öle wirken als „Katalysatoren" im Menschen und in seinen Zellen auf *körperlicher, seelischer und geistiger Ebene*.

Die eigentlich pharmakologische Wirkung können wir aus den stofflichen Eigenschaften der Essenzen, aus ihren Aggregatzuständen ableiten: Wie wir zuvor schon ausgeführt haben, entstehen pflanzlich-ätherische Öle über die Photosynthese des grünen Blattes, dessen erstes

Produkt der Traubenzucker (Glukose) ist, aus dem nach und nach der Sauerstoff reduziert wird, so daß sich die Kohlenwasserstoffe (Terpene), die den Großteil der Essenzen ausmachen, als flüchtige Essenzen bilden. Ätherische Öle sind das Endprodukt der Verschmelzung von Licht und Stoff, die mit der Photosynthese begann und in einer außerordentlich energiereichen Substanz endet.

Diese Energie ist für den biologischen Organismus aber nicht mehr aufschließbar, weil die Kohlenwasserstoffe keinen Sauerstoff mehr besitzen und damit für den „lebendigen" Stoffwechsel nicht mehr als Lebensmittel fungieren können. Der Stoff ist quasi abgetötet und die Energie fast in Reinform erhalten geblieben. Wo es keinen Sauerstoff mehr gibt, gibt es auch kein Leben — das biologische Leben vergeht (jedoch bleibt diesen Verbindungen eine katalysatorische Funktion wie auch bei den Mineralien und Spurenelementen erhalten). Das ist auch der Grund, warum sie antibiotisch, also gegen den Fremd-Bios aber probiotisch, also für das eigene Leben wirken, indem sie es katalysatorisch stärken.

Diese Essenzen sind ja geradezu unverweslich und schützen zugleich vor Verwesung, da biologisch nicht abbaubar. Wir kennen dieses Problem mit den kaum oder nur sehr schwer abbaubaren „chlorierten Kohlenwasserstoffen", die ja besonders als Mittel gegen Schädlinge und als Konservierungsmittel entwickelt worden sind und die aus dem Kohlenwasserstoffgemisch Erdöl — auch Mineralerdöl genannt — chemisch abgeleitet wurden (Erdölderivate). Erdöl ist jedoch ein „totes" Produkt (= Mineralöl), während Pflanzenessenzen aus dem Lebendigen stammen und noch die molekulare Schwingung der lebendigen Pflanzenart haben.

Ihre Herkunft aus lebenden Pflanzen machen sie deshalb für den lebendigen Leib (Bios) aufnehmbar, wo sie als Biokatalysatoren bis in die Zellen in den Stoffwechsel einbezogen werden. Synthetische ätherische Öle (vom Erdöl abgeleitet) bleiben vermutlich „außen vor", können zwar die Zellmembranen von außen erregen bzw. stimulieren, gelangen wohl aber nicht ins Innere der Zelle, was wissenschaftlich nachgewiesen werden müßte.

Das heißt, daß die ätherischen Ölmoleküle der Pflanzenessenzen nicht nur durch ihre Schwingung über die Zellmembran (*Huber, U.* 1984) auf die Zelle einwirken, sondern diese durch die sogenannten „Lipidfenster" = Fettbereiche in der Zellwand wegen ihrer hervorragenden Fettlöslichkeit in die Zelle eintreten können (so wie z. B. die Geschlechtshormone [Steroidhormone]) und die dort über ihre biokatalysatorischen Eigenschaften den Zellstoffwechsel entweder mehr im Sinne des Aufbaustoffwechsels (sympathisch-östrogen) oder mehr im Sinne des Abbaustoffwechsels (parasympathisch-androgen) beeinflussen!

Auch die Pflanzenessenzen haben eine „doppelte Eigenschaft": Als energiegeladene oder energetisierende Teilchen haben sie physikalisch eine „Lichtfunktion" und als Katalysatoren eine Wirkung für den Stoff, für den Stoffwechsel, d. h. eine „Materiefunktion", die man ja eigentlich gar nicht voneinander trennen kann. Praktisch sieht das so aus, daß ja Hormone (z. B. Sexualhormone) in uns allein durch Gedanken und Vorstellungen gebildet werden können im Sinne dieser „Energie-Geist-Licht-Funktion", während Gewebshormone besonders durch körperliche und stoffliche Kontakte (man denke da z. B. an die Fülle der Kontaktekzeme und Allergien), also durch stofflich-materielle Berührung zustande kommen im Sinne der „Materie-Funktion".

Nun bestehen aber die ätherischen Öle aus vielen verschiedenen Einzelverbindungen verschiedener chemischer Stoffklassenzugehörigkeit. Denn neben den Kohlenwasserstoffen (Terpene) haben wir Aldehyde, Ketone, Phenole, flüchtige organische Säuren, Fette, Alkohole u. a. m.

Die gesamte Stoffgruppe eines einzigen ätherischen Öls können wir jedoch nach ihrer Flüchtigkeit unterscheiden:

a) nichtflüchtige harzige Substanzen,
b) schwerflüchtige Substanzen und
c) leichtflüchtige Substanzen.

Die Leichtflüchtigen sind es, die die nichtflüchtigen Verbindungen in Lösung bringen. Verdunsten jedoch die leichtflüchtigen Verbindungen, so fallen die schwer- und nichtflüchtigen aus, und wir sprechen vom „Verharzen" des Öls (wobei noch andere chemische Reaktionen, z. B. Oxydationen, eine Rolle spielen). Jedoch wirken alle diese verschiedenflüchtigen Substanzen auf die Gesamtheit der Zelle und ihres Stoffwechsels ein.

Die *leichtflüchtigen Substanzen* wirken aufgrund ihrer hohen molekularen und atomaren Schwingung am stärksten auf die Energie der Zelle und laden diese auf, wie eine Batterie. Vor allem wirken sie auf das Energiezentrum der Zelle, auf die Zentriolen!

Die *schwerflüchtigen Substanzen* (die ja in den leichtflüchtigen gelöst sind und von ihnen „Flügel geliehen bekommen haben") wirken auf die Zirkulation und Strömung des Zytoplasmas als Mikrokreislauf im Sinne einer verbesserten Fließdynamik ein und verbessern so alle Grundbedingungen für einen gesunden Stoffwechsel. Sie sind dynamisierende Substanzen für das fließende Zytoplasma.

Die *nichtflüchtigen Substanzen,* also harzige Komponenten, dürften eine bedeutsame Rolle als Biokatalysatoren für den Baustoffwechsel haben. Im allgemeinen sind die Blütenöle die leichtflüchtigsten, die Wurzel- und Holzöle die schwerflüchtigsten und die Blatt- oder Sproßöle liegen irgendwo dazwischen.

Leichtflüchtige ätherische Pflanzenessenzen haben geistig-energetische Wirkung, schwerflüchtige, nichtflüchtig-harzige Essenzen haben mehr körperlich-schwerstoffliche Wirkung und mittelflüchtige Essenzen wirken vermittelnd und verbindend.

Das Indische Nardenöl liegt, was die oben genannten Eigenschaften betrifft, in der Mitte.

Diese ganzheitlich-pharmakologischen Eigenschaften der pflanzlich-ätherischen Öle müssen wir bei der nun nachfolgenden Einzelbesprechung der Essenzen immer im Auge haben, um die GANZHEIT ihrer Wirkung wirklich zu erkennen.

TEIL III

Spezielle Wirkungsbeziehungen von ätherischen Ölen

14. Blüten-, Frucht- und Samenöle

Blütenblätter, Fruchtschalen und Samenschalen, in denen sich die meisten ätherischen Öle der Blütenregion befinden, sind die der Umwelt der Blüte und ihrer blütenauslösenden Kräfte zugewendeten Pflanzenteile, die, wie wir eingehend aufzeigen konnten, in engster Beziehung zur gesamten Kopf-, Sinnes- und Nervenfunktion des menschlichen Leibes stehen. Denn beiden Organen und Organsystemen ist ein *abbauend-parasympathisch-androgener* Stoffwechsel zu eigen. Wir konnten das am Beispiel sämtlicher Sinnesorganfunktionen und des Gehirns nachweisen.

Alle Blüten-, Frucht- und Samenöle wirken in diesem Sinne auf den *ganzen* menschlichen Körper ein, haben aber ihren Wirkungsschwerpunkt im Kopf, wo das Nervensystem und die Sinnesorgane zentriert sind (Ektodermzentrierung)!

Lage und Entstehung der ätherischen Öle in der Pflanze gehen Hand in Hand mit ihrer Wirkung auf den Menschen!

Wir hatten in dem Kapitel über die Wirkungsbeziehungen zwischen Pflanze und Mensch aufzeigen können, daß der Mensch in seiner biologischen, embryonalen Bildung einer „introvertierten Pflanze" zu vergleichen ist, mit einer „inneren Blütenbildung" als Gehirn und einer „inneren Wurzel", dem Darm- bzw. Verdauungssystem. Den Blättern der Pflanze entsprachen die entodermalen Ausstülpungen des Darmrohres, wie wir sie als die Organe von Lunge, Leber, Bauchspeicheldrüse und Magen in uns haben (siehe Abb. 31).

Aufgrund ihrer biologischen Entstehung kann man nun die verschiedenen Blütenorgane in ihrer Wirkung den verschiedenen Bildungen des äußeren menschlichen Keimblatts, dem Ektoderm zuordnen:

Die *Früchte* der Pflanzen entstehen entweder durch Einstülpung des Blütenbodens, wie z. B. bei der Hagebutte (Frucht der Rose), die ihre Samen im Innern hat, oder durch Ausstülpung des Blütenbodens, wie

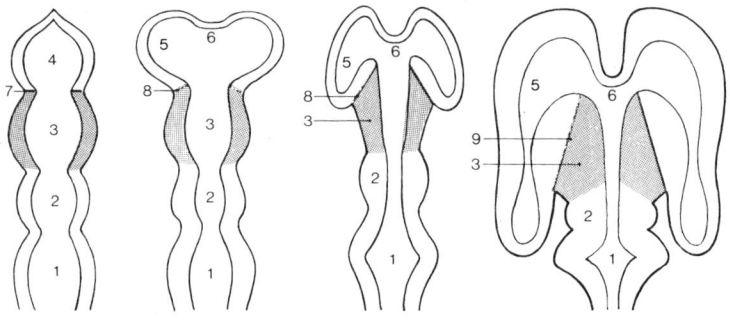

A Entwicklung des Zwischenhirns
(nach Schwalbe)

Abb. 31: Entwicklung des Prosencephalon

Gehirn und Rückenmark entwickeln sich aus dem Neuralohr, in dessen vorderem Abschnitt (dem zukünftigen Gehirn) sich mehrere Bläschen bilden: das *Rautenhirn-* **A 1**, *Mittelhirn-* **A 2**, *Zwischenhirn-* **A 3** und *Endhirnbläschen* **A 4**. Die Seitenwände der Bläschen verdicken sich und werden zur eigentlichen Hirnsubstanz, in der sich die Nervenzellen und ihre Fortsätze differenzieren. Der Entwicklungsprozeß beginnt im Rautenhirnbläschen und greift auf das Mittelhirn- und Zwischenhirnbläschen über. Die Entwicklung des Endhirnbläschens ist stark verzögert. In seinem Bereich bilden sich zu beiden Seiten zwei dünnwandige Blasen, so daß man im Endhirnabschnitt drei Teile unterscheiden kann: die beiden symmetrischen *Hemisphärenblasen* **A 5** und den unpaaren Mittelteil *(Telencephalon impar)* **A 6,** der die Vorderwand des III. Ventrikels bildet *(Lamina terminalis).*

Die Endhirnblasen überdecken mehr und mehr den Zwischenhirnabschnitt. Da sie sich besonders stark nach kaudal ausdehnen, kommt es zu einer Verschiebung der *Zwischenhirn-Endhirn-Grenze.* Sie verläuft ursprünglich als frontale Grenzlinie **A 7**, nimmt aber mehr und mehr einen schrägen Verlauf **A 8** und wird schließlich zur seitlichen Grenze des Zwischenhirns **A 9**. Dieses kommt dadurch zwischen beide Hemisphären zu liegen und besitzt kaum noch eine äußere Oberfläche. Die ursprünglich hintereinander liegenden Hirnabschnitte Mittelhirn, Zwischenhirn und Endhirn sind dann im reifen Gehirn weitgehend ineinandergeschoben.

Telodiencephale Grenze. An der Oberfläche des Gehirns erscheint lediglich der Zwischenhirnboden, der an der Hirnbasis das *Chiasma,* das *Tuber cinereum* und die *Corpora mamillaria* bildet. Das Zwischenhirndach wird erst sichtbar, wenn man durch einen Horizontalschnitt C den Balken entfernt. Man blickt dann auf das Dach des III. Ventrikels und die beiden Thalami. Der ganze Bezirk ist von einer gefäßführenden Bindegewebsplatte, der *Tela choroidea* **D 10,** bedeckt, bei deren Entfernung der III. Ventrikel eröffnet wird. Die Hirnsubstanz ist über dem III. Ventrikel und an der medialen Hemisphärenwand hochgradig verdünnt und wird durch vordringende Gefäßschlingen in den Ventrikelhohlraum eingestülpt. Die im Ventrikel liegenden Gefäßkonvolute bilden den *Plexus choroideus* **D 11** (Liquorproduktion). Entfernt man Tela und Plexus choroideus, so reißt man die dünnen Hirnwände mit weg und es bleibt eine Abrißlinie zurück, die *Taenia choroidea* **B 12.** Bis zu dieser Abrißlinie liegt

190

bei der Erdbeere, die ihre Samen außen als kleine Nüßchen trägt. Diese polaren Differenzierungen, die alle Übergänge und Variationen bei den verschiedensten Fruchtbildungen kennen, entsprechen den Bildungsvorgängen bei der Entwicklung des Gehirns. Zunächst stülpt sich das äußere Keimblatt (Ektoderm) über das Nervenrohr (Neuralrohr) ein (Einstülpungsvorgang) und dann stülpt es sich in der Bildung des eigentlichen Gehirns nach vorne aus (Ausstülpungsvorgang). Auch die Bildungen der Sinnesorgane sind hier zu nennen (Augen, Ohren, Mund, Nase, Hypophyse).

Die *Samen*, die der Erhaltung der Art dienen und den Pflanzenembryo ausbilden, sind differenzierte Teile der Frucht. In diesem Sinne dienen auch die vegetativen Nervenzentren im Gehirn (vegetative Kerne) mit den Nervenknotengeflechten (Plexi und Nodi) der Eingeweide (Sympathisches Nervensystem) den vegetativen (= pflanzlichen!) Funktionen im menschlichen Körper zur Erhaltung seines Lebens, seiner Art. Denn eine Pflanzenart entspricht biologisch-systematisch einem einzigen Menschenleben als Individualität.

Die *Blütenblätter* sind die „äußersten" und „obersten" Gewebsbildungen der Pflanze, die als verwandelte (metamorphosierte) Laubblätter im Oberflächenbildungsprinzip stehen und jetzt aber über die Blütenfarbpigmente eine anlockende Signalfunktion haben. Auch unsere Oberhaut bildet Pigmente (Melanin) aus und signalisiert im Hautbild den inneren Zustand des Menschen (die Haut als Spiegel der Seele!).

Zusammenfassend kommen wir zu folgender Wirkungsbeziehung:

- *Blütenblattöle* wirken schwerpunktmäßig auf die Oberhaut (Epidermis) und ihrer Bildungen (Hornhaut, Haare, Nägel) und deren Ab-

---

dann die Oberfläche des *Thalamus* frei **B 13**. Lateral davon wird sie noch von der verdünnten Hemisphärenwand bedeckt. Der Abschnitt der verdünnten Hemisphärenwand zwischen Plexusansatz und *V. thalamostriata* **BDE 14** wird als **Lamina alfixa BD 15** bezeichnet. Diese legt sich der dorsalen Fläche des Thalamus an und ist im reifen Gehirn mit ihr verwachsen **E 16**. Beim Blick von oben markiert die zwischen Thalamus und Ncl. caudatus **BDE 17** verlaufende V. thalamostriata B 14 die Grenze zwischen Diencephalon und Telencephalon.

Fornix **BC 18**, Epiphyse **BC 19**, Vierhügelplatte **B 20**, Habenula **B 21**, Fissura telodiencephalica **D 22**.

Mit freundlicher Genehmigung aus: *Kahle/Leonhardt/Platzer,* Taschenatlas der Anatomie Bd. 3, erschienen im Thieme Verlag, Stuttgart.

kömmlinge: Mundschleimhaut (Geschmacksepithel), Nasenschleimhaut (Riechepithel)!

- *Fruchtöle* wirken schwerpunktmäßig auf das Zentrale Nervensystem (Gehirn, Rückenmark, Rückenmarksnerven, periphere Nerven, Hautnerven) und auf die Sinnesorgane als abgefaltetes Ektoderm (Auge, Ohr, Hypophyse).

- *Samenöle* wirken schwerpunktmäßig auf die vegetativen Zentren im Gehirn (vegetative Kerne) und auf die Nervenknotengeflechte des Vegetativen Nervensystems (Sympathikus/Parasympathikus) in den Eingeweiden.

Bei den Zitrusfrüchten (Orange/Zitrone) befinden sich die ätherischen Öle als kleine Öltröpfchen in Ölbehältern in der äußeren Fruchtschale, wo sie als dunkle Punkte sichtbar sind.

Als Fruchtöle wirken sie vornehmlich auf das Gehirn und das gesamte Zentrale Nervensystem mit den Sinnesorganen ein.

Wir können aus vorgenannten Gründen das embryonale Ektodermbläschen mit einer umgestülpten (nach innen gestülpten) Fruchtschale vergleichen. Es läßt sich unschwer erkennen, daß dann die oberflächlich liegenden ätherischen Ölzellen nun in der Hohlrauminnenfläche liegen. Bei Gehirn und Rückenmark (Neuralkanal) sind diese inneren Oberflächen Angriffspunkte der ätherischen Fruchtschalenöle. Dies bezieht sich auch auf alle anderen Bildungen des Gehirns und des gesamten Zentralen Nervensystems, vor allem auf die im Kopf liegenden Sinnesorganbildungen, wie die vom Gehirn embryonal vorgestülpten Augenbecher (Augapfel) und die Aussackung des Zwischenhirnbodens (III. Ventrikel) als Hypophysenhinterlappen, bzw. auf den Hypophysenvorderlappen, als eine Abschnürung des Ektoderms, der in der Tiefe eine Verbindung mit dem Vorderlappen zu einem Organ eingeht.

Hier müssen wir also die speziellen Wirkungsbeziehungen von Zitronen- und Orangenöl als Fruchtschalenöle suchen.

Aufgrund der embryonalen Entstehung des Zwischenhirns mit dem Hypothalamus gibt es direkte Wirkungsbeziehungen zwischen den Drüsenzellen der Orangenschale (ätherisches Öl) und den Drüsenzellen des Hypothalamus, wenn wir uns wieder die Umstülpung der Orangenschale vorstellen, so wie sich auch die Epidermis als Vorderlappen der Hypophyse abgeschnürt hat. Es entsprechen sich die Drüsenzellen der Orangenschale und die Drüsenzellen der „Drüsenhypophyse" und des Hypothalamus.

Die saure Zitrone dagegen ist nicht nur vom Geruch her eine gegenpolare Bildung zur süßen Orange, sondern entspricht in ihrer Wirkung dem gegenpoligen Hypophysenhinterlappen. Wir müssen uns wieder das Gehirn als umgestülpte Zitrone vorstellen, so daß die Wirkungsbeziehung zwischen dem Schalenöl und den im Zwischenhirn liegenden neurosekretorischen Kernen (Hypothalamus), die ihr Sekret in die Aussackung des Zwischenhirnbodens in die Neurohypophyse (Hypophysenhinterlappen) geben, deutlich wird. Die Neurohypophyse als der „Hirnteil" der Hypophyse bekommt ja, im Gegensatz zum Vorderlappen, ihre sämtlichen Sekrete vom Hypothalamus, sie ist von dessen Sekretion vollständig abhängig.

Anhand dieser aufgezeigten Wirkungsbeziehungen kommen wir zu folgender Zuordnung:

● Das *Zitronenschalenöl* wirkt stimulierend auf den abbauend-parasympathisch-androgenen Hypophysenhinterlappen bzw. auf die Neurosekretion des Hypothalamus.

● Das *Orangenschalenöl* wirkt stimulierend auf den aufbauend-sympathisch-östrogenen Hypophysenvorderlappen, der vom Sympathikus her innerviert ist.

Wir können diese ätherischen Öle als „Schlüsselöle" für die Einstellung des Gesamtstoffwechsels des Körpers im Sinne einer Sympathikus-(Orange) oder einer Parasympathikus-Stimulation (Zitrone) einsetzen.

Damit benutzen oder nutzen wir die Arbeitsweise der Hypophyse als ein „Weichensteller" oder als „Weichenstellwerk" einer zweigleisigen Bahnstrecke, dessen „Gleise" in die sympathische oder in die parasympathische Richtung gehen.

Eine solche Therapie wirkt um so nachhaltiger und schneller, je mehr diese Wirkung der ätherischen Öle vom Bewußtsein und Gefühl (der Geruch muß unbedingt als „angenehm" empfunden werden!) der betreffenden Person her unterstützt wird. Denn wie wir schon mehrfach aufgezeigt haben, ist ja eine positive und bewußt bejahende Einstellung zu einem Problem allein schon eine innere „Hormon-Therapie", weil sie bestimmte heilende und helfende Hormone aktiviert, was zur baldigen Gesundung führen kann.

14.1. Zitronenöl, Oleum citri

Hergestellt

Aus Schalen der Zitronenfrucht, Citrus medica L. var. limonum, Fam. Rutaceae (Rautengewächse), äther. Ölgehalt: 0,1 – 0,3%, stammt aus Indien, heute in den meisten subtrop. und tropischen Ländern im Anbau. Das Öl sitzt in kleinen Tröpfchen in Ölbehältern der Schale, die als dunkle Pünktchen deutlich sichtbar sind.

Geruch

Saurer Duft der Zitrone.

Zusammensetzung

Limonen (90%), Zitral (3,5 – 5%), Anthranilsäuremethylester, Bisabolen, Dezylaldehyd, Geranylazetat, Camphen, Laurinaldehyd, Linalylazetat, Methylheptenon, Nonylaldehyd, Oktylaldehyd, Oktylen, Phellandren, Pinen, Terpinen, Terpineol, Zitronellal, Zitropten.

Charakter

Parasympathisch-androgen.

Schwerpunktwirkung

Allgemeine Kopf-, Nerven- und Sinnesfunktion mit Nebenhöhlenfunktion; Oberhaut-(Epidermis)-funktion. Insulin-Wirkung (blutzuckersenkend).

Spezielle Wirkung

Sinnesorgane und Zwischenhirn (Hypothalamus) mit Hypophysenhinterlappen-(Neurohypophyse)-Funktion.

Das Zitronenöl stellt den Gesamtstoffwechsel des Körpers über die Anregung des hypothalamisch-hypophysären Systems, welches sowohl den Vorder- als auch den Hinterlappen der Hirnanhangdrüse (Hypophyse) steuert und aktiviert, mehr in Richtung parasympathisch-androgen ein, indem die Hinterlappenhormone Oxytocin und Vasopressin (= Adiuretin) und Inkretin vermehrt ins Blut ausgeschüttet werden. Diese beiden erstgenannten Hormone wirken auf die glatte Muskulatur allgemein verengend ein und im besonderen auf die Gebärmutter (Oxytocin) und die Nierengefäße (Vasopressin = Adiuretin reduziert die Harnbildung der Niere). Dies erhöht den Blutdruck und regt die gesamte glatte Mus-

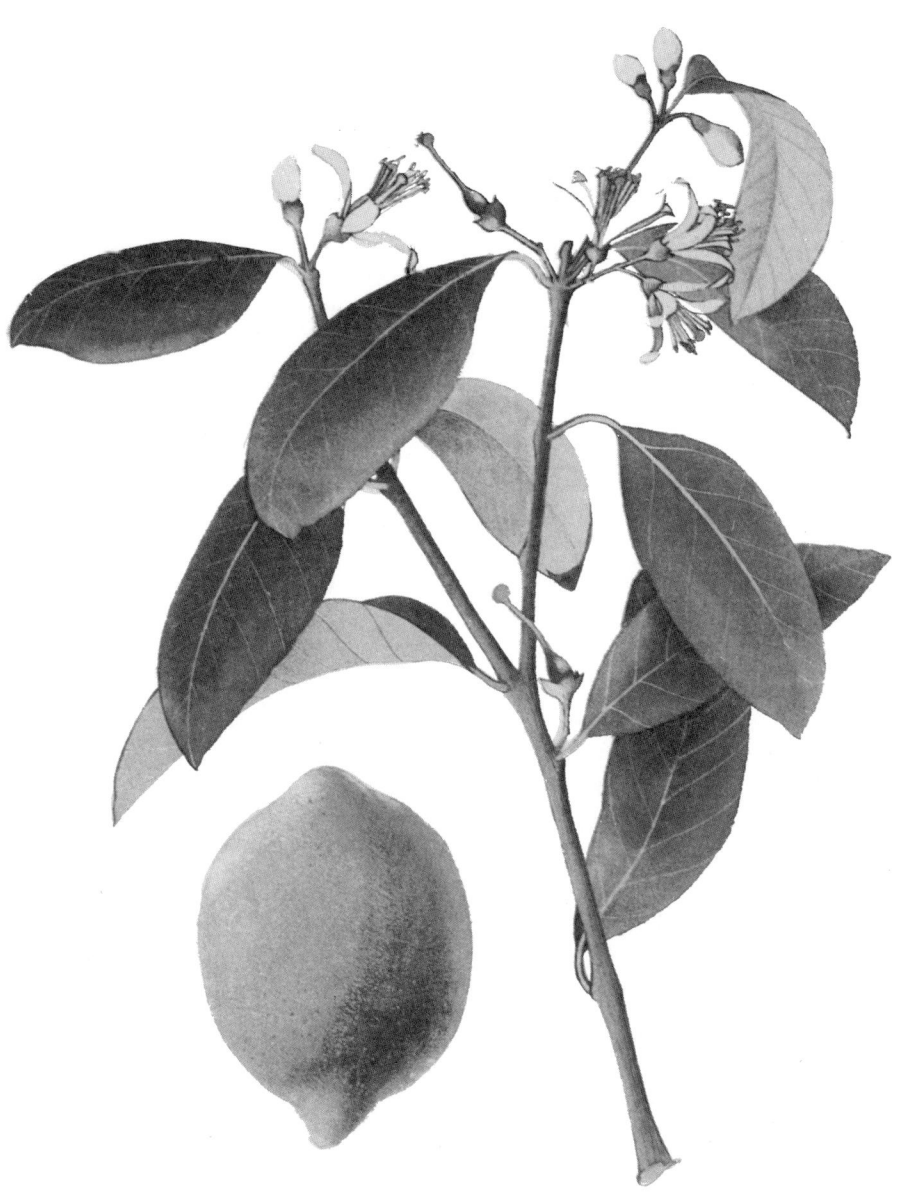

Abb. 32: Zitrone (Citrus medica L. var. limonum, Rutaceae)
Mit freundlicher Genehmigung aus: Pflanzen für die natürliche Schönheit, erschienen im
Verlag Dausien, Hanau.

kulatur (gesamter Darmkanal mit Pankreas, Galle, Magen, Uterus, Eileiter, Blutgefäße, Haaraufrichtemuskulatur) sowie die Drüsensekretion der Verdauungs-, aber auch der Hautdrüsen an. Der Blutzuckerspiegel fällt durch die Insulinproduktion der Pankreas durch das Inkretin. Der ganze Körper wird zwar über die Hinterlappenhormone angeregt, doch wird er förmlich zusammengezogen („konzentriert"), gefestigt und geformt, bei sich steigerndem wachen Bewußtsein. Die Funktion des Gehirns und sämtlicher Sinnesorgane wird angeregt, die „Konzentration" des Körpers und des Geistes bzw. der Seele ist die Auswirkung der „sauren" und adstringierenden Wirkung des ätherischen Öls.

Das Zitronenöl regt über die Mobilisierung des Vitamin C den Verbrennungs- und Abbaustoffwechsel mit Sauerstoffverbrauch an. Die sauerstoffabgebende (peroxydierende) Wirkung verstärkt diesen Prozeß noch und wirkt auf inneren und äußeren Oberflächen durch Säure und Sauerstoff antitoxisch (entgiftend) und antiseptisch (keimtötend).

Das ätherische Öl der Zitrone gehört zu den Ölen mit der größten antiseptischen und antibakteriellen Wirkung. Man kann, wenn man das Brennen in Kauf nimmt, jederzeit zur Wunddesinfektion Zitronenöl verwenden, aber in diesem Sinne auch zum Kochen bzw. Würzen bei Salmonellengefahr. Zudem steigert das Öl die Abwehrkräfte (Immunität) ungemein. Es aktiviert die weißen Blutkörperchen und regt die Blutbildung der roten Blutkörperchen (Erythrozyten) durch die Verstärkung des Zentriolprinzips (Beschleunigung der Regenerations- und Teilungsvorgänge der blutbildenden Zellen) an.

Das gesamte parasympathische System wird aktiviert durch die Förderung der Bildung des Acetylcholins als Überträgersubstanz und Hormon an den Synapsen der parasympathischen und zentralnervösen (Skelettmuskulatur) Nervenendigungen.

Das Zitronenöl stärkt durch Straffung der glatten Muskulatur die Venen und die Gefäße insgesamt.

Geistig-psychisch wirkt das Zitronenöl bewußtseinsteigernd, allgemein aktivierend, festigend „vernünftig", beruhigt bei drohenden Ausbrüchen von Emotionen, wirkt kühl und klar, licht und erfrischend. Es steht über seine Anbaugebiete und über die Farbe der Frucht (gelb) in starker Beziehung zum Licht (parasympathisches Moment/Hypophysenhinterlappen), in Verbindung und Hinneigung zu Wärme (sympathisches Moment/Hypophysenvorderlappen).

Zitronenöl fördert die Verbindung von Geist (Bewußtsein) und Seele und wirkt anhaltend stärkend auf diese ein. Es ist in diesem Sinne dort zu empfehlen, wo psychisch ein innerer Konflikt zwischen seelischer Neigung und bewußter Einstellung (Gedanken/Intellekt) besteht, damit es zu einer *klaren*, bewußt *ausgetragenen Lösung* kommt.

Das Hormon des Hinterlappens der Hypophyse „Oxytocin" nennt man auch „Wehenhormon", da es die Regulation der periodisch immer enger auftretenden Wehen auf den Geburtsmoment hin übernimmt. Es wirkt zugleich ungemein stark bewußtseinssteigernd, so daß die gebärende Frau in außergewöhnliche Bewußtseinszustände während der Geburt versetzt sein kann (Überbewußtsein). So ist dieses Öl auch ein „Geburtshelfer" und kann zur Anregung der Wehen bei Geburtsverzögerungen und zur Geburtseinleitung eingesetzt werden.

Das Vasopressin wirkt gefäßverengend auf die Nieren und regelt so die Harnausscheidung. Zitronenöl reduziert die Harnausscheidung.

Hautwirkung

Zitronenöl stärkt die gesamte Oberhaut-(Epidermis)-funktion und wirkt über die epidermalen Hautdrüsen bis ins Unterhautfettgewebe hinein. Es stimuliert die Sinnesfunktion der Oberhaut und aller zentralnervösen Nervenendigungen (Schmerz-, Juck-, Kitzel-, Tast-, Wärme-, Kälte-, Druckempfindung). Durch die Verengung der glatten Muskulatur der Blutgefäße gelangt mehr Blut in die Kapillaren, so daß die Versorgung der Epidermiszellen und der Nervenendigungen mit nährstoffreichem und sauerstoffreichem Gewebswasser besser wird und die Haut hervorragend entschlackt und „erfrischt" wird!

Zudem wird die gesamte Drüsenfunktion als Abbau- und Ausscheidungstoffwechsel gesteigert, was zugleich eine gute Entgiftung und Entschlackung bedeutet.

Die Oberhaut wird insgesamt reger, sensibler und wacher für Sinnesreize.

Das Zitronenöl festigt die Blutgefäße der Haut, wirkt insgesamt straffend auf das Bindegewebe mit seinen Elastin- und Kollagenfasern ein, die „angezogen" werden. Die Hornzellenbildung nimmt durch die Anregung des „Zentriolprinzips" (Steigerung der Zellteilung durch beschleunigte Teilung der Zentriolen) zu! Außerdem wird die Lichtempfindlichkeit (Photosensibilisierung) durch vermehrte Pigmentbildung (Bräunung durch Melanin) der Melanozyten gesteigert. Das bedeutet, daß ein biologischer nachhaltiger und absolut gesunder Lichtschutz durch die Anwendung des Zitronenöls erreicht werden kann. Diese Erfahrung wurde durch mannigfache Versuche von mehrwöchigen Aufenthalten in Mittelmeerländern voll bestätigt. Es ergab sich eine tiefe gesunde, lang anhaltende Bräune, die einen zusätzlichen Lichtschutz nicht mehr nötig machte. Allerdings ist das Verhalten der Melanozyten als Pigmentbildner von Mensch zu Mensch, je nach Typ, unterschiedlich (z. B. haben Rothaarige eine stark herabgesetzte Melaninbildung und sind extrem lichtempfindlich). Auf jeden Fall kann man bei therapeutischer Anwendung die Melanozyten in ihrer Melaninproduktion aktivieren!

Zitronenöl ist ein altes und sehr bewährtes Mittel als Schutz vor Ansteckung und zur Abwehrstärkung der Haut, da es sowohl antiseptisch wirkt als auch durch die saure Eigenschaft des Öls die Bildung des Säureschutzmantels, der eine Abwehrfunktion hat, verstärkt.

Auch zur Stärkung von zu dünner Epidermis und Haaren, bei brüchigen Nägeln, mangelnder Hornhaut, bei Teleangieektasien und allgemein zu weicher empfindlicher Haut ist Zitronenöl ein sicheres und schnelles Mittel, um diesen Schwächen nachhaltig abzuhelfen. Es wirkt auf die Haut durch seine „saure" Eigenschaft allgemein verdichtend, konzentrierend, festigend und formend ein, was man bei einer Haarbehandlung mit Zitronenöl schnell überprüfen kann.

Durch die Hautdrüsenaktivierung baut sich bei zu trockener Haut schnell ein guter Wasser-Fettmantel (= Hydro-Lipidmantel) auf und schützt die Haut gegen Umwelteinflüsse.

14.2. Orangenöl süß, Oleum aurantii dulcis

Hergestellt

Aus Schalen der süßen Orange (Apfelsine) = Citrus aurantiorum var. dulcis; Rutaceae stammt aus China, heute in den meisten subtropischen und tropischen Ländern im Anbau. Das Öl sitzt in kleinen Tröpfchen in Ölbehältern der Schale, die als dunkle Pünktchen deutlich sichtbar sind.

Geruch

Süßer Duft der Orange.

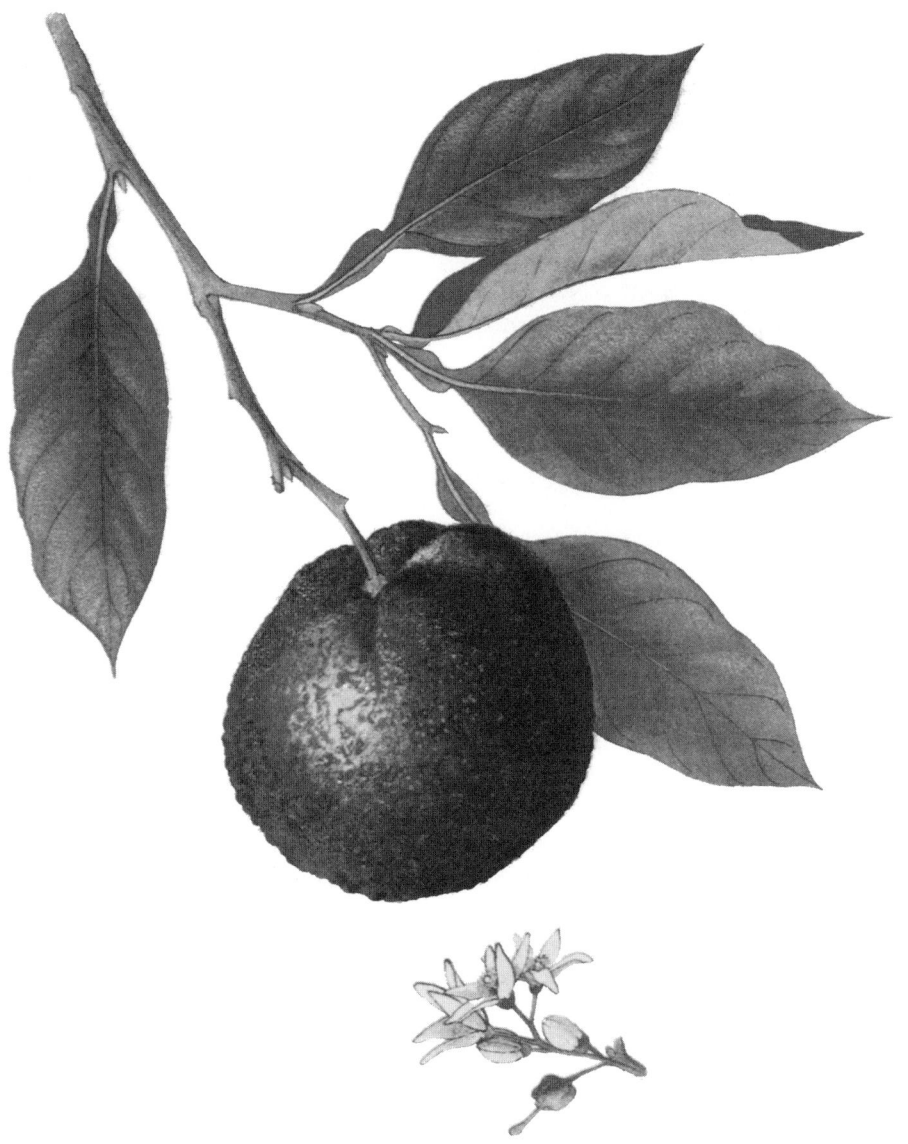

Abb. 33: Orange (Citrus aurantiorum var. dulcis, Rutaceae)
Mit freundlicher Genehmigung aus: Pflanzen für die natürliche Schönheit, erschienen im
Verlag Dausien, Hanau.

199

Zusammensetzung

Limonen (90 – 96%), n-Dezydaldehyd (1,3 – 2,7%) Anthranilsäure-methylester, Kaprylsäure verestert, Linalool, n-Nonylalkohol, Terpineol, β-Carotin. .

Charakter

Sympathisch-östrogen.

Schwerpunktwirkung

Allgemeine Kopf-, Nerven- und Sinnesfunktion mit Nebenhöhlenfunktion; Oberhaut-(Epidermis)-funktion. Glukagon-Wirkung (blutzuckersteigernd).

Spezielle Wirkung

Sinnesorgane und Zwischenhirn (Hypothalamus) mit Hypophysen-vorderlappen-(Drüsenhypophysen)-funktion.

Das süße Orangenschalenöl stellt den Gesamtstoffwechsel des Körpers über die Anregung des hypothalamisch-hypophysären Systems, welches sowohl die Vorderlappen- als auch die Hinterlappenfunktion der Hypophyse steuert und aktiviert, mehr in Richtung sympathisch-östrogen ein. Es aktiviert die Vorderlappenhormone als hormondrüsen-anregende Hormone (glandotrope Hormone), zu denen auch die Keim-drüsenhormone (gonadotrope Hormone) gehören, sowie das Wachstumshormon (Somatotropin) und das Pigmentierungshormon (Melanotropin) in ihrer Bildung und fördert ihre Ausschüttung.

Diese genannten Hormone wirken allgemein belebend, anregend und aufbauend für den gesamten Stoffwechsel. Es werden die Hormondrüsen und ihre zugehörigen Organe in ihrer Funktion aktiviert. Das Wachstumshormon Somatotropin stimuliert das Körperwachstum. Die venöse Durchblutung des Hypophysenvorderlappens wird gesteigert, so daß diese anregenden Hormone beschleunigt in den Blutkreislauf gelangen und andererseits auch die „Rückmeldung" über die Funktion der untergeordneten Hormondrüsen durch deren Hormonausschüttung schneller erfolgen kann.

Das Orangenöl fördert die Nährstoff- und Wasserversorgung (Lymphe) über die erweiternde Wirkung auf die Blutgefäße, so daß die Flüssigkeitzirkulation in den Geweben zunimmt. Zellen und Gewebe bauen sich auf, quellen und schwellen an. Dieser Zustand wird allgemein als entspannend, wohltuend und angenehm erlebt. Der ganze Mensch atmet auf, dehnt sich förmlich aus und kann wunderbar entspannen.

Durch die Anregung der zellulären-östrogenen Substanzanlagerung (Eizellenprinzip!) bauen sich die Zellen auf, reichern sich mit Wasser und Nährstoffen an. Die Resorptionsfähigkeit aller Gewebe und Zellen, besonders des Entoderms (Darm), werden gesteigert.

Die glatten Muskelzellen im Darmsystem beruhigen sich, entspannen sich, so auch die der Verdauungsdrüsen, Blutgefäße, Uterus, Eileiter, Haaraufrichtmuskel und Blase. Das Öl hat insgesamt eine hervorragende krampflösende (spasmolytische) Eigenschaft.

Außerdem fördert Orangenöl die Bildung von Adrenalin und Noradrenalin als Substanzen mit Sympathikuswirkung, die auch im Nebennierenmark in die *venöse* Seite des Kreislaufs ausgeschüttet werden.

Der ganze Organismus wird dadurch auch in den mittleren und unteren Körperabschnitten sympathisch eingestellt!

Geistig-psychisch fördert das Orangenöl eine bewußte harmonische Verbindung von Seele und Leib als vollbewußte Körper-Seele-Einheit (= Psychosomatik). Es kann überall dort für den Einsatz empfohlen werden, wo Probleme zwischen seelischen Gefühlen (Emotionen) nicht mit den körperlichen Gegebenheiten in Einklang gebracht werden können. Das Orangenöl stärkt, wenn man so sagen will, die Inkarnation (Eingeburt) der Psyche in den Körper. Das Zitronenöl hatte dagegen den Schwerpunkt seiner Wirkung in der Herstellung der Verbindung von Geist (Bewußtsein) und Psyche als eine Förderung der geistigen Inkarnation in den Körper, als festigender und „vernünftiger" Einfluß.

Der Hypophysenvorderlappen reguliert ja auch durch die rein sympathische Nervenversorgung (Innervierung) schwerpunktmäßig die seelischen Vorgänge des Körpers, indem er die Hormondrüsen in den übrigen Körperabschnitten stimuliert, einschließlich der Geschlechtsorgane. Der parasympathisch gesteuerte Hinterlappen hat dagegen starken Einfluß auf unser Geistesleben, auf unser Bewußtsein und Denken, in dem seine Hormone, vor allem Oxytocin und Vasopressin helfen in jeder Weise und auf allen Ebenen (körperlich, seelisch und geistig) uns besser zu *konzentrieren* (was sich auch in der Verdichtung des Zuckers zur unlöslichen Stärke durch die Inkretin- bzw. Insulinwirkung zeigt). Das Orangenöl mobilisiert die Glukagon-Produktion, die Stärke in Blutzucker verwandelt.

Das Orangenöl erweitert Seele und Körper, stimmt beide „empfänglich", entspannt, beruhigt und baut substanziell auf!

Hautwirkungen

Orangenöl stärkt die gesamte Oberhaut-(Epidermis)-funktion und wirkt über die epidermalen Hautdrüsen bis ins Unterhautfettgewebe hinein. Es stimuliert vor allem die Nervenendigungen, die die Gefühle der Haut vermitteln (Kälte-, Wärme-, Tast- und Druckkörperchen) und die alle ausnahmslos in der mittleren Hautschicht, im Corium liegen. Durch die östrogen-sympathische Eigenschaft des Öls kommt es zur verstärkten Weitung der Blutgefäße und ihrer Durchlässigkeit! Dadurch können sich die Oberhautzellen verstärkt mit Wasser und Nährstoffen vollsaugen, was der Haut ein weiches, volles und samtiges Gefühl verleiht.

Übersteigerte Drüsenfunktionen werden beruhigt und normalisiert durch bessere kapillare Gewebswasserversorgung, so auch die Nervenendigungen im Corium und in der Epidermis (freie Nervenendigungen).

Orangenöl macht die Oberhaut angenehmer, gefühlsbetonter, weicher und weiblicher. Denn die Verstärkung des „Eizellenprinzips" als Substanzanlagerung der Zellen, sorgt für eine gute und lang anhaltende Lebensdauer der gebildeten Zellen in der Keimschicht der Oberhaut. Das weniger saure und mehr süße Öl stärkt die Ausbildung des Wasser-Fettmantels auf der Epidermis (Hydro-Lipidmantel) und schützt sie vor Austrocknung, fettet die Haut.

Die Regenerationskraft der Oberhautzellen wird zusätzlich durch das im Öl in unterschiedlichen Mengen enthaltene orangefarbene Carotin, welches ein Blütenfarbstoff ist und (im Gegensatz zur Zitrone!) in der Schale der Orange vorkommt und ihr ihre charakteristische Farbe verleiht, gefördert, zudem ist Carotin die Vorstufe des Vitamin A (Carotin = Provitamin A) und fördert als solches in der Haut alle Regenerations- und Wachstumsvorgänge.

Bei zu dicker, bei rissiger, spröder, schrundiger Oberhaut ist die Anwendung des Orangenöls zu empfehlen. Vor allem die Keimschicht der Epidermis wird aktiviert und in der Ausdehnung vergrößert, wodurch sie sich samtig, weich und zart anfaßt.

Außerdem fördert es, wie das Zitronenöl, die Pigmentbildung der Melanozyten, diesmal aber schwerpunktmäßig die Bildung des Promelanins als regenerativen Vorgang des Zellstoffwechsels (Synthese) und schützt die Haut zusätzlich noch durch den Blütenfarbstoff Carotin.

Hatte die Zitrone eine stärkere Beziehung zum Licht und zum Bewußtsein, so hat die Orange eine engere Bindung an Wärme und Gefühl. Die Zitrone hat mehr männliche und die Orange mehr weibliche Eigenschaften, was in der Vorliebe der Männer für die Duftnote „Zitrone" deutlich wird.

15. Blatt- und Sproßöle

Die Ausbildung der Blätter wird von zwei unterschiedlichen gestaltenden (morphologischen) Vorgängen gekennzeichnet:

1. Die Ausbildung der aus dem Stengel abzweigenden saftführenden Gefäße (Leit- oder Gefäßbündel), die vor allem den Blattstengel, die Mittelrippe und die Blattadern bis zu den Blattkapillaren formen und ausbilden. In umgekehrter Richtung werden die Photosyntheseprodukte, vor allem Zucker und deren Abkömmlinge, in die Wurzeln oder Früchte in Verbindung mit Wasser abtransportiert. Es herrscht eine Art Kreislauf der Säfte vor.

2. Die Ausbildung der eigentlichen Blattfläche, des Blattgewebes, als Ort der Photosynthese der Blattzellen und seiner stützenden Gewebe.

Ersteres bildet die linearen Elemente des Pflanzenkörpers aus, letzteres die Verbreitung des Gewebes als Blatt. Wir möchten diese beiden Gestaltungsprinzipien eines Pflanzenblattes als:

1. *Gefäßprinzip* und

2. als *Gewebeprinzip* bezeichnen.

Diese beiden Gestaltungsprinzipien bestimmen nämlich bei sämtlichen Blattbildungen aller Pflanzenarten je nach Schwerpunktverteilung in die eine oder andere Richtung und als rhythmische Variation deren Gestalt. Als polare Gegensätze einer einseitigen Auswirkung eines solchen Gestaltungsprinzips haben wir das nadelförmige Blatt (z. B. Kiefernadel) und das breitflächige Blatt (z. B. Bananenblatt). Das nadelförmige Blatt der Kiefer ist fast bis auf die Mittelrippen (Blattgefäße) reduziert und folgt dem *Gefäßprinzip* in seiner Ausgestaltung. Das breitflächige riesige Blatt der Bananenstaude folgt dem *Gewebeprinzip* im Sinne einer möglichst großen Ausbildung seiner Oberfläche.

Beim nadelförmigen Blatt ist natürlich der Stoffwechsel mit der umgebenden Luft erheblich eingeschränkt, während das breitflächige einen gewaltigen Austausch an Wasserdampf und Gasen (CO_2/H_2O) haben kann, da es ja auch mehr Fläche zur Photosynthese zur Verfügung hat und dadurch wesentlich produktiver sein kann.

Bei der Ausbildung der Kiefernadel dominiert offenbar ein abbauender, konzentrischer, wachstumsbegrenzender, zusammenziehender Stoffwechsel. Wir finden hier die systolisch-konzentrische Blütenbildungskraft im Sproßbereich wirksam, sozusagen einen Blütenprozeß im Blatt als Ausdruck eines *parasympathisch-androgenen-abbauenden Stoffwechsels*, welcher in die Sekretion des ätherischen Öls als Abbauprodukt einmündet!

Bei der Ausbildung des Bananenblatts dominiert offenbar ein aufbauender, oberflächenbildender, sich ausweitender, wachstumsfördernder Stoffwechsel, wie wir ihn im Wurzelbereich kennengelernt haben. Die Wurzeln sind durch ständige Neuausbildung von Seitenwürzelchen und Wurzelhaaren bemüht, die resorbierende Oberfläche zu vergrößern und erweitern sich dabei durch Substanz- und Zellanlagerungen zum Kohlenhydratdepot der ganzen Pflanze! Wir finden in solchen breitflächigen, sich ausbreitenden Blättern den Ausdruck eines *sympathisch-östrogenen-aufbauenden Stoffwechsels!*

Alle anderen Pflanzenarten liegen mit ihren Blattbildungen irgendwo zwischen diesen Extremen und können die verschiedensten Übergänge und rhythmischen Variationen aufweisen!

Wir können also anhand der Form und Ausbildung der Blätter etwas von ihrem Stoffwechselcharakter und ihrer Kräftewirkung auf unseren Organismus erfahren, da die Form (Signatur) eines Pflanzenorgans bzw. der ganzen Pflanze ein Siegel, ein Abdruck ihres vorherrschenden Stoffwechsels, ja ein *organgewordener Stoffwechsel* ist!

Wir haben in dieser Hinsicht in diesem Buch auf das Zustandekommen von Organbildungen anhand des Stoffwechsel immer wieder hingewiesen *und damit der Signaturenlehre des Paracelsus eine wissenschaftliche Grundlage gegeben!*

Ein alter und auch paracelsischer Grundsatz lautet: *Gleiches wirkt auf Gleiches.*

Die Wirkungsbeziehungen pharmakologischer Art zwischen Heilpflanze und Mensch gehorchen diesem Grundsatz wie ein Naturgesetz,
da *gleiche Stoffwechselkräfte* sich ergänzen und verstärken können:
Dies ist ja die Grundlage der *Heilkräuter-Essenz-Therapie.* Und auch
diesem Grundsatz der Kräuterheilkunde haben wir in diesem Buch eine
wissenschaftliche Grundlage gegeben!

Daraus ergibt sich für die therapeutische Anwendung von Blattölen:
Ätherische Öle aus *nadelförmigen Blättern* als Ausdruck ihres starken
*Gefäßprinzips wirken im parasympathisch-androgenen Sinne auf die
Blutgefäße, also verengend, ein!*

Ätherische Öle aus *breitflächigen Blätter als Ausdruck ihres starken
Gewebeprinzips wirken im sympathisch-östrogenen Sinne auf die
Organ-Gewebe aufbauend ein!*

In ihrer Sonderstellung hält die *Indische Narde* die Mitte zwischen
dem nadelförmigen und dem breitflächigen Blatt, indem sie eine lanzettliche Blattspreite als Ausdruck ihres ausgewogenen sympathischen und
parasympathischen Kräfteverhältnisses besitzt.

Wir haben die ätherischen Ölpflanzen nach Blattformung und Wirkung gruppiert:

nadelförmig, schmal, parasympath.-androgen		breitflächig, sympath.-östrogen
Kiefernadel		*Eukalyptus*
Lemongras		*Pfefferminze*
	Indische Narde	
Rosmarin		*Lavendel*
Thymian		*Salbei*

Der *Lavendel* scheint sich dieser Regel nicht zu fügen, doch müssen
wir die oben aufgeführten Pflanzen als *Wirkungspaare* sehen, müssen
sie also gegeneinander vergleichen und vor allem ihre Wirkungsbeziehung auf das entsprechende Organ kennen. Wir werden dies bei der Besprechung des Lavendels genau untersuchen und sehen, daß er *keine
Ausnahme* in der Regel ist!

*Die Pflanzenarten spezialisieren ihre Funktionen über ihre Organe
(Wurzel, Stengel, Blatt, Blüte, Frucht, Samen), zeigen nicht nur artspezifische charakteristische Gestaltungen, sondern zeichnen sich aus glei-*

cher Ursache durch artspezifische Inhaltsstoffe (z. B. der charakteristische Duft eines ätherischen Öls) und besondere schwerpunktmäßige Stoffwechselfunktionen aus!

Wir wollen die *Stoffwechselfunktionen* der Blätter als wichtigste Stoffwechselorgane der Pflanzen noch einmal zusammenfassen:

1. Die Atmungsfunktion:

Die Pflanze veratmet zur Energiemobilisierung ihren eigenen Zucker unter Sauerstoffverbrauch und scheidet CO_2 und H_2O in die Luft aus. Dies entspricht beim Menschen der *Lungenfunktion.*

2. Die Abwehrfunktion:

Die Pflanze wehrt sich gegen Schädlinge auf zwei ganz unterschiedlichen Wegen:

a) durch Bildung von antibiotischen Sekreten, so z. B. durch die Bildung von ätherischem Öl und

b) durch regenerative Bildungen als Einkapselungen der Schädlinge, so z. B. durch Bildungen von Blattgallen, in denen die Larven eingekapselt werden in lebendes Pflanzengewebe.

Beim Menschen entspricht das den zwei verschiedenen Immunreaktionen als körpereigene Abwehrfunktion:

a) Bildung von Gegengiften (Antigen- Antikörperbildung) als Ausscheidung und Sekretbildung der weißen Blutkörperchen (Leukozyten) bzw.

b) die Einverleibung dieser Gifte und Erreger durch die weißen Blutkörperchen und T-Lymphozyten der Thymusdrüse (Phagozytose) und durch Zystenbildung (Pickel, Abszesse).

Im menschlichen Organismus ist dies der Ausdruck der *Milzfunktion.*

3. Die Kreislauffunktion:

Die Pflanze unterhält einen Säftekreislauf der mineralischen Ernährung von der Wurzel ins Blatt und den rückführenden Zuckertransport in die Wurzeln. Beim Menschen entspricht dies der *Herz-Kreislauf-Funktion.* In diesem Sinne ist das Blatt ein „Kreislauforgan".

4. Die Zuckerstoffwechselfunktion:

Die Pflanze synthetisiert unter Lichteinwirkung aus Wasser und Kohlendioxyd Zucker (Glukose), den sie in Stärke verwandelt. Beim Mensch enspricht dies der *Leberfunktion,* da die Leber selbständig in der Lage ist, ihre eigene Leberstärke aus Fetten, Eiweißen oder Kohlenhydraten zu synthetisieren. Sie benötigt dazu gleichfalls Energie wie die Pflanze das Sonnenlicht und gewinnt diese aus der Oxydation anderer energiereicher Verbindungen. Ihr so entstandenes körpereigenes Syntheseprodukt heißt *Glykogen* (= Leberstärke).

5. *Der Ausscheidungsstoffwechsel:*

Die Pflanze scheidet über die Blattoberflächen (CO_2/H_2O/O_2/ätherische Öle/Fette/Wachse u. a. m.), über die Rindenbildung und über die Wurzeln aus. Auch der Laubabwurf im Herbst oder bei erkrankten Pflanzen noch während der Vegetationsperiode, als auch die Frucht- und Samenbildung, sind eine Form der Ausscheidung. Vor allem die Ausscheidung nach *innen* als *Holzbildung* ist hier zu nennen.

Der *inneren Ausscheidung* der Pflanze entspricht beim Menschen die Hornhautbildung und Abschuppung der Oberhaut, die eine Art „Holzbildung" ist, während die Darm- und Nierenfunktion der Rindenbildung entspricht.

Diese 5 genannten Blatt- bzw. Blutorganfunktionen lassen sich bei ätherischen Ölpflanzen schwerpunktmäßig in ihrer Wirkung auf den Menschen bestimmen.

Jede dieser Blutorganfunktionen kann von der sympathischen oder von der parasympathischen Seite her angegangen werden. Unser Grundsatz in der Anwendung der *Heilkräuter-Essenz-Therapie* lautet:

Wir stärken das Schwache und mobilisieren damit zugleich die zum Blutorgan gehörige Hormondrüse, die ja gleichfalls der anregenden Wirkung des entsprechenden ätherischen Öls unterliegt!

In diesem Sinne kommen wir zu *Wirkungspaaren* der *Blattöle:*

Blutorgan-Funktion	parasympathisch-androgen	sympathisch-östrogen
1. Atmungsfunktion	*Kiefernadel*	*Eukalyptus*
2. Abwehrfunktion	*Lemongras*	*Pfefferminz*
3. Herz-Kreislauffunktion	*Indische Narde*	
4. Zuckerstoffwechselfunktion	*Rosmarin*	*Lavendel*
5. Ausscheidungsfunktion	*Thymian*	*Salbei*

Wir wollen nun nachfolgend diese Blattöle, die die Organe des Oberkörpers in ihrer Funktion stärken, einzeln besprechen.

15.1. Kiefernadelöl, Oleum pini sylvestris

Hergestellt

Aus Kiefernsprossen und -zapfen der einheimischen Waldkiefer (= Pinus sylvestris), Ausbeute: 0,05%.

Geruch

Herb-sauer-frisch nach Waldkiefern.

Zusammensetzung

30 – 40% δ-3-Caren, Bornylazetat (1 – 3,5%), Dipenten, Essigsäure gebunden, Kadinen, Limonen, Pinen.

Charakter

Nadelförmige Blätter (= Gefäßprinzip): *parasympathisch-androgen*.

Schwerpunktwirkung

Fördert die Sauerstoffversorgung des Bluts (Erythrozyten) und der Gewebe durch Durchblutungsanregung der Lunge: *Atemfunktion* (Lunge/Schilddrüse) und Coriumfunktion.

Spezielle Wirkung

Das Öl wirkt förderlich auf den gesamten Atemtrakt (Mund, Nase, Rachen, Nebenhöhlen, Luftröhre, Bronchien, Bronchioli, Lungenbläschen) und auf die Atemfunktion durch eine Durchblutungsanregung, unter Betonung der parasympathisch-androgenen Aspekte! Die Ausscheidungsfunktion (Sekretion) der Lungenschleimhäute (schleimlösend = expektorierend), (CO_2-Abgabe) und die „extrovertierte" Ausatmung als Entgiftungsfunktion (Bronchitis) des Atemtraktes werden verstärkt. Das sauerstoffgebundene Öl (Peroxydation) sorgt für eine antitoxische und antiseptische Wirkung auf die Schleimhäute. Insgesamt wird die Atmungstätigkeit aller Körperzellen durch höhere Sauerstoffaufnahme und gesteigerte CO_2-Abgabe gefördert. Dies wiederum bedeutet eine Steigerung des Energie- und Verbrennungsstoffwechsels als Abbaustoffwechsel, wodurch die Tätigkeit der *Schilddrüse* unterstützt wird. Wirkt normalisierend bei Überfunktion (Reduzierung der Thyroxinbildung).

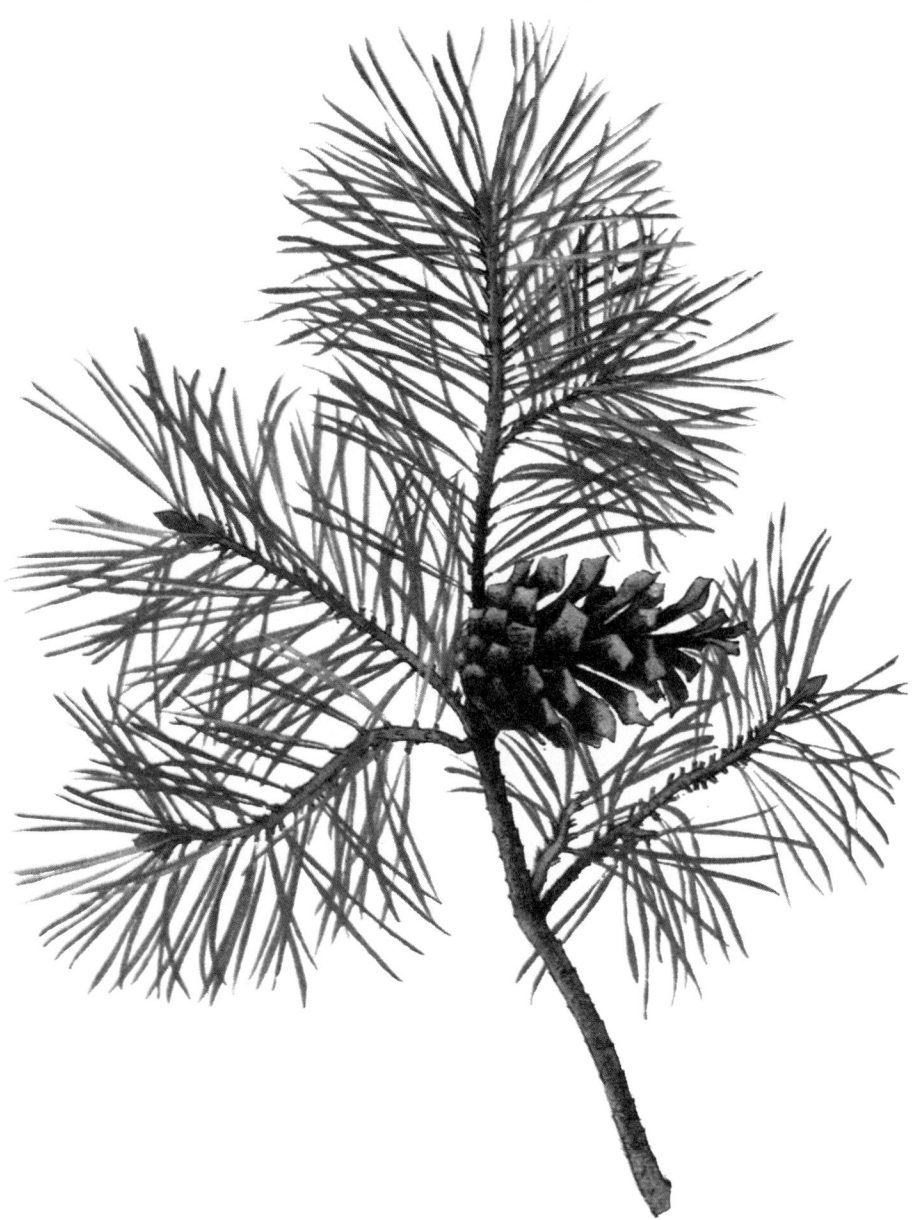

Abb. 34: Kiefer (Pinus silvestris, Coniferae)
Mit freundlicher Genehmigung aus: Pflanzen für die natürliche Schönheit, erschienen im
Verlag Dausien, Hanau.

Da das Öl auch aus den Kiefernzapfen gewonnen wird, weisen wir auf den Zusammenhang der Wirkungsbeziehungen von Blüten- und Kopfregion hin; denn die Atmung erfolgt ja über den Kopf (Mund, Nase)! Ebenso ist es interessant, daß diese hier verwendeten *Atemfunktionsöle* für das Blut und für das Gewebe von *Bäumen* stammen, die zu den höchsten in unserer Region (Kiefer) und zur größten Baumart der Welt (Eukalyptus) gehören. Der Baum in seiner Gestalt gleicht nämlich einer „ausgestülpten Lunge" bzw. die Lunge einem eingestülpten Baum.

Hautwirkungen

Das Kiefernadelöl als Blattöl hat seinen Wirkungsschwerpunkt im Corium, wo der Gasaustausch zwischen dem Blut und dem Hautgewebe über die Kapillaren als winzige „Lungenbläschen" erfolgt. Es wird die Sauerstoffabgabe in das Gewebe und die CO_2-Aufnahme ins venöse Blut gefördert, wobei der parasympathisch-androgene Effekt als Sauerstoffanreicherung und verstärkt der einsetzende Abbau als Verbrennungsstoffwechsel ins Spiel kommen. Dabei kann die Haut, deren Durchblutung gesteigert wurde, gut entgiften. Die Haut wird richtig *durchgelüftet.* Die „graue" sauerstoffarme Haut der Raucher ist mit diesem Öl gut bedient und wird besser durchblutet.

15.2. Eukalyptusöl, Oleum eucalypti

Hergestellt

Aus Blättern der etwa 500 Arten von Eucalyptus. Myrtaceae, deren Heimat in Australien ist und heute in vielen tropischen und subtropischen Ländern angebaut wird. Ausbeute: 0,5-4%

Geruch

Mild, süß, minzeartig.

Zusammensetzung

Butyraldehyd, Eukalyptol (80-85%), Fenchen, Globulol, Isoamylalkohol, Camphen, Capronaldehyd, Pinen, Pinokarveol, Terpineol, Sesquiterpene, Sesquiterpenalkohole, Valeraldehyd.

Charakter

Jugendblätter rundlich-klein, Folgeblätter groß-lanzettlich (= Gewebeprinzip); *sympathisch-östrogen.*

210

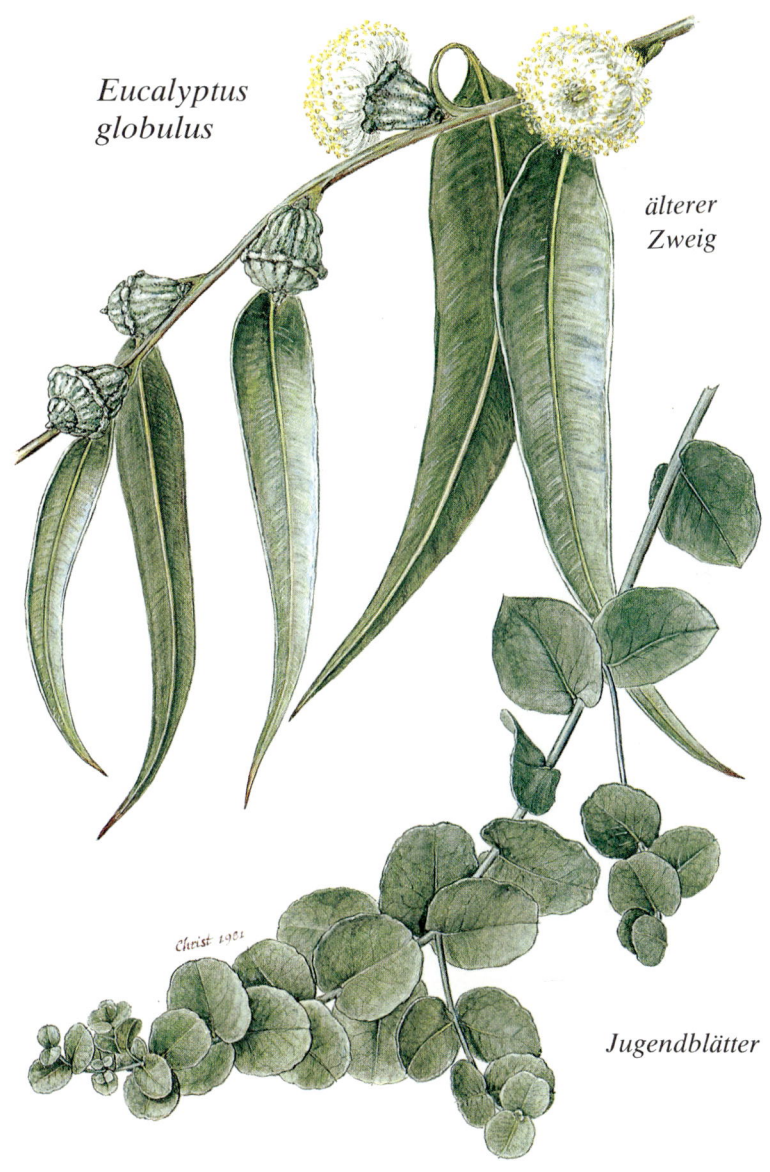

Eucalyptus globulus

älterer Zweig

Jugendblätter

Christ 1901

Abb. 35
Die Abbildungen 35, 37, 39 – 42 wurden mit freundlicher Genehmigung entnommen aus: Duft & Wirkstoffe aus Pflanzen. Zeitschrift der Firma Drom, Baierbrunn.

Schwerpunktwirkung

Fördert die Sauerstoffversorgung des Bluts und aller Zellen der Körpergewebe durch Aktivierung der roten Blutkörperchen (Erythrozyten), die O_2 an den Blutfarbstoff Hämoglobin binden und durch die Kapillaren an die Körperzellen abgeben: *Atemfunktion* (Lunge/Schilddrüse) und Coriumfunktion.

Spezielle Wirkung

Der Baum hat in der Umstülpung bzw. Umkehrung seiner Gestalt und Funktion eine Entsprechung zur Lunge. Die Lungenbläschen als „Lungenblättchen" nehmen O_2 auf und geben CO_2 ab, während die Blätter CO_2 aufnehmen und O_2 abgeben. Die Lunge atmet „innen", der Baum „außen". Die Blätter des Baumes haben in diesem Falle eine umgekehrte Lungenbläschenfunktion.

Der Eukalyptusbaum gehört mit dem Mammutbaum (Sequoia gigantea) zu den höchsten Bäumen der Welt (bis zu 150 m hoch) und hat seine ursprüngliche Heimat in Australien.

Das Öl unterstützt die Atemfunktion im sympathisch-östrogen Sinne, also fördert die „introvertierte" Einatmung, verstärkt die *Resorptionskraft* der Schleimhäute des Atemtrakts und wirkt aufbauend-regenerierend auf das Lungengewebe. Es empfiehlt sich eine Inhalation bei tuberkulösen und asthmatischen Erkrankungen und Bronchitis, wobei noch eine antiseptische Wirkung durch Sauerstoffabgabe (Peroxydation) hinzukommt. Die verstärkte Wirkung auf die Einatmung zeigt sich auch in dem verbesserten Sauerstoffbindevermögen der roten Blutkörperchen am Blutfarbstoff Hämoglobin. Dies trägt zu einer wesentlich erhöhten Sauerstoffversorgung der Körpergewebe und damit zu einer intensiveren *Zellatmung* durch intensivere *Kapillarfunktion* (verstärkte Weitung der Kapillaren) bei! Das *venöse* Blutgefäßsystem der Lunge und der Schleimhäute des gesamten Atemtraktes wird durch das Öl geweitet, wodurch deren Resorptionsvermögen (Schwebstoffe in der Atemluft) gesteigert wird.

Bronchitis und Nebenhöhlenentzündungen werden beschleunigt zum Abklingen gebracht! Wie bei den Kieferzapfen hat auch der Eukalyptusbaum zapfenartige ölreiche Früchte. Auch diese sind ein Hinweis auf die Wirkungsbeziehung von Blüten- und Kopfregion, denn die Atmung erfolgt über den Kopf (Mund, Nase)!

Hautwirkungen

Das Eukalyptusöl als Blattöl hat seinen Wirkungsschwerpunkt im Corium, in der Gasaustauschfunktion der Kapillaren (O_2-Abgabe/CO_2-Aufnahme) und im Atemstoffwechsel der Zellen der Haut. Der östrogensympathische Effekt zeigt sich hier in seiner gefäßerweiternden Wirkung, die dem Blut die Sauerstoffabgabe an die Hautzellen erleichtert und die CO_2-Aufnahme beschleunigt. Die Haut wird insgesamt aufnahmefähiger, und die sauerstoffabhängige Regeneration wird gesteigert!

15.3. Lemongrasöl, Oleum andropogonis citrati indicum occidentale

Hergestellt

Aus den Blättern des Zitronengrases, Cymbopogon citratus, Stapf., Gramineae, dessen Heimat Ostindien ist, im Anbau aber in vielen tropischen Gegenden der Erde vorkommt. Ausbeute: 0,3%.

Geruch

Zitronenartig, scharf.

Zusammensetzung

Zitral (70-85%), n-Dezylaldehyd, Dipenten, Farnesol, Geraniol, Linalool, Limonen, Methylheptanol, Methylheptanon, Nerol, Zitronellal.

Charakter

Die Grashalme folgen dem *Gefäßprinzip, parasympathisch-androgen.*

Schwerpunktwirkung

Abwehrfunktion des Bluts (Milz/Thymusdrüse) und des Bindegewebes (Retikulo-endotheliales System, RES); Coriumfunktion.

Spezielle Wirkung

Steigert die Funktion der Milz beim Abbau überalteter roter Blutkörperchen, die Entgiftung und Abwehrreaktion (Antikörper-, Antigenbildung) unter Sauerstoffverbrauch. Wirkt kontrahierend auf die glatte Muskulatur der Milz, auch des Darmes, aktiviert die Peristaltik und lymphatische Abwehrfunktion (Schleimhäute, Darmmandeln, Blinddarm) und auf die Blutgefäße ein, wodurch das in der Milz frei ins breiartige Bindegewebe verströmende Blut in engsten Kontakt mit den Lymphozyten kommt, die diesen Abbau und die Abwehr leisten und vermehrt in den Kreislauf ausgeschüttet werden.

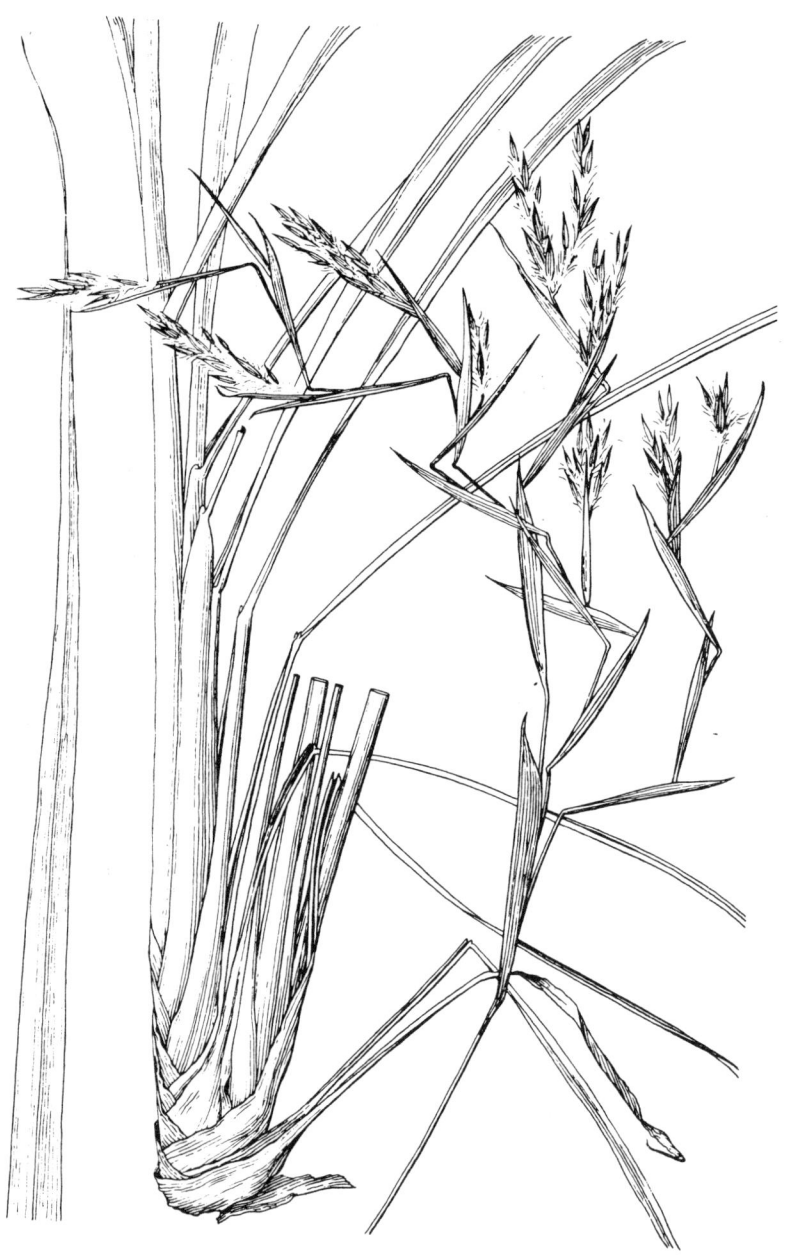

Abb. 36: Lemongras = Zitronengras (Cymbopogon Citratus, Gramineae)

Das Bindegewebe hat neben seiner Festigungs- und Bindefunktion (Knorpel, Knochen, Sehnen, Bänder, Muskeln, Unterhaut, Blut, Lymphe) auch Abwehrfunktion. Bindegewebszellen sind in der Lage, Gegengifte (Antikörper) zu bilden oder schädliche Stoffe bzw. Erreger zu fressen (Phagozytose). Die *Thymusdrüse* als wichtigste lymphatische Abwehrdrüse bildet solche auf diese Funktionen spezialisierte Zellen, sogenannte T-Lymphozyten (Thymuslymphozyten) aus*. Das Lemongrasöl unterstützt also die Funktion der Thymusdrüse. Hand in Hand mit der Stärkung der Abwehrfunktion des Bindesgewebes geht die Straffung seiner Fasern und Zellen durch dieses Öl. Für alle Bindegewebsschwächen ist dies ein hervorragendes Mittel. Auch zur Nachbehandlung nach Sportunfällen, bei Verstauchungen, inneren Blutergüssen, Quetschungen und Verrenkungen sollte man auf seine Anwendung nicht verzichten; es wirkt adstringierend, festigend und gestaltend, weil es Blutungen zum Stillstand bringt. Lemongrasöl gehört nach dem Zitronenöl zu den stärksten antiseptischen, bakteriziden und antitoxischen Substanzen, allein schon durch die hohe Sauerstoffabgabe (Peroxydation), die Keime „verbrennt" und den Abbaustoffwechsel steigert. In Indien wird es zur Vorbeugung und Behandlung von Cholera verschrieben.

Hautwirkungen

Das Lemongrasöl ist das „*Bindegewebsöl*" und wirkt besonders auf die Elastinfasern im Korium und in der Subkutis festigend ein. Zugleich wird die Abwehrfunktion der Bindegewebszellen (Fibrozyten, Histiozyten, Granulozyten) als Zellen des retikuloendothelialen Systems (RES) aktiviert*. Anzuwenden bei allen Bindegewebsschwächen der Haut. Es sollten niedrige Konzentrationen verwendet werden, da das Öl etwas aggressiv ist und unverdünnt stark auf der Haut brennt! Bei Ödemen (Wasseransammlungen im Gewebe) wirkt es entwässernd und regt das Lymphsystem an, dessen Lymphkapillaren und Gefäße das gestaute Gewebswasser absaugen. Bei atrophierter, vernetzter, nicht mehr quellungsfähiger und damit nicht mehr wasserbindungsfähiger Haut wirkt es erfrischend, belebend und aktivierend auf die gesamte Kutisfunktion. Verdünnt auch zur Büstenpflege (Straffung) und zur Straffung des Unterhautfettgewebes einsetzbar.

---

* Jetzt entdeckte man, daß das Corium auch Thymus-Lymphozyten (T-Lymphozyten) zur Abwehrfunktion ausbildet.

15.4. Pfefferminzöl, Oleum menthae piperitae

Hergestellt

Aus Blättern der Pfefferminze, Mentha piperita, Labiatae, dessen Anbau in den verschiedensten Ländern der Erde erfolgt. Ausbeute: 0,3 – 0,4%

Geruch

Frisch, hell, winzig.

Zusammensetzung

Menthol (50 – 78%), Mentholester (5 – 20%), Menthon (10 – 20%), Menthofuran (2,5 – 5%), Jasmon (0,1%), Isomenthon, Pulegon, Piperitonen, Cineol und Terpenkohlenwasserstoffe.

Charakter

Dichtbehaarte breite Blätter (= Gewebeprinzip), *sympathisch-östrogen.*

Schwerpunktwirkung

Abwehrfunktion (Milz/Thymusdrüse) des Bluts, des Bindegewebes und hier besonders des *lymphatischen Systems* mit seinen Organen (Mandeln, Lymphknoten, Lymphgefäße) und der Abwehrfunktion des Bindesgewebes (RES); Coriumfunktion.

Spezielle Wirkung

Das Pfefferminzöl hat eine besondere Verbindung zu allem Wäßrigen, zum Blut, zum Gewebswasser, zur Lymphe, aktiviert die lymphatischen Organe des Darmes (Darmmandeln und Blinddarm) und alle Schleimhäute. Der erfrischende Effekt auf alle Gewebe liegt in der auslösenden Wirkung auf die Lymphströmung. Seine entspannende, gefäßerweiternde Wirkung füllt die Milz mit Blut auf, vergrößert sie und läßt sie *aufbauend* in der Bildung neuer weißer Blutkörperchen aktiv werden. Hier wirkt das Öl reinigend, entgiftend (= antitoxisch). Das Bindegewebe wird verstärkt mit Gewebswasser aus den *geweiteten* Kapillaren versorgt, entschlackt, durchgespült und quellungsfähig gehalten. Sein östrogen-sympathisch-aufbauender Charakter zeigt sich in der Wasserrückhaltekraft (Wasserretention) des Gewebes und schützt es vor Austrocknung, vorzeitiger Alterung und vor Überwärmung bei Hitzeeinwir-

216

kungen im Sommer. Das lymphatische System wird durch beschleunigte Lymph- und Gewebswasserzirkulation in seiner Abwehrfunktion aktiviert. Auf die Schleimhäute (Mund, Nase, Rachen, Nebenhöhlen, Darm, Lunge, Bronchien, Luftröhre) wirkt das Öl reinigend, entgiftend und antiseptisch. Es beschleunigt und verstärkt deren *Resorptionskraft*.

Das Öl baut die Abwehrzellen des Bindegewebes (RES) auf und aktiviert sie!

Hautwirkungen

Als Blattöl hat das Pfefferminzöl eine starke Beziehung zum Corium, welches die Hautschicht mit dem größten Wassergehalt ist. Es fördert und unterstützt die Quellungsfähigkeit und Wasserretention des Bindegewebes und aktiviert die Abwehrfunktion seiner Zellen (Fibrozyten, T-Lymphozyten, Histiozyten, Granulozyten). Durch die belebte Gewebswasserzirkulation wirkt es reinigend, klärend und erfrischend mit entgiftender Funktion. Bei Bindegewebsschwächen, *lichtgeschädiger*, vertrockneter, atrophierter Haut sollte es zum Aufbau der Quellungsfähigkeit und der Wasserhaltefunktion verwendet werden. Seine brennende, stark reizende Wirkung zwingt zu besonderer Vorsicht im Schleimhaut-und Augenbereich (wie beim Lemongrasöl).

15.5. Nardenöl, Oleum jatamansi

Hergestellt

Aus dem unterirdischen Teil des Erdsprosses (Rhizom) der *Indischen Narde*, Nardostachys jatamansi, Heimat und ausschließlicher Anbau: Himalaya 3 500 – 5 500 m Höhe, Ausbeute: 3%.

Geruch

Nach frischer Erde, torfig, moosig, humusartig.

Zusammensetzung

Etwa 99% des äther. Öls sind terpenoide Verbindungen, davon entfallen allein ca. 93% auf *Sesquiterpene:* Valeranon (= Jatamanson) ca. 5 – 20%, Jonon, Tetramethyloxatricylodecanol, Methylcarvacylether (= Methylthymylether), 1,8-Cineol (= Eucalyptol), und *Sesquiterpenkohlenwasserstoff:* γ-Aristolen, Cadinen, Seychellen u. a. m.

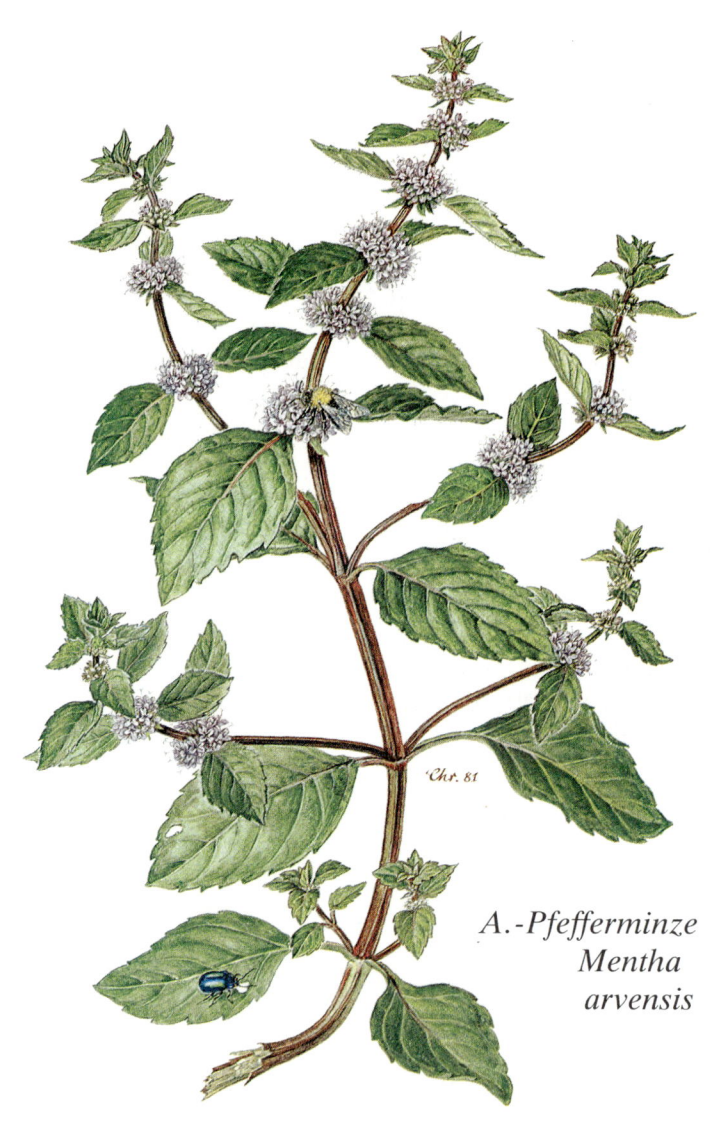

Chr. 81

A.-Pfefferminze
Mentha
arvensis

Abb. 37

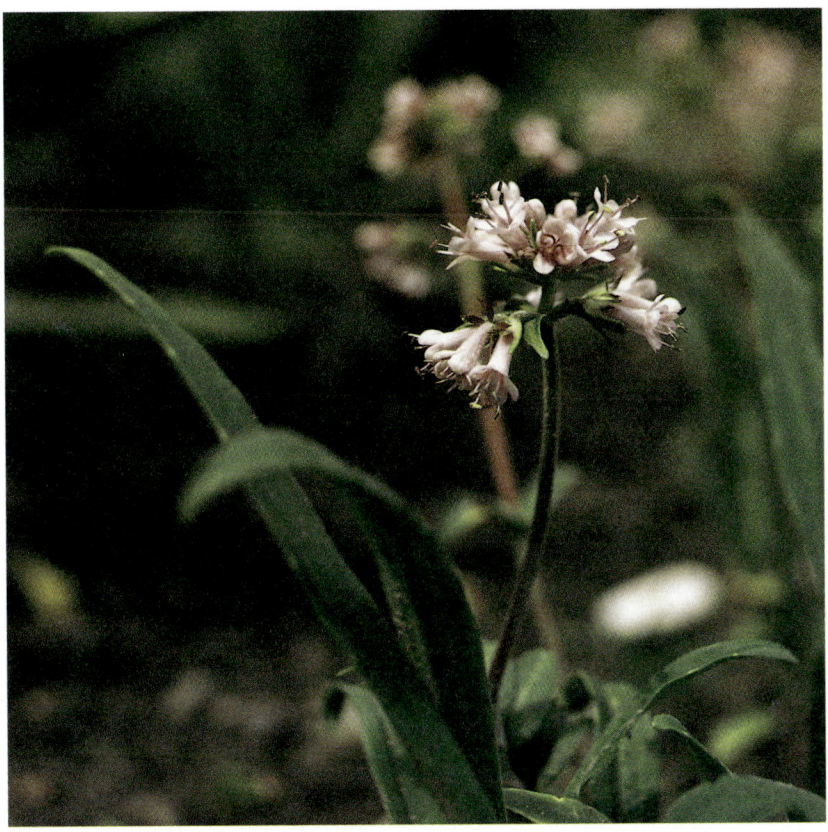

Abb. 38: Indische Narde (Nardostachys jatamansi, Valerianaceae)

Charakter

Schmale lanzettliche Blätter (*Gewebe-* und *Gefäßprinzip*) ausgleichende Stoffwechselwirkung zwischen androgen-parasympathisch und östrogen-sympathisch.

Schwerpunktwirkung

Herz- und *Kreislauffunktion*, stärkt den Eigenrhythmus (Autorhythmie) des Herzens als Ergebnis des harmonisierenden Ausgleichs zwischen Sympathikus- und Parasympathikuseinwirkung und der systolischen und diastolischen Bewegung der Herzmuskulatur; wirkt auf alle drei Schichten der Haut!

Spezielle Wirkung

Rhythmisiert das Herz (antiarhythmische Wirkung) bei Störungen der Schrittmacherfunktion des Reizleitungssystems (Sinusknoten). Wirkt harmonisierend auf die drei Blutkreisläufe (herzeigener Herzkranzgefäßkreislauf, großer Körperkreislauf, Lungenkreislauf) ein. Dadurch werden alle Organe und Organsysteme optimal versorgt und bei eventueller vorheriger nervöser Unruhe ruhiggestellt, da das Nervengewebe gut ernährt wird. Das Nardenöl verhilft dem Menschen zur Findung seines „inneren Gleichgewichts" im seelischen, geistigen und körperlichen Zusammenspiel der Kräfte. Es regt sowohl die arterielle Durchblutung an, als auch eine Weitung der venösen Gefäßwände, so daß ein optimaler Stoffwechsel zwischen dem venösen Blut und dem Körpergewebe stattfinden kann. Es fördert die Sympathikuswirkung über den Hypophysenvorderlappen und die Parasympathikuswirkung über den Hypophysenhinterlappen durch die Ausschüttung der entsprechenden Hormone und reguliert hier das hormonelle Gefüge bei störendem Ungleichgewicht. Da Haare und Zähne Bildungen der Haut aus allen ihren *drei Schichten* sind (die Haarwurzel ist eine Papille des Coriums in der Subkutis, die von Blutgefäßen ernährt wird; und Zähne bestehen aus epidermalem Schmelz auf bindegewebigem Dentin (Zahnbein) und Zement der Wurzel, welches gleichfalls von Blutgefäßen ernährt wird) wirkt das Nardenöl ganz besonders aufbauend auf sie ein!!

Hautwirkungen

Vereinigt die Funktionen der drei Hautschichten im Corium zu einem harmonischen, ausgeglichenen Hautbild mit einsetzender Regeneration aller ihrer Funktionen. Das Nardenöl ist ein beruhigendes Mittel für die Haut und kann vorzüglich bei allen Irritationen und Allergien mildernd verwendet werden. Es war im Altertum das kostbarste Salböl nur für Priester, Könige oder hohe Eingeweihte. Es ist, auch von der einmaligen Pflanzengestalt und der Heileigenschaft her, die *Königin* unter den ätherischen Ölen. Es sollte vornehmlich für die reife Haut eingesetzt werden, die schon eine gewisse Harmonie in sich hat. Eine stark funktionsgestörte Haut sollte mit einseitig wirkenden stärkeren ätherischen Ölen behandelt werden. Erst wenn ein gutes anhaltendes Hautbild erreicht ist, kann zur Dauerpflege mit Nardenöl übergegangen werden. Haare und Zähne sind Hautbildungen aller drei Hautschichten, weshalb das Nardenöl für die Pflege dieser Organe das am besten geeignetste ist, zumal es ausgleichende, beruhigende und harmonisierende Eigenschaften über die Mundschleimhäute bei der Zahnpflege durch den Kreislauf auf den gesamten Organismus übertragen kann.

15.6. Rosmarinöl, Oleum rosmarini

Hergestellt

Aus Blättern von Rosmarin officinalis, L., Labiatae, Heimat: Mittelmeerküste, Anbau: Frankreich, Spanien, Portugal, Nordafrika und Südosteuropa. Ausbeute: 1,2 – 2%.

Geruch

Minzig-süß mit Honigduft.

Zusammensetzung

Ca. 50% Campher, Borneol (16 – 18%), Bornylazetat (5 – 6%), Dipenten, Eukalyptol, Camphen, Terpineol.

Charakter

Harte nadelartige Blätter (= Gefäßprinzip), *parasympathisch-androgen.*

Schwerpunktwirkung

Zuckerstoffwechsel (Leber/Inselorgan), Insulinwirkung (blutzuckersenkend) und *Kreislaufanregung* der Blutorgane (Herz, Lunge, Leber, Milz, Nieren), blutdrucksteigernd, Corium-Funktion.

Spezielle Wirkung

Das Rosmarinöl regt durch die Kontraktion der glatten Gefäßmuskulatur den Kreislauf und die Durchblutung der Blutorgane an: Herz, Lunge, Milz, Nieren und vor allem die Leber, die etwa zu einem Drittel arterielles Blut als Sauerstoffspender benötigt. Es kommt zum Blutdruckanstieg, die Abbau- und Verbrennungsvorgänge im Stoffwechsel der Leber werden gesteigert. Es wird vermehrt Galle produziert und ausgeschüttet, aus der mit glatter Muskulatur versorgten Blase. Durch die gesteigerte arterielle Durchblutung des gesamten Organismus, einschließlich der peripheren, bei Anwendung auf der Haut, wird die Energieversorgung mit Zucker erheblich gesteigert, was besonders bei Erschöpfungszuständen oder lokalen Durchblutungsstörungen hilfreich

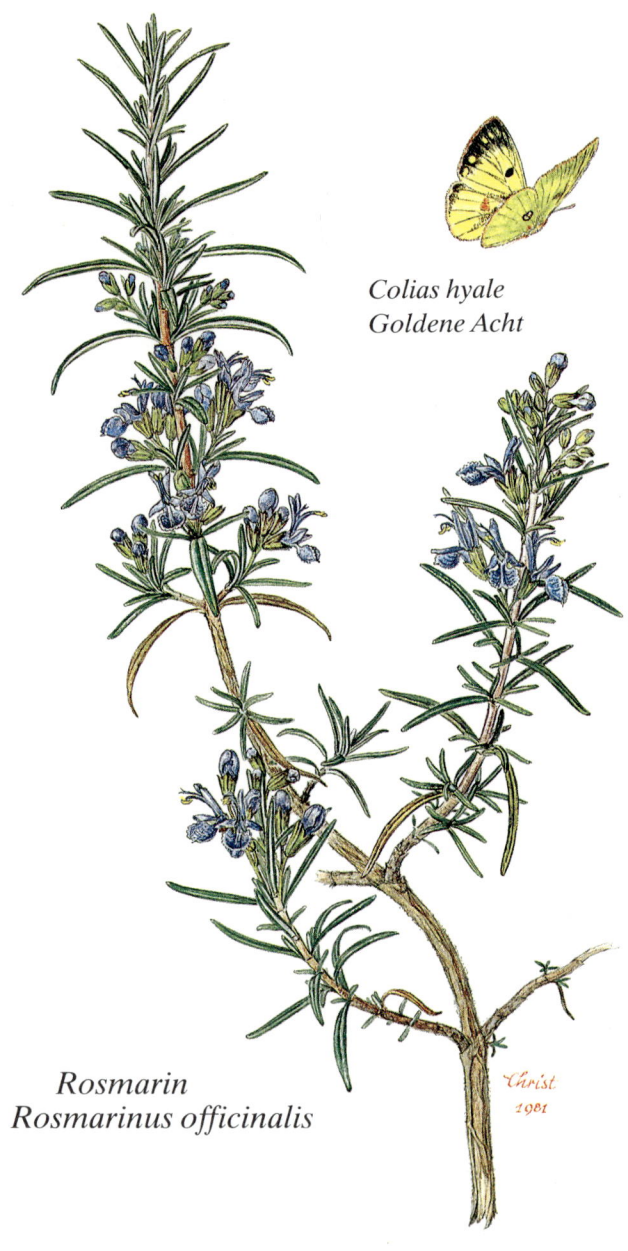

Colias hyale
Goldene Acht

Rosmarin
Rosmarinus officinalis

Christ.
1981

Abb. 39

ist. Der Blutzuckerspiegel wird gesenkt, denn es erfolgt eine Anregung des *Zuckerverbrauchs* durch eine gesteigerte Zuckerverbrennung in den Zellen des Körpers. Dadurch werden sämtliche Organe und Organsysteme in ihrer Funktion gestärkt, besonders das andauernd in großen Mengen blutzuckerverbrauchende, ständig schlagende Herz. Die innere Sekretion (Verdauungstrakt, Lunge, Niere = harnabführend = diuretisch) wird gesteigert, die Atmung durch die gute Sekretion der Schleimhäute des gesamten Atemtraktes erleichtert. Allgemein kommt es durch die Anregung der Nebennierenrindenfunktion zu einer Verschiebung des Stoffwechsels in Richtung parasympathisch-androgen mit gleichzeitiger Erregung des Sympathikus. Blattöle haben ja immer auch zugleich anregende Wirkung auf den Gegenspieler (Antagonisten).

Der süße honigartige Duft des Öls ist ein Hinweis auf seine Bedeutung für den Zuckerstoffwechsel (Blutzuckerverbrennung = Insulinwirkung). Der Rosmarin ist ein begehrter Honiglieferant für die Bienen!!

Hautwirkung

Als Blattöl hat das Rosmarinöl seinen Wirkungsschwerpunkt in der mittleren Hautschicht, in dem Corium. Es ist das klassische Öl zur peripheren Durchblutungsanregung, also zur Steigerung der Wärme-, der Nährstoff- und der Sauerstoffversorgung aller drei Hautschichten! Die Energieversorgung durch einen erhöhten Zuckerverbrauch ist verbessert. Das Öl sollte bei blasser, schlecht durchbluteter und kühler Haut zur Anwendung kommen. Vor allem wird die Kapillarfunktion in den Coriumpapillen stärker ausgebaut, durch ein steigendes Blutangebot. Hautdrüsen (Schweiß-, Duft-, Talgdrüsen), Haare und Nägel werden besser versorgt und die Epidermis insgesamt mit Nährstoffen, Sauerstoff und Wärme von unten „geflutet". Auch die Bindegewebsfasern können vermehrt gebildet und regeneriert werden, wobei das Wasserbindevermögen der Haut steigt. Der Fettstoffwechsel über die Kapillaren der Fettläppchen wird angeregt. Das Rosmarinöl regt die Haut zur Wärmeabgabe an.

15.7. Lavendelöl, Oleum lavendulae

Hergestellt

Aus Blüten des Lavendula officinalis, L., Labiatae, dessen Heimat der Mittelmeerraum ist, aber auch in Mitteleuropa, besonders in Mittel- und Südengland im Anbau ist. Ausbeute: 0,8 – 1,7%.

Geruch

Typischer tiefgründiger, milder Eigengeruch.

Zusammensetzung

Linalylacetat 30 – 50%, Linalool und geringe Mengen Borneol, Isi- borneol, 1,8-Cineol und Campher.

Charakter

Schmale, weiche lanzettliche bis nadelförmige Blätter als Ausdruck eines *stark reduzierten Gewebeprinzips* im Übergang zum *Gefäßprinzip: sympathisch-östrogen.*

Schwerpunktwirkung

Zuckerstoffwechsel (Leber/Inselorgan), Glukagonwirkung (blut- zuckersteigernd) und venöse *Kreislaufaktivierung* aller Blutorgane, be- sonders der Leber; blutdrucksenkend, Coriumfunktion.

Spezielle Wirkung

Das Lavendelöl wird aus den noch nicht ganz entfalteten tiefblauen Blüten des kleinen verholzenden Strauches gewonnen, ist aber, wie wir schon aufzeigen könnten, *kein* echtes Blütenöl, sondern eigentlich ein Blattöl, weil es dort hergestellt und dann in die Blüten abgelagert wird. Die grünen, weichen lanzettlich-nadelförmigen Blätter beinhalten gleichfalls eine Menge dieses herrlichen Öls, wenn auch die Qualität aus den Blüten besser ist. Das *Gewebeprinzip* steht in der Bildung dieser Pflanze in engster Beziehung zum *Gefäßprinzip*, wie wir aus der For- mung der Blätter ablesen können. Es ist also zu erwarten, daß das Öl ei- ne starke verbindende Wirkung von Blut und Gewebe hat. Dies ist in der Tat der Fall, denn es wird eine Weitung der Blutgefäße, besonders der Venen und Kapillaren ausgelöst, so daß es zu einem intensiven Stoff- wechsel zwischen der ernährenden und entschlackenden Blutflüssigkeit und den Körperzellen kommen kann. In diesem Sinne wirkt es

224

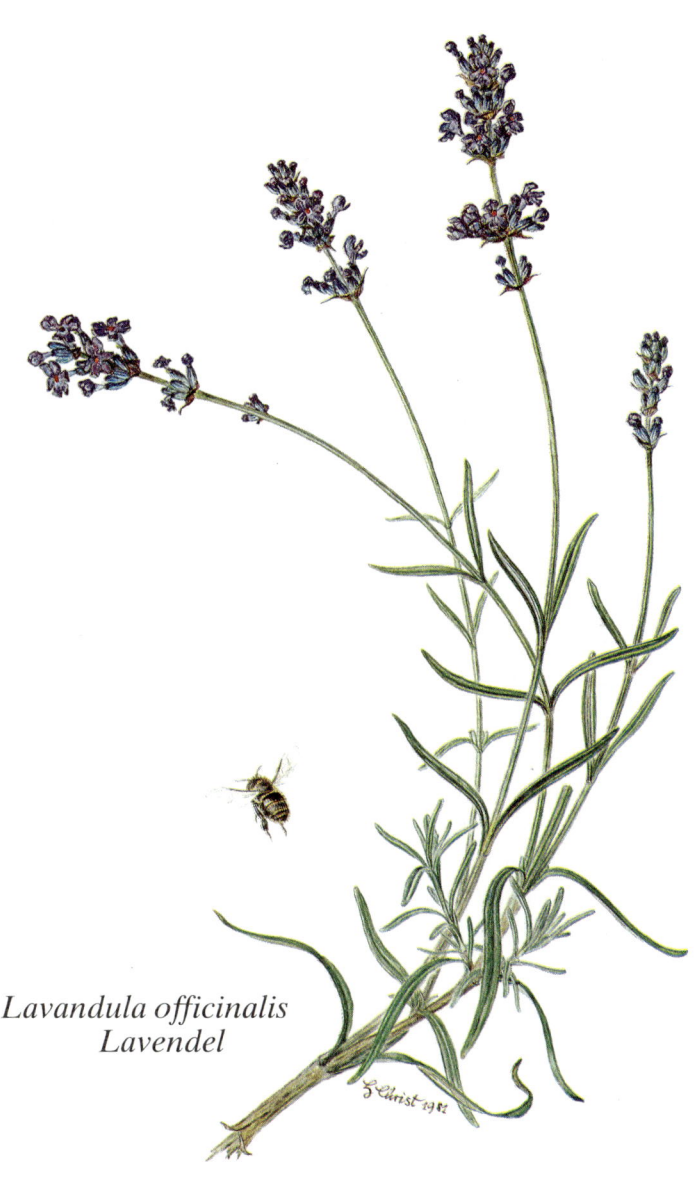

Lavandula officinalis
Lavendel

Abb. 40

sympathisch-östrogen-aufbauend auf alle Blutorgane, von denen eines diese intensive Blutgefäßgewebebeziehung zu seinem hauptsächlichsten Funktionsprinzip gemacht hat: die Leber. Sie ist ein überaus *venöses Organ*, welches ein im Körper einzigartiges Kapillarnetz aus Venen als Konstruktionsgerüst der Leberläppchen aufgebaut hat. Eine vom Lavendelöl angeregte intensive venöse Durchblutung der Leber ermöglicht ihr eine optimale Arbeitsweise im Sinne ihrer überwiegend aufbauenden Funktion, die in der Synthese der körpereigenen Leberstärke (= Glykogen) mündet. Glykogen wird in den Leberzellen gespeichert. Die Leber sorgt also für die Herstellung dieses energiereichen „Betriebstoffs" des Körpers, den Zucker, den sie jederzeit aus dem Reservestoff Stärke (= Glykogen) mobilisieren und als Blutzucker in den Kreislauf und in die Organe und Gewebe schicken kann (Glukagonwirkung = blutzuckersteigernd). Das Lavendelöl fördert diesen Prozeß und erhöht damit das Angebot an Stärke und Zucker. Zucker als Energielieferant beruhigt die Nerven. Die dünnwandigen venösen Kapillaren versorgen das zentrale Nervensystem als Venengeflecht in den Hirnkammern (Ventrikel), aus denen die Gehirn- und Rückenmarksflüssigkeit tropft (Liquor cerebrospinalis), die für die Zucker-, Sauerstoff- und Nährstoffversorgung zuständig ist. Diese venösen Geflechte heißen „Plexi choroiodei". Die noch nicht aufgeblühten kleinen blauen Blütchen sehen aus wie venöse Knötchen und „signalisieren" diese Funktion sehr schön, denn sie erfolgt ja in der Entsprechung von Kopf-(Gehirn) und Blütenregion. Durch die venöse Leberaktivierung steigt auch die Galleproduktion als ihr Stoffwechselprodukt und verdauungsförderndes (Fettverdauung) Sekret. Das Lavendelöl fördert in Ergänzung zum Rosmarin (arterielle Durchblutung) die venöse Funktion des Blutkreislaufs in allen Geweben des Körpers und ist ein klassisches harmonisierendes, aufbauendes Beruhigungsmittel für die Nerven.

Hautwirkung

Das Lavendelöl ist auch ein Beruhigungsmittel für die Haut, besonders für die Nervenendkörperchen im Corium, denn als *Blattöl*, welches in der Blüte gelagert wird, hat es vornehmlich eine physiologische Wirkung auf die mittlere Hautschicht. Durch die Weitung der Venen und Kapillaren fördert das Lavendelöl die Versorgung des Coriums.

Da von dessen lymphatischer Versorgung aus dem Filtrat der Kapillaren die Epidermis abhängig ist, zeigt sich hierin die Wirkungsbeziehung des in den Blüten abgelagerten Öls zur Oberhaut. Alle Hautprobleme, die auf dem funktionellen Auseinanderweichen von Corium und Epidermis beruhen, bedürfen der Behandlung mit Lavendelöl: z. B. Blasenbildungen als Abhebung durch Wasseransammlung unter der Oberhaut, Verbrennungen, Hautirritationen, Allergien u. a. m. Die Betonung der venösen Funktion des Kreislaufs erhöht die Entschlackung, Reinigung und Entgiftung der Haut, außerdem erhöht sich ihre Resorptionsfähigkeit. Das Lavendelöl reduziert den abbauenden Verbrennungsstoffwechsel (Zuckerverbrauch!!), beruhigt und versorgt die Zellen mit neuen Energien (Blutzucker!) zur Energiedepotbildung. Auch die Muskelzellen erhalten trotz Ruhigstellung vermehrt Zucker und werden so auf neue Arbeit gut vorbereitet.

15.8. Thymianöl, Oleum thymi vulgaris

Hergestellt

Aus dem Kraut (Sproß und Blüten) des Gartenthymian, Thymus vulgaris, L., Labiatae, dessen Heimat im Mittelmeerraum ist, dessen Anbau aber auch in ganz Mittel- und Südosteuropa erfolgt, Ausbeute: 0,2 – 2,6%.

Geruch

Würzig, stechend, teerartig.

Zusammensetzung

Thymol und Cavacrol in je nach Anbaugebiet und Klima wechselndem Mengenverhältnis dieser beiden Phenole. Daneben beinhaltet es noch in geringen Mengen Borneol, Linalool, Camphen, Pinen, Zitral, p-Cymol. Aufgrund dieser Zusammensetzung wirkt es noch in einer Verdünnung von 1:3000 hemmend auf das Bakterienwachstum ein (bakterizid).

Charakter

Winzige Blättchen sind der Ausdruck des *reduzierten Gewebeprinzips* zu einem kleinen ovalen Gebilde, sich annähernd an das durch Konzentrationskräfte geformte *Gefäßprinzip; parasympathisch-androgen.*

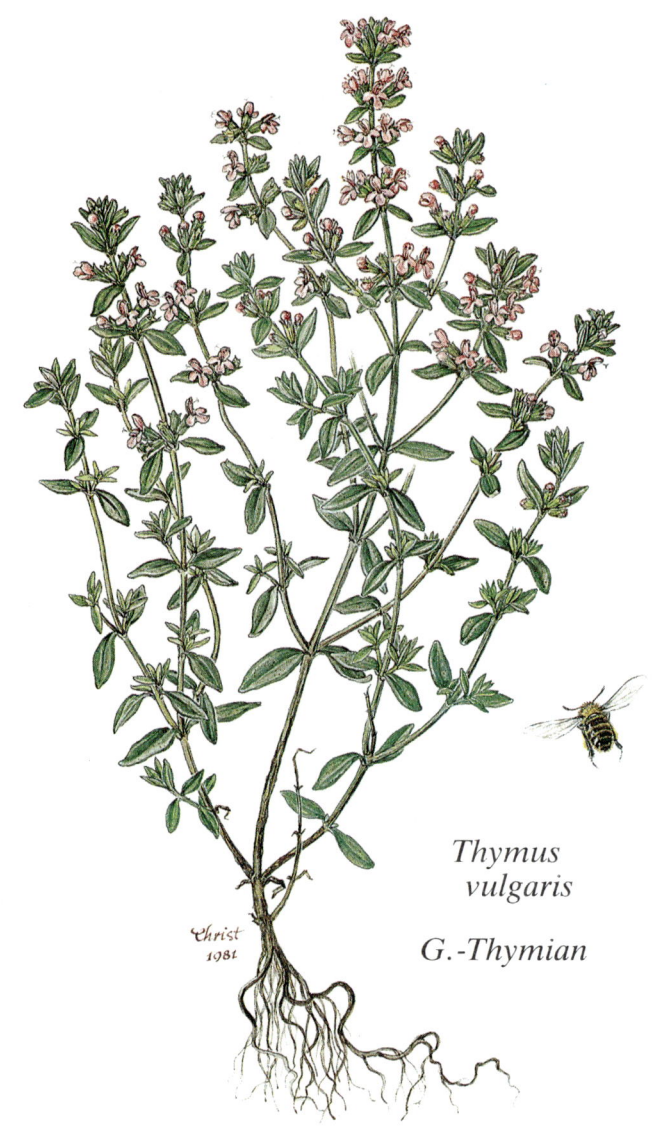

Thymus
vulgaris

G.-Thymian

Abb. 41

Schwerpunktwirkung

Ausscheidungsfunktion (Niere/Nebenniere) als Blutentgiftung über Nieren, Darm, Lunge, Schleimhäute und Hautdrüsen; Coriumfunktion.

Spezielle Wirkung

Das Thymianöl ist ein überaus scharfes, brennendes Öl, welches niemals unverdünnt verwendet werden sollte. Es gehört zu den Ölen mit der größten antitoxischen und antiseptischen Wirkung (zusammen mit Zitrone und Lemongras), was auch durch die hohe Sauerstoffabgabe (Peroxydation) erreicht wird. Der Sauerstoff steigert auch den Abbau- bzw. Verbrennungsstoffwechsel und fördert so die Entgiftung und Ausscheidung. Das „Brennen" von diesem Öl auf der Haut ist eben das gefühlsmäßige Miterleben des starken Verbrennungsprozesses chemischer Natur, das tut sogar weh, weil körpereigene Zellen mit angegriffen werden, Nervenendigungen angefressen und „verbrannt" werden. Es gibt ein Organ, welches diesen abbauend-verbrennenden Vorgang als „konzentrisch-verdichtenden" Prozeß zu seiner Hauptfunktion gemacht hat und auf diese Weise das Blut von Schlacken- und Giftstoffen befreit: Es sind die Nieren, die unter hohem Sauerstoffverbrauch ihres überwiegend arteriellen Bluts, welches direkt vom Herzen in sie einströmt, das Blut entschlacken. Dabei werden im Primärharn (oder Ultrafiltrat) der arteriellen Nierenkörperchen (*Bowmannsche* Kapsel) sämtliche vom Blut aufgenommenen Nährstoffe auf ihre „Tauglichkeit" als Nähr-, Energie- und Baustoffe hin „untersucht". Im Falle eines positiven Ergebnisses werden sie wieder ins Blut aufgesaugt, während die für unbrauchbar und giftig befundenen Stoffe verbrannt (unter Sauerstoffverbrauch), mineralisiert und ausgeschieden werden. Diesen Prozeß fördert das Thymianöl in den Nieren und in allen ausscheidenden Organen und Geweben des Körpers, so auch in der Lunge, in den Schleimhäuten des Atemtraktes, einschließlich der Nebenhöhlen, in der Darmschleimhaut, im Harn- und Geschlechtsapparat (Blase, Harnleiter, Harnröhre, Uterus) und in der Haut über sämtliche Hautdrüsen. Insofern ist Thymian ein entgiftendes, reinigendes und klärendes Öl. Es steigert die Nebennierenrindenfunktion in der Bildung von Kortikosteroiden, die den Mineralstoffwechsel, den Zucker-, Fett- und Eiweißstoffwechsel im Sinne ihrer Verbrennung steuern. Dabei wird auch, je nach Geschlecht, die Geschlechtshormonproduktion angeregt!

Als Blattöl mit parasympathisch-androgenem Charakter (Gefäßprinzip) hat es in der Haut die entsprechende Wirkung wie in den Nieren und in den Geweben der inneren Sekretion: Es wirkt vornehmlich auf die Durchblutung der Kapillaren im Corium, die als winzige „Hautnieren" in ihrer Funktion den Nierenkörperchen (Glomeroli) entsprechen und so zu einer Entgiftung und Entschlackung der Haut beitragen. Gegenüber der Wirkung des Rosmarins, der vor allem die arterielle Durchblutung mit Blutdruckanstieg, Blutzuckersenkung durch Verbrennung steigert, liegt beim Thymian der Schwerpunkt auf der Ausscheidung (Sekretion) und Verbrennung, weshalb ja das Öl so auf der Haut „brennt" (Oxydation). Naturgemäß liegt der Schwerpunkt der kapillaren Durchblutung und Entschlackung da, wo die Hautdrüsen (Schweißdrüsen, Talgdrüsen, Duftdrüsen) liegen, damit die Gift- und Schlackenstoffe auf schnellstem Wege (das ist hauptsächlich über die Schweißdrüsen als „Haut-Nieren" der Fall) ausgeschieden werden. Bei allen Störungen der Drüsenfunktion der Haut sollte Thymianöl angewendet werden, wie z. B. bei Schmerfluß (Seborrhö), bei Akne und Schweißdrüsenabszessen. Das Öl hat ja zudem eine starke antiseptische und antibakerielle Eigenschaft, so daß die Entzündung gemildert wird und, mit steigender Entgiftung der wieder besser arbeitenden Drüsen, abklingen kann. Die Funktion aller Hautdrüsen, einschließlich der Hornproduktion von Haaren, Nägeln und der Hornhaut der Epidermis, beruht auf einem *abbauenden Stoffwechsel,* der sich mit reduzierender Durchblutung (Seborrhö) immer mehr steigert, so daß die Drüsenausgänge durch Hornpfropfenbildung und Sekretstauung (Mitesser = Komedonen) verstopfen. Mit steigender Durchblutung nehmen die *aufbauenden,* regenerativen Kräfte wieder zu und regulieren die Drüsensekretion einschließlich der Haare, Nägel und Hornhautbildung. Bei der Schuppenbildung der Kopfhaut läßt sich das Phänomen gut beobachten, denn mit steigender Durchblutung (Massage, durchblutungsanregende Haarwasser und richtige Haarpflege) gehen die Schuppenbildung und der mögliche Haarausfall als Folge überhastet gebildeter, wenig haltbarer und belastbarer, dünner Haarzellen zurück! Also auch zur Kopfhaarpflege eignet sich Thymianöl gut. Eine entsprechende Wirkung einer entgiftenden und klärenden Wirkung hat das Öl auf die Schleimhäute des Atemtrakts und der Nebenhöhlen des Kopfes, wobei noch entzündungsauflösende, antiseptische Momente dazukommen. Vorsicht mit unverdünntem Thymianöl im Mund und allgemein im Schleimhautbereich: es brennt ungemein stark!!

15.9 Salbeiöl, Oleum salviae

Hergestellt

Aus Blättern von Salvia officinalis L., Labiatae, dessen Heimat der Mittelmeerraum ist, heute aber darüber hinaus auch in Deutschland und in anderen mitteleuropäischen und südosteuropäischen Ländern angebaut wird, Ausbeute: 1,3 – 2,5%.

Geruch

Frisch-würzig-bitter.

Zusammensetzung

Thujon (bis 50%), Borneol (bis 8%), Eukalyptol, Campher, Pinen, Salven, Linalool, Linalylacetat.

Charakter

Zungenförmig, wollig-behaarte Blätter (= Gewebeprinzip), *sympathisch-östrogen.*

Schwerpunktwirkung

Stoffwechselfunktion (Niere/Nebenniere) des Gewebes; Coriumfunktion.

Spezielle Wirkung

Als Blattöl mit sympathisch-östrogenem Charakter hat der Salbei eine aufbauende Funktion für den Oberkörper im Sinne einer Stoffwechselsteigerung der Gewebezellen der Blutorgane. Blattöle haben ja immer einen zweifachen Stoffwechselcharakter, d. h. daß das Salbeiöl auch abbauende und parasympathische Wirkungen hat. Das Organ, welches beide antagonistischen Funktionsprinzipien *„organisiert"*, ist die Nebenniere. Das Salbeiöl fördert hier mehr die Hormonproduktion des Nebennierenmarks (Adrenalin/Noradrenalin) und steigert somit die Energiezulieferung für die Zellen des Körpergewebes. Daß dadurch ganz allgemein der Stoffwechsel der Leber ansteigt und auch mehr Stoffwechselschlacken in der Leber (Anregung der Gallebildung!) und in der Niere als Harn anfallen, leuchtet ein. Für einen gut funktionieren-

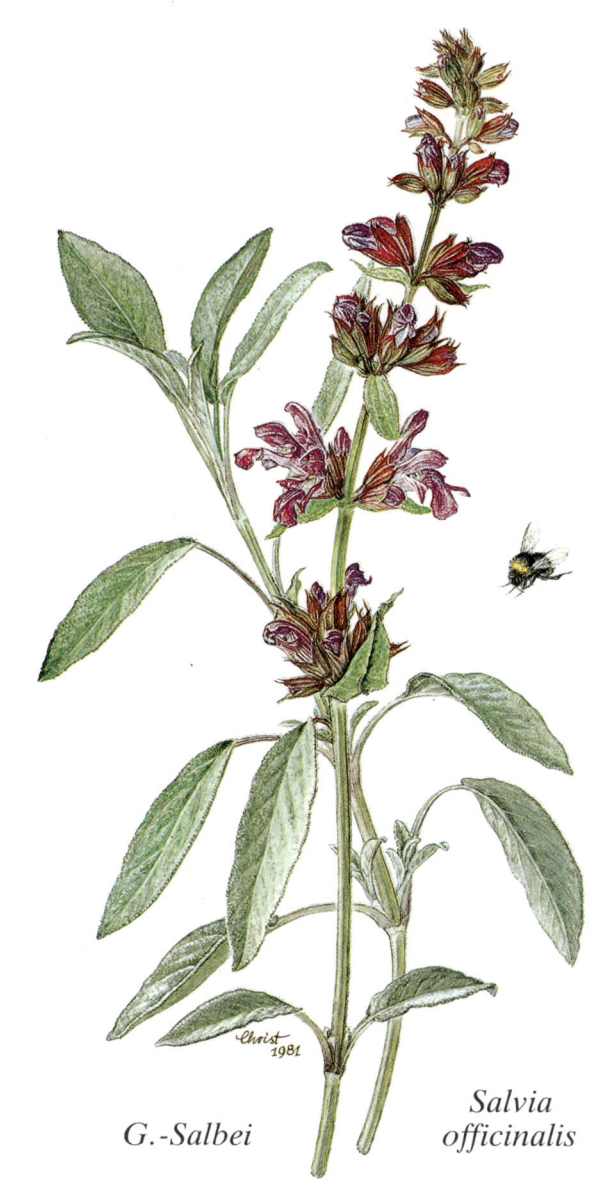

G.-Salbei

Salvia officinalis

Abb. 42

den Zellstoffwechsel braucht es vor allem Wasser zur Versorgung der Zelle sowie zum Abtransport der Schlackenstoffe in die Lymphe! Die aufbauende Funktion des Salbei beruht auf der Anregung der *östrogenen Substanzanlagerung* (Eizellenwirkungsprinzip), so daß die Gewebe sich prall aufbauen und ein gutes Quellungsvermögen des Bindegewebes angeregt wird. In diesem Zusammenhang muß an die Arbeit und Funktion der Niere erinnert werden, die ja nur 1 – 2% des Primärharns oder Ultrafiltrats als Endharn letztlich über die Blase ausscheidet. 98% der aus dem Blut gefilterten Flüssigkeit werden regelmäßig wieder ins Blut zurückgesaugt, resorbiert. Die Steigerung dieser zellulären *Resorption* in den Nieren und im Gewebe der Blutorgane bzw. aller Gewebe des Körpers wird durch das Salbeiöl stark gefördert. Also auch die Resorptionskraft der Schleimhäute des Atemtrakts, der Nebenhöhlen, des gesamten Darms und der Geschlechtsorgane (Uterus/Vagina) wird gestärkt. Salbei fördert den Aufbaustoffwechsel und *reguliert die Ausscheidung!*

Hautwirkung

Als Blattöl hat der Salbei seinen Wirkungsschwerpunkt im Corium, wo er als östrogen-aufbauende Wirkung den Wasserhaushalt der Haut reguliert, indem er das Wasserbindevermögen, das Quellungsvermögen der Bindegewebsfasern steigert. Auch die einzelnen Hautzellen werden zur Wasseraufnahme angeregt und machen die Haut weich, fest und wasserreich. Man sagt: Tonus (Hautspannung) und Turgor (Flüssigkeitsdruck) sind gut! Dieses Öl dient also zur Verbesserung des Feuchtigkeitshaushaltes einer trockenen Haut von *innen her!* Es ist eines der besten Öle für die Schleimhäute des gesamten Atemtraktes, bei Erkältungen und Entzündungen der lymphathischen Rachenorgane (Mandeln). Salbei steigert die Abwehrfunktion durch die Förderung der Entgiftung über das gesamte Lymphsystem und alle Lymphorgane.

Das Salbeiöl reguliert den Wasserhaushalt vor allem über die Ausscheidung der Schweißdrüsen. Bei übermäßigem Schwitzen und plötzlichen nächtlichen oder emotionalbedingten Schweißausbrüchen sollte Salbei als Tee oder in Form von Einreibungen des Öls verwendet werden. Da dieses Öl eigentlich eine allgemein regulierende Funktion auf die Nebenniere als Hormondrüse hat, die sowohl parasympathisch-östrogen, als auch sympathisch-androgenen Charakter hat, ist es ein hervorragendes Mittel zur Behebung von Störungen der Hautfunktion, die mit den „Wechseljahren" (Klimakterium) der Frau einhergehen. Durch das Ausfallen eines Teils der Östrogene (die Eierstöcke stellen die Produktion ein!) kommt es häufig zu Hitzewallungen und Schweißausbrüchen als Ausdruck des seelischen Ungleichgewichts. Das Salbeiöl ersetzt gewissermaßen die ausfallenden Östrogene durch seine anregende Wirkung auf die Geschlechtsorgane (Eierstöcke) und auf die Nebennierenrinde (die gleichfalls Östrogene produzieren) und gleicht so den Gesamtstoffwechsel wieder aus. Salbei ist ein gutes Mittel, um den Stoffwechsel der Haut zu beschleunigen, sie zu entgiften und ihr ein weicheres, weiblicheres Aussehen mit guter Durchblutung zu geben.

16. Wurzel- und Holzöle

In der Polarität der Pflanzengestalt kennzeichneten wir die Wurzel als ein für die Gesamtgestalt aufbauendes, substanzanlagerndes und ernährendes Organ, dem wir einen sympathisch-östrogenen Charakter zusprachen. Wir schlossen darin auch das Holz ein, das im Grunde genommen das Abscheidungs- und Stoffwechselendprodukt der lebenden Rinde (Kambium) des Baumes ist, die für die Pflanze eine gewisse Speicherfunktion für Wasser und Mineralstoffe hat. So gesehen ist es der von der Pflanze selbstgebildete „Boden", den sie wachsend zurückläßt, auf dem sie nach oben wächst – hoch hinauf „klettert". Die Pflanze wächst auf ihren eigenen abgestorbenen Zellen (= Holz) nach oben. Wenn wir wieder das Bild gebrauchen, daß der Mensch eigentlich biologisch bzw. physiologisch-anatomisch dem Prinzip nach eine umgewendete, umgestülpte, nach „innen" wachsende, also eine *introvertierte Pflanze* ist, dann wird die Holzbildung (Kern-Holz-Bildung) beim Menschen zur Hornhautbildung der Epidermis. Auf solch einer Hornhaut aus abgestorbenen Zellen wachsen ja einige Tiere auch „hoch hinaus", wenn sie z. B. auf ihren Hufen oder Klauen stehen!

In jedem Falle haben wir in der Keimschicht der Rinde und in den eigentlichen Wurzeln äußerst regenerative Kräftewirkungen, die sich in ständigen Zellneubildungen als Wurzelneubildungen und Wurzelwachstum bzw. als Holz- und Rindenbildung zeigen!

Der Unterschied zwischen Wurzelzellen und verholzenden Zellen liegt jedoch in der wesentlich stärker ausgeprägten Resorptionskraft des substanzanlagernd-östrogenen = Eizellen-Wirkungsprinzips bei den Wurzelzellen, während die verholzenden Zellen letztlich an einem zunehmendem Abbaustoffwechsel in der Ligninbildung zugrunde gehen. *Lignin* ist der eigentliche „Holzstoff", der in das Zellulosegerüst der Pflanzenzellen eingelagert wird. Es entsteht bei Nadelhölzern aus Koniferylalkohol und ist ein hochpolymerer *aromatischer* Pflanzenstoff. Bei der Oxydation (auch bei den ähnlich aufgebauten Laubhölzern) treten verschiedene aromatische Aldehyde auf. Wir kennen und lieben die würzigen und aromatischen Duftstoffe beim Holzfeuer des Kamins oder am Lagerfeuer. Im Grunde genommen ist Lignin ein hartes, festes „ätherisches Öl", d. h. die verholzenden Zellen „sterben" an einem einwirkenden „Blütenprozeß", den wir als abbauend-androgen-parasympathisch gekennzeichnet hatten. Biologisch gesehen ist Holz abgestorbenes „Wurzelgewebe", denn in der Keimzellenschicht (Kambium) der Rinde verlaufen ja auch die von der Wurzel hochziehenden Leitgefäße, die die eigentliche Wurzel bilden und ausmachen. In der Tat sind die ersten verholzenden Gewebe bei Pflanzen, die als Sproß *nicht* verholzen, in der Wurzel zu finden!

So gesehen ist die Holzbildung ein „vermännlichtes Wurzelgewebe" – eine „Androgenisierung" der „östrogenen Wurzel".

Holzöle werden also insgesamt den Ausscheidungsstoffwechsel (Sekretion) im Unterleib anregen und das *Zentriol-Strahlungsprinzip* als Stoffwechselwirkungsprinzip verstärken, was die Samenzellbildung in den Hoden und die Menstruation (Regelblutung) der Frauen fördert! *Zugleich* wird die Bildung der männlichen Geschlechtshormone, der Androgene, gefördert.

Die Wurzelöle dagegen haben eine verstärkte Wirkung auf die „weiblichen" Eigenschaften der Zelle, also auf die Resorptionskraft, die Substanzanlagerung und das Wachstum. Dies sind die Eigenschaften, die wir als *Eizellenbildungsprinzip* kenngelernt haben.

Daher stärken Wurzelöle die Resorptionskraft der Darmzellen in den Zotten und somit die ernährende Verdauungsfunktion; und sie stärken die vitale Ausbildung der Eizellen in den Eierstöcken, die zugleich auch die Bildungsorte der Produktion der weiblichen Geschlechtshormone, der Östrogene sind! Wurzelöle „verweiblichen" den Menschen, stärken ihn in seinen weiblichen Funktionen, machen ihn *vital!*

16.1. Sandelholzöl, Oleum santali indicum orientale

Hergestellt

Aus weißem Sandelholz von Santalum album, L., Santalaceae. Dieser tropische Baum ist in Indien und Malaysia beheimatet, ist ein immergrüner und immerblühender Halbschmarotzer, der 6 – 10 m hoch wird und auf den Wurzeln anderer Bäume wächst, von denen er mit seinen speziellen Saugwürzelchen (Haustorien) sein Wasser und seine Nährsalze bezieht. Er benutzt quasi die Wurzeln anderer Bäume, weil er eigene offenbar nicht ausbilden kann. Er ist ein Baum ohne echte Wurzeln, der in seinem Kernholz das charakteristisch duftende ätherische Öl ablagert. Der Baum ist bis in sein Holz hinein, bis in die Wurzeln so „vermännlicht" (als ein starker androgen-parasympathischer Blütenstoffwechsel), daß ein lebendiges, ernährendes, „weibliches" Wurzelwachstum mit östrogen-sympathisch-aufbauendem Charakter überhaupt nicht möglich ist: Er wird zum Halbschmarotzer und ist auf die Zulieferung von Wasser und Salzen angewiesen, gerade so wie eine Schnittblume, die mit wäßriger, chemisch richtiger Nährlösung außerordentlich lange überleben kann. Der Sandelholzbaum wirkt also abbauend, hemmend auf das Wachstum anderer Bäume ein und kann es sich leisten, immerzu zu blühen bzw. aus diesem ungeheuer starken „männlichen Blütenprozeß" heraus in großen Mengen ätherisches Öl zu bilden, gewissermaßen als seine „chemische Blüte".

Geruch

Mild-kiefernartig-balsamisch von heller Farbe, zähflüssig.

Zusammensetzung

Santanol (frei = 90 %, verestert bis 5,6 %), Borneol, Isovaleraldehyd, Santalen, Santalal, Santalon, Santalsäure, Santen, Santenon, Santenonalkohol, Notrizykloeksantalen, Teresantalol, Notrizykloeksantalal, Teresantalol, Teresantalsäure.

Charakter

Das Kernholz des Baumes ist der Ausdruck eines abbauenden Blütenstoffwechsels: *parasympathisch-androgen.*

236

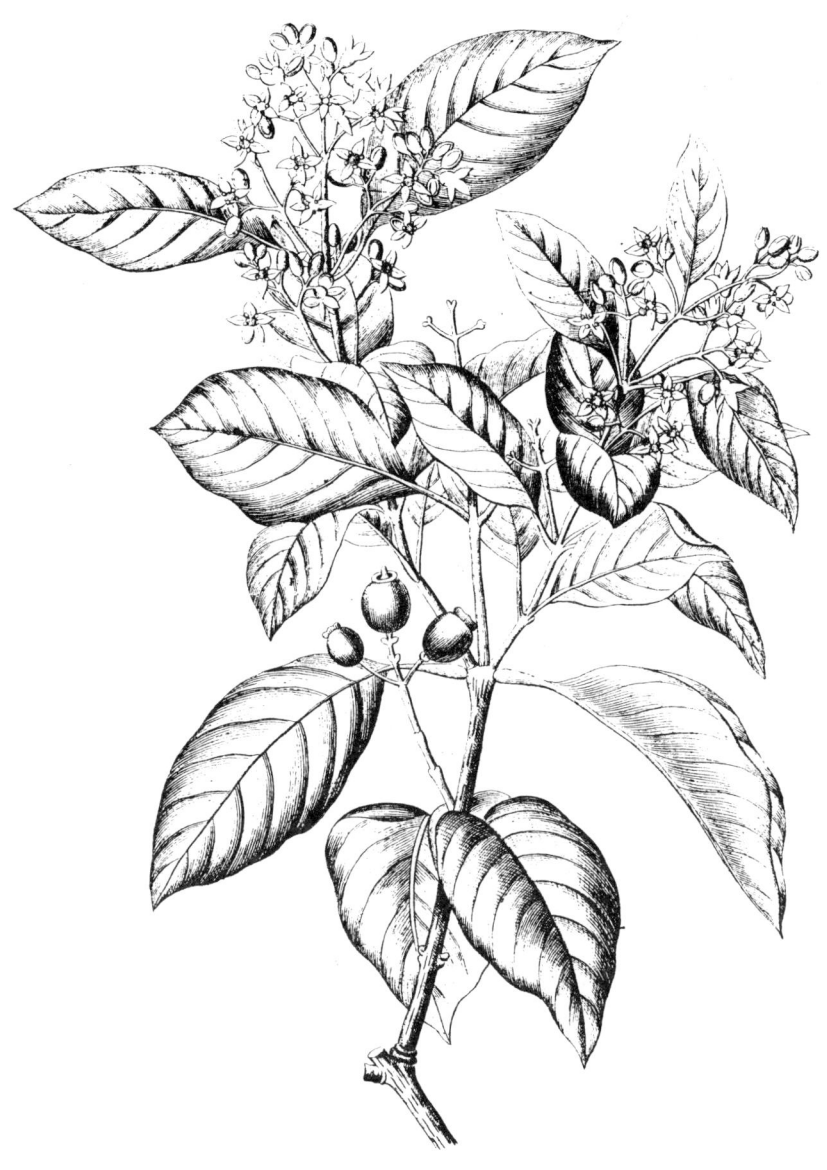

Abb. 43: Sandelholzbaum, Santalum album, Santalaceae

Schwerpunktwirkung

Regeneration/Verdauung (Keimdrüsen/Darm) mit Schwerpunkt auf Darmsekretion und Zellteilungsförderung (Zentriolprinzip).

Spezielle Wirkung

Als Holzöl wirkt es vorwiegend auf den Unterleib und seine Organe im Sinne einer Förderung der Verdauung (Darmsystem) und der Geschlechtsfunktion (Harngeschlechtssystem). Es unterstützt die Bildung der Schleimsekrete in Dünndarm und Dickdarm sowie im Urogenitalbereich (Harnleiter, Blase, Harnröhre, Samenleiter, Vorsteherdrüse = Prostata, Samenbläschen, Eileiter, Uterus und Vagina). Es regt die Bildung der Geschlechtshormone und der Keimzellen an. Bei Entzündungen der Darmschleimhaut oder des Harngeschlechtsapparates empfiehlt sich die Anwendung dieses Öls als Linderungs- und Heilmittel. Auch Verdauungsschwächen und Darmträgheit können mit Hilfe dieses anregenden Mittels gebessert werden. Sandelholzöl ist ein ausgesprochenes Stimulanz für die Verdauung und die Geschlechtsfunktion. Es mobilisiert die Fettverdauung und fördert allgemein die Geschwindigkeit des Stoffwechsels. Es regt die Darmbewegung (Peristaltik) an und die glatte Muskulatur in den Geschlechtsorganen und der Blase. Es stärkt allgemein die ernährende Verdauungsfunktion und die Produktion der männlichen Geschlechtshormone, der Androgene, die dem Gesamtstoffwechsel des Körpers eine Beschleunigung durch zunehmenden Abbau verleihen. Es fördert die Bildung der Geschlechtssekrete und der Schleimhautsekrete! Menschen, die zu Trägheit und Übergewicht mit einem verlangsamten Fettstoffwechsel neigen, sollten sich mit Sandelholzöl an den betreffenden Stellen einreiben.

Hautwirkungen

Das Sandelholz ist das klassische Öl zur Belebung des Stoffwechsels des Unterhautfettgewebes. Der Fettstoffwechsel wird mit Durchblutungsanregung verstärkt, so daß bei einem „Orangenhautphänomen" (= Zellulite) allmählich eine Abnahme der Fettdepotbildung in den Fettläppchen erreicht werden kann. Der androgen-anregende Einfluß des Sandelholzöls reduziert das östrogen-substanzanlagernde Stoffwechselprinzip in der Fettbindung und fördert die Umwandlung des Fetts in Wärmeenergie (Oxydation) bzw. die Abgabe ins Blut als Blutfett, welches in der Leber zu Blutzucker umgewandelt und verbrannt werden kann!

Die kapillare Durchblutungsanregung ist verbunden mit einer Öffnung der großen zuführenden Arterien, so daß vermehrt Blut ins Corium und seiner Kapillaren fließen kann. So kann die Haut über das Blut Wärme abgeben und den Verbrennungsstoffwechsel durch Nährstoff- und Sauerstoffzufuhr steigern. Nährstoffe, besonders Zucker, der vorher bei der Zellulitehaut wegen verengter aufsteigender Gefäße in dem Fettgewebe als überschüssige Energie im Fettdepot gelagert wurden, können jetzt ihr eigentliches Ziel, das Corium (und über das Gewebswasser die Epidermis) erreichen, wo sie für die Ernährung und gesunde Hautfunktion dringend benötigt werden.

Auch die Bindegewebsfunktion des Unterhautfettgewebes und des Coriums wird durch eine verbesserte Durchblutung gestärkt. Das Quellungs- und Wasserbindevermögen der Elastin- und Kollagenfasern wird verbessert. Die Elastizität der Fasern (Elastin) wird erhalten. Die Haut wird insgesamt in ihrer „weiblichen Funktion" angeregt, belebt. Sandelholzöl zählte schon im Altertum zu den kostbarsten Ölen der weiblichen Hautpflege und war den indonesischen, indischen und östlichen Kulturen heilig.

16.2. Vetiveröl, Oleum vetiverae

Hergestellt

Aus den Wurzeln des Vetiver-Grases Vetiveria zizanoides, Gramineae, dessen Heimat Nordindien ist, heute aber in vielen tropischen Ländern angebaut wird, besonders in ganz Indien, Ceylon, Java, Réunion, Bourbon und Haiti.

Geruch

Wurzelartig, nach Rüben und Erde (von gelbbrauner Farbe, zähflüssig).

Zusammensetzung

Benzoesäure (verestert), Furfurol, Vetiven, Vetivenol, Vetivensäure, Vetiverol, Vetiveron, Sesquiterpene.

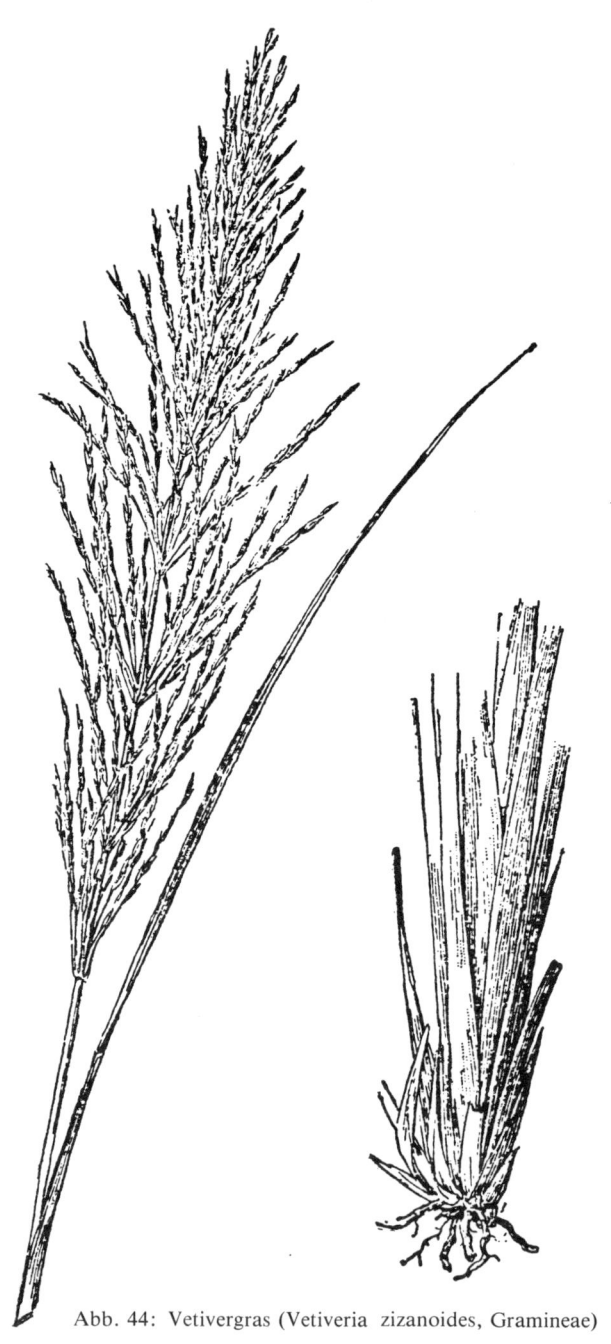

Abb. 44: Vetivergras (Vetiveria zizanoides, Gramineae)

Charakter

Als typisches Wurzelöl: *sympathisch-östrogen.*

Schwerpunktwirkung

Regeneration/Verdauung (Keimdrüsen/Darm) mit Schwerpunkt auf Substanzanlagerung und Gewebeaufbau (Eizellenprinzip).

Spezielle Wirkung

Als Wurzelöl wirkt es vorwiegend auf den Unterleib mit seinen Organen, auf die Verdauungstätigkeit des Darms und die Funktion der Geschlechtsorgane. Beide Funktionen stehen in engster Beziehung miteinander. Denn die hormonproduzierenden Keimdrüsen (Hoden/Eierstock) steuern über die in beiden Geschlechtern vorhandenen männlichen (Androgene) und weiblichen Geschlechtshormone (Östrogene) den Gesamtstoffwechsel des Körpers. Östrogene stimulieren den Aufbaustoffwechsel und den Aufbau der Gewebe, Androgene fördern den Abbau und die Sekretion, wirken gestaltend und formend auf Organe und Gewebe ein. Außerdem steuert die Hormonproduktion der Geschlechtsdrüsen auch die Ausbildung der Keimdrüsen, also die Bildung von Eizellen und Samenzellen, die ja ein zelluläres Abbild des typisch männlichen und des typisch weiblichen Stoffwechsels sind, wie wir das eingehend darstellen konnten!

Das Vetiveröl als sympathisch-östrogen wirkendes Wurzelöl, verstärkt das „Eizellenwirkungsprinzip" in Form von Substanzanlagerung, Wachstum und Resorptionskraft der Körperzellen und hier insbesondere der Darmzellen und Darmzotten. Denn biologisch-physiologisch hat der Darm ja die gleiche Aufgabe zu erfüllen wie eine Pflanzenwurzel: Aufsaugen von Nährstoffen und Abscheidung von Sekreten. Wir erkannten im Darm eine introvertierte Wurzel.

Die resorbierend-aufsaugende Tätigkeit des Darmorgans mit seinen Lymphgefäßen, mit den venösen Blutgefäßen und seinen saugenden Epithelzellen in den Zotten wird durch das Vetiveröl aktiviert. Beim Sandelholz erfolgt gleichfalls eine Darmaktivierung, doch liegt bei ihm der Schwerpunkt mehr auf der Seite der Ausscheidungsfunktion der Darmschleimhaut und der Schleimhäute des Harngeschlechtssystems. Beim Vetiveröl wird ebenfalls eine Stärkung des harnausscheidenden Systems (Niere, Harnleiter, Blase, Harnröhre) und des Geschlechtssystems (Eileiter, Uterus, Vagina bzw. Samenleiter, Vorsteherdrüse

= Prostata, Samenbläschen) bewirkt, im Sinne einer Vitalisierung und Förderung der gesunden Ausbildung der ausscheidenden Gewebe durch die Anregung der Resorptionskraft der Zellen. Der Mensch wird insgesamt zu mehr Vitalität und Erdverbundenheit angeregt. Die Abneigung gegenüber dieser Lebenseinstellung oder Haltung ist oft der Grund, warum dieses wunderbar erdhaft duftende Öl abgelehnt wird (entsprechendes gilt für die Narde). Diese so reagierenden Menschen haben eben ein Bedürfnis nach den „himmlischeren" Düften aus der Blütenregion!

Hautwirkungen

Das Vetiveröl wirkt als Wurzelöl schwerpunktmäßig auf die Funktionen der Subkutis, des Unterhautfettgewebes. Es ist da besonders in der Anwendung zu empfehlen, wo die Haut atrophiert, erschlafft ist und zu wenig Fettgewebe als vitale Unterlage ausgebildet ist. Vetiver steigert sämtliche Weiblichkeitsmerkmale der Haut, die schon männliche Alterungsmerkmale oder überhaupt einen zu männlichen Charakter zeigt. Die Speicherzellen des Unterhautfettgewebes erhöhen durch die östrogen-sympathische Einwirkung des „Eizellenprinzips" ihre Resorptionskraft als fettanlagernde Funktion. Allgemein wird die Resorptionskraft aller Hautzellen angeregt, so daß die Gewebebildung insgesamt verstärkt, vitalisiert wird. Die Haut fühlt sich wieder prall, feuchtigkeitsreich und samtig an, denn auch die Fasern des Bindegewebes werden wieder quellungsfähiger und können mehr Wasser binden. Ja, man kann geradezu sagen: Die „Wurzelfunktion" der Haut nimmt wieder zu! Die Kapillaren der Haut werden wieder zu verstärkter Gewebswasserabgabe, zur Nährstoff- und Sauerstoffversorgung der Zellen, durch *Weitung* ihres Gewebes angeregt. Das gesamte *venöse* Gefäßsystem wird aktiviert für die Versorgung und Entgiftung des Bindegewebes und der Oberhaut.

Vetiver ist das *„weiblichste"* aller Öle und fördert alle typischen Weiblichkeitsmerkmale der Haut. Wir empfehlen dieses Öl in Mischung mit anderen in sehr geringer Konzentration (nur wenige Tropfen auf 100 ml Körperöl, d. h. 1 – 2 Tropfen mit reichlich Zitrone oder Orange oder anderen) zu verwenden.

Eine Haut ist gesund, wenn das geschlechtsspezifische Verhältnis der Funktionen der Hautschicht ergänzend sich verbindet, wenn die „männliche" Epidermis mit ihren Fortsetzungen in den Hautdrüsen (auch Haare und Nägel) bis in die Subkutis abbauend-formend-gestaltend eingreift und wenn das „weibliche" Unterhautfettgewebe mit seinen Energiereserven und Blutgefäßen die Haut über das Bindegewebe des Coriums bis in die Hornhaut ernährt, wärmt und belebt. Wahrlich eine „mütterlich-weibliche Funktion", während das Sinnesorgan Epidermis die männliche Bewußtseinsfunktion übernommen hat.

17. Therapieschema
Heilkräuter-Essenz-Therapie Dr. rer. nat. Gümbel

Wirkungsbeziehungen pflanzlich-ätherischer Öle

Wirkung auf Hautschichten	Charakter: parasympathisch-androgen	Körperabschnitte und Organfunktionen	Charakter: sympathisch-östrogen	Wirkung auf Hautschichten
Epidermis	**Fruchtschalenöl**	KOPFFUNKTION	**Fruchtschalenöl**	**Epidermis**
hornhautverstärkend		Hypophyse		regenerierend
stärkt Haare und Nägel	Zitrone	Hinter-lappen — Vorder-lappen	Orange	epithelisierend
lichtschützend				gewebeaufbauend
pigmentierend				pigmentbildend
stärkt Säureschutzmantel				erweichend
fördert Drüsenfunktion				stärkt Hautflora
peroxydierend				stärkt Drüsenfunktion
Corium	**Blattöle**	OBERKÖRPER-FUNKTION	**Blattöle**	**Corium**
aktiviert Zellatmung	Kiefernadel	ATMUNG (Lunge-Schilddrüse)	Eukalyptus	aktiviert Zellatmung
steigert CO_2-Abgabe				steigert O_2-Aufnahme
sekretfördernd				resorptionsfördernd
stärkt Säureschutzmantel	Lemongras	ABWEHR (Milz-Thymus)	Pfefferminz	steigert Lymphzirkulation
antiseptisch/peroxydierend				und die Abwehr- und Ent-
festigt Bindegewebsfasern				giftungsfunktion des
und die Abwehrfunktion				Bindegewebes
beruhigend, ausgleichend	INDISCHE NARDE (Wurzelsproßöl)	HERZ-KREISLAUF (Parasympathikus-Sympathikus)	INDISCHE NARDE (Wurzelsproßöl)	beruhigend, ausgleichend
harmonisierend				harmonisierend

Wirkung auf Hautschichten	Öl	Körperabschnitte und Organfunktionen	Öl	Wirkung auf Hautschichten
durchblutungsanregend stoffwechselanregend steigert Energieverbrauch	Rosmarin	ZUCKERSTOFFWECHSEL (Leber-Bauchspeicheldrüse)	Lavendel	beruhigend, entspannend gefäßweitend stärkt Energieversorgung
steigert Ausscheidungsfunktion aller Hautdrüsen antiseptisch peroxydierend	Thymian	AUSSCHEIDUNG STOFFWECHSEL WASSERHAUSHALT (Niere-Nebenniere)	Salbei	stoffwechselanregend steigert Feuchtigkeitsgehalt des Bindegewebes reguliert Wasserhaushalt über die Schweißdrüsenfunktion
Subkutis fettreduzierend durchblutungsanregend fördert Energie- und Wärme-Abgabe festigt das Bindegewebe	**Holzöl** Sandelholz	UNTERKÖRPERFUNKTION Verdauung Regeneration Hoden Ovar	**Wurzelöl** Vetiver	**Subkutis** fördert Fettanlagerung durchblutungsfördernd steigert die Resorptionskraft der Haut und der Zellen weitet venöse Gefäße
Wirkung auf Hautschichten	*Charakter: parasympathisch-androgen*	*Körperabschnitte und Organfunktionen*	*Charakter: sympathisch-östrogen*	*Wirkung auf Hautschichten*

paras.-androg. Öle fördern allgemein die SEKRETION (Ausscheidung)
symp.-östrog. Öle fördern allgemein die INKRETION (Hormonbildung)
Dem entspricht die glandotrope Hormonbildung im symp.-östrog. Hypophysenvorderlappen.

18. Ausblick

Wir konnten aufzeigen: *Leben* und Zellregeneration entstehen durch die intrazelluläre Verbindung (Befruchtung!) des „männlichen Strahlungsprinzips" (*Zentriolwirkungsprinzip*) und „weiblicher Substanzanlagerung" (*Eizellenwirkungsprinzip*). Dies gilt für den gesamten Organismus: *Gesundheit ist, wenn die „männlichen" und „weiblichen" Körperfunktionen im Menschen sich harmonisch ergänzen und so der Erhalt ihrer Funktion durch Einheit bewahrt wird.* Erst durch das Auseinanderreißen dieser ganzheitlichen Welt entstehen Krankheit und Tod, während die *Ganzheit* unerschöpfliches Leben bedeutet.

Diese lebendige Einheit zeigt uns die *Indische Narde* in der Verbindung von „weiblicher Wurzel" und „männlicher Blüte" zu einer „*blühenden Wurzel mit unbegrenztem Wachstum ihres vegetativen Triebs*". Die Pflanze zeigt eine *biologische Neuschöpfung* im rein vegetativen Spitzensproß ihres Rhizoms als ewiges vegetatives Leben im Wachstumsrhythmus von Sommer und Winter, als „Wachstumssystole" und „Wachstumsdiastole".

Auch das rhythmisch schlagende Herz vollzieht in der „männlichen Systole" und der „weiblichen Diastole" mit *einem Schlage* die Verschmelzung dieser beiden Welten; denn wenn sich die Kammern kontrahieren (Systole), weiten sich die Vorhöfe (Diastole) und umgekehrt! So hat das schlagende Herz als *Ganzes* immer beide Bewegungsphasen gleichzeitig und die Vorhöfe bzw. Kammern als systolisch-diastolischen Wechsel. Durch eine solche ausgewogene rhythmische Harmonie kennt die Herzmuskulatur keine Erschöpfung, Ermüdung oder Abnutzung. Nur störende Einflüsse, die immer *arhythmische Einflüsse* sind, bewirken auf die Dauer eine Erkrankung. Vom biologischen Standpunkt aus könnte das harmonisch-rhythmisch arbeitende Herz unbegrenzt, ewig schlagen, da sich seine Muskelzellen mit jeder Erschlaffung (Diastole) vollständig erholen können. Sie werden über die harmonisch pulsierenden Herzkranzgefäße mit der notwendigen Energie und mit Sauerstoff versorgt und entschlackt. Unbegrenztes, unerschöpfliches Pulsieren ist die *Neuschöpfung* des Herzens aus dieser harmonischen Vereinigung zweier Welten.

Der *Mensch* geht seiner *Neuschöpfung* entgegen, wenn er beide Welten, die lebensbejahende, formende und bewußte Welt des Geistes und die blutvolle Welt des Körpers über die Wärme seiner Seele auf Dauer in

seinem Herzen *vereinen* kann, als eine Verschmelzung von „bios"
(= Leben) und „logos" (= Geist), von „Himmel" und „Erde", von
Körper, Seele und Geist zu einer neuen Dimension BIOLOGISCHEN
MENSCHSEINS voll unerschöpflichen Lebens zum „ICH BIN", als

BIOKOSMOS MENSCH

19. Praktische Hinweise zur Anwendung der Öle (Therapieformen)

Die besprochenen pflanzlich-ätherischen Öle sind anwendbar:

a) – in der Gesichtsbehandlung (Gesichtsöl)
b) – in der Körperbehandlung (Körperöl)
c) – als Vollbäder, Fuß- und Handbäder (Badeöl als Emulgator)
d) – zur Raumaromatisierung (mit einer *Aromalampe*)

I. Gesichtsöl

Bitte beachten Sie:
Ätherische Öle niemals pur auf die Haut geben! Die naturreinen pflanzlichen Essenzen werden am besten in Basisöle in der Flasche oder in einen Mörser zur sofortigen Verwendung eingetropft. Für die Gesichtspflege empfehlen wir das Phyto-Neutral-Gesichtsöl, welches eigentlich kein „Öl", sondern ein natürliches *„flüssiges Wachs"* ist. Im Unterschied zu einem pflanzlichen Fett oder Öl hat es einen gewaltigen Vorteil:

1. *es fettet nicht* und zieht rasch in die Haut ein,

2. *es wird nicht ranzig,* auch nicht auf der Haut und

3. man braucht es deshalb *nicht zu konservieren!*

II. Körperöl

Zur Körperpflege empfehlen wir das Phyto-Neutral-Körperöl aus natürlichen pflanzlichen Wachsen mit den obengenannten Eigenschaften! (In fertiger Mischung auch als 13 versch. *Dermarome* lieferbar).

III. Ölbad

Für die Bäder (Voll-, Hand- und Fußbäder) empfehlen wir ein Badeöl, das als Emulgator sich sowohl mit den pflanzlich-ätherischen Ölen als auch mit dem Badewasser verbindet. Man vermischt das ätherische Öl entweder mit dem Badeöl in einer Flasche oder aber mit dem Badeöl in einem Mörser (zum sofortigen Verbrauch). Dann erst wird nach gründlichem Verrühren im Mörser mit dem Pistill oder kräftigem Verschütteln in der zugeschraubten Flasche beides in das Badewasser gegeben.

IV. Aquarome

12 Tropfen eines Aquaroms in eine Tasse warmes oder heißes Wasser eintropfen und vor den Mahlzeiten auf nüchternen Magen trinken. Bei Mischung von mehreren Sorten Aquaromen ebenfalls jeweils 12 Tropfen auf eine Tasse.

V. Aromatische-Pflanzenpflege

Zur Pflege und Vorsorge der Pflanzen gegen Erkrankungen und Schädlingsbefall in Haus, Garten und Landwirtschaft in Form von Spritzungen aus luftgefüllten Spraydosen oder aus Kanisterware anwenden. Die Widerstandskräfte der Pflanze und ihre verschiedenen Organfunktionen werden gestärkt.

MERKE:

Ätherische Öle und alle Präparate mit solchen (Aquarome, Dermarome) niemals ins helle Licht (Sonne, Lampen) und niemals unverschlossen stehenlassen, da sie sonst an Wirksamkeit verlieren.

20. Artikel zur praktischen Anwendung der Heilkräuter-Essenz-Therapie

Diese Artikel sowie weitere Mitteilungen über die mit dieser Therapie im In- und Ausland arbeitenden Praxen, Institute und Prospekte sind zu beziehen über: Bio-Kosmetik Dr. *Gümbel*, Kurallee 8, D-7758 Meersburg, Tel. (075 32) 50 30, Fax 75 63.

- *Gesichtsöl* (naturreines Jojobaöl) nur in einer 15-ml-Flasche.
- *Körperöl* (natürlicher Jojobaersatz) in 100- oder 200-ml-Flaschen.
- *Badeöl* (als Emulgator Wasser/Öl) in 100- oder 200-ml-Flaschen.
- *Aromalampe* (Keramik/Thermostat) zur Raumaromatisierung und zur Inhalation (Einatmung)
- *Essenzständer* (Holz natur) mit *12 pflanzlich-ätherischen Ölen:* (jeweils 20-ml-Flaschen)
- Zitrone, Orange,
- Kiefernadel, Eukalyptus,
- Lemongras, Pfefferminz,
- Rosmarin, Lavendel,
- Thymian, Salbei,
- Sandelholz, Vetiver.
- *Nardenöl-Ampullen* (Inhalt: 7 Ampullen zu 2-ml reinem Jojobaöl mit 1%igem Anteil von Nardenöl).
- *Essenzmörser* (Melaminreibschale mit Pistill, zum Anrühren der Öle in der Praxis bzw. zur täglichen Hautpflege).
- *Aquarome* von Kiefernadel, Minze, Rosmarin, Lavendel, Thymian, Salbei und Rose.

Beachte

Die Anwendung der pflanzlich-ätherischen Öle darf nur erfolgen, wenn der Duft als angenehm empfunden wird!

EINE THERAPIE MIT ÄTHERISCHEN ÖLEN ZUR BELEBUNG UND VERÄNDERUNG DES HAUTBILDES SOLLTE UNTER KONTROLLE EINER IN HEILKRÄUTER-ESSENZ-THERAPIE DR. rer. nat. GÜMBEL GESCHULTEN FACHKRAFT ÜBER EINEN LÄNGEREN ZEITRAUM (je nach Problem) DURCHGEFÜHRT WERDEN (Wochen-Monate)! NUR DANN KANN EINE ECHTE BIOLOGISCH-PHYSIOLOGISCHE HAUTVERÄNDERUNG IM SINNE EINES VERBESSERTEN STOFFWECHSELS ERREICHT WERDEN, DIE IMMER ZUGLEICH AUSDRUCK DER WANDLUNG DER PERSÖNLICHKEIT IST!

Dosierung der ätherischen Öle
(Konzentration und Verträglichkeit ist im Grunde genommen vom Hauttyp abhängig!)

Für Gesichtsöl 15-ml-Flasche

Für Körperöl 100-ml-Flasche
(für 200-ml-Fl. verdoppeln)

	Gesichtsöl		Körperöl
Orange:	2-8 Tropfen	Orange:	15-25 Tropfen
Zitrone:	2-3 Tropfen	Zitrone:	5-15 Tropfen
Kiefernadel:	1-2 Tropfen	Kiefernadel:	5-15 Tropfen
Eucalyptus:	1-2 Tropfen	Eucalyptus:	5-10 Tropfen
Rosmarin:	1-2 Tropfen	Rosmarin:	5-10 Tropfen
Salbei:	1-4 Tropfen	Salbei:	5-10 Tropfen
Thymian:	1-4 Tropfen	Thymian:	5-10 Tropfen
Lavendel:	2-6 Tropfen	Lavendel:	5-10 Tropfen
Minze:	1 Tropfen	Minze:	5-10 Tropfen
Lemongras:	1-3 Tropfen	Lemongras:	5-10 Tropfen
Sandelholz:	2-4 Tropfen	Sandelholz:	5-10 Tropfen
Vetiver:	1 Tropfen	Vetiver:	4-6 Tropfen

Für Bade-Öl 100/200-ml-Flasche
Hier können wir durch die Verdünnung mit Wasser die Tropfenzahl verdoppeln bis vervierfachen, je nachdem ob es sich um Hand-, Fuß- oder Vollbäder handelt!

TEIL IV

Orale und ökologische Anwendungsformen

21. Aquarome

Aquarom (von aqua = Wasser und aroma = Duftstoff) ist das Destillationswasser, welches bei der Produktion von pflanzlich-ätherischen Ölen entsteht, wenn diese durch Wasserdampfdestillation gewonnen werden.

Mit heißem Wasserdampf wird das ätherische Öl in den Pflanzenzellen oder in speziellen, mikroskopisch kleinen Ölbehältern der verschiedenen Pflanzenorgane und -gewebe durch die Hitze ausgetrieben.

Öl vermischt sich nicht nur mit dem Wasserdampf zu einem Gas, sondern geht molekular mit den Wassermolekülen eine Verbindung ein. Diese physikalische Verbindung löst sich größtenteils wieder beim Abkühlungsvorgang, wenn das Gasgemisch im Kühlbehälter wieder zu einer Flüssigkeit kondensiert. Dabei entsteht das flüssige ätherische Öl, welches aufgrund seines leichteren spezifischen Gewichts auf dem gleichfalls kondensierten flüssigen Wasser schwimmt. Das ätherische Öl braucht man nun nur noch abzugießen.

Das zurückgebliebene Kondenswasser hat aber nun eine andere Eigenschaft als vor dem Destillationsvorgang: Es *duftet*! Das heißt, daß eine bestimmte Menge der ätherischen Ölmoleküle oder Aromamoleküle sich nicht in Gänze von den Wassermolekülen gelöst hat, sondern an diesen haften bleibt. Das duftende Wasser, das *Aquarom* ist entstanden. Es hat nunmehr die *aromatische Heileigenschaft* desjenigen ätherischen Öls, mit dem es über den Destillationsvorgang die enge Verbindung eingegangen ist.

Somit ist dieses wäßrige Präparat eine enorm hohe „Verdünnung" bzw. eine Potenzierung des eigentlichen ätherischen Öls und kann wie das homöopathische Präparat zur Behandlung des Organismus eingesetzt werden.

Aus unserer therapeutischen Erfahrung empfehlen wir zur oralen Einnahme des Aquaroms, dieses in einer Dosierung von 12 Tropfen auf eine Tasse warmes Wasser dreimal täglich *vor den Mahlzeiten* zur Gesundheitsvorsorge bzw. zur Krankheitstherapie einzunehmen. Der weitere

Vorteil gegenüber einem Tee aus einer ätherischen Ölpflanze (z. B. Rosmarin, Pfefferminze oder Lavendel) ist der, daß hier keine aggressiven Gerb- und Bitterstoffe, die die überempfindlichen Schleimhäute belasten könnten, im Aquarom vorhanden sind. Natürlich sollte man Aquarome nur von *nicht chemisch behandelten* Pflanzen verwenden. Die bekanntesten Aquarome, die in der Kosmetik-, Seifen- und Duftwasserherstellung eine auch heute noch bedeutende Rolle spielen, sind das Rosenwasser, das Lavendelwasser oder das Orangenblütenwasser, welches man schon im 17. und 18. Jahrhundert mit Wasser mischte und trank.

In Frankreich gab es in den Adelshäusern ein bestimmtes, fein geschliffenes Gefäß dafür, das „verre de nuit", welches mit Wasser „zur Nacht" gefüllt und mit einem geschliffenen Glasstöpsel versehen war, der — in sich wiederum ein kleines Gefäß — z. B. das Orangenblütenwasser beinhaltete, das mit dem Wasser in einem Glas zum Trinken gemischt wurde.

Aus den bisher dargelegten Eigenschaften der pflanzlich-ätherischen Öle und ihrer Destillationswässer geht hervor, daß diese eine Alternative zur homöopathischen Medizin darstellen, sind sie doch noch einfacher zu produzieren und das Prinzip leichter zu verstehen. Somit können die Heilkräfte der ätherischen Öle auch in *wasserlöslicher Form oral* eingenommen und in dieser Verdünnung von den Schleimhäuten leicht aufgenommen werden. Dagegen ist die Einnahme von ätherischen Ölen in konzentrierter Form sehr problematisch, denn es kann zu Reizungen und Verätzungen der Schleimhäute kommen. Die Zellen verschließen sich nämlich gegen die ätherischen Öle in zu konzentrierter Form, woraus allergische Reaktionen entstehen können.

Im folgenden finden Sie die wichtigsten Eigenschaften von 13 verschiedenen Aquaromen in Kurzform aufgelistet. Detaillierte Wirkungsbeschreibungen finden Sie im Teil III dieses Buches bei den ausführlichen Charakterisierungen der einzelnen ätherischen Öle.

Aquarom **Zitrone** (Citrus medica L. var. limonum, flores)
aktiviert allgemeine Kopf-, Nerven- und Sinnesfunktion mit Nebenhöhlenfunktion, Anregung des Hypophysenhinterlappens (Neurohypophyse);
Wirkung: parasympathisch-androgen,
        steigert die Durchblutung und Konzentration der Sinnesorgane und des Gehirns.

Aquarom **Orange** (Citrus aurantiorum var. dulcis, flores)
entspannt allgemeine Kopf-, Nerven- und Sinnesfunktion mit Nebenhöhlenfunktion, Anregung des Hypophysenvorderlappens (Adenohypophyse);
Wirkung: sympathisch-östrogen,
        fördert die Erholung durch gesteigerte Nährstoffversorgung
        der Sinnesorgane und des Gehirns, beruhigend bis zur Ein-
        schlafhilfe.

Aquarom **Kiefernadel** (Pinus sylvestris)
aktiviert die Zellatmung und Lungenatmung, fördert die gasförmige
Entgiftung (CO und CO_2), wirkt sekretfördernd auf Bronchien, Lunge,
Luftröhre und Nebenhöhlen und steigert deren Durchblutung, beruhigt
die Schilddrüse bei Überfunktion, tonisiert die Atemmuskulatur;
Wirkung: parasympathisch-androgen,
        atemaktivierend, expektorierend, sekretfördernd.

Aquarom **Eukalyptus** (Eucalyptus globulus)
stärkt die Zellatmung und Lungenatmung, fördert die Sauerstoffauf-
nahme, stärkt die Schleimbildung und die Resorptionskraft von Lungen,
Bronchien, Luftröhre und Nebenhöhlen, entspannt die Atemmuskulatur
(Asthma bronchiale), aktiviert die Schilddrüse bei Unterfunktion;
Wirkung: sympathisch-östrogen,
        fördert die Sauerstoffversorgung des Bluts.

Aquarom **Lemongras** (Cymbopogon citratus)
aktiviert die Abwehrfunktion des RES mit Milz, Darmtrakt, Thymusdrüse und Knochenmark. Wirkt adstringierend auf die Milzkapsel und
unterstützt die Antikörperbildung der Abwehrzellen, stärkt die Hormonbildung der Thymusdrüse und fördert die Bildung von Thymus-Lymphozyten. Wirkt außerdem zugleich festigend auf das gesamte Bindegewebe, straffend (Faserfestigung) für Gelenke, Bänder, Sehnen und Fa-
serknorpel, aktiviert das Knochenmark (Bildung von Erythrozyten);
Wirkung: parasympathisch-androgen,
        stärkt Bindegewebe, Abwehr und Blutbildung, entwässernd.

Aquarom **Pfefferminz** (Mentha piperita)
aktiviert das gesamte lymphatische System und die Gewebswasserpro-
duktion der Kapillaren und somit die Lymphzirkulation. Wirkt entspan-

nend auf die Milzkapsel (Blutspeicherfunktion). Regt die Phagozytose-Tätigkeit der Abwehrzellen (Freßzellen) an sowie die Hormonbildung der Thymusdrüse. Versorgt das Bindegewebe mit genügend Gewebswasser („bewässernd"), regeneriert das Bindegewebe mit Knochenmark, Knochen, Knorpel, Sehnen, Bänder und Knorpelfasern, blutbildend (Leukozyten/Abwehrzellen);
Wirkung: sympathisch-östrogen,
quellend für Bindegewebe, stärkt Abwehr und Blutbildung, „bewässernd".

Aquarom **Rose** (Rosa damascena)
steigert die periphere Durchblutung der Haut und sämtlicher Sinnesorgane einschließlich des Gehirns. Aktiviert die Hypophysenvorderlappenfunktion. Wirkt aufbauend und beruhigend (harmonisierend) durch die Verbindung von Gefühl (Durchblutung) und Bewußtsein bzw. Geist (Bewußtseinsfunktion der Sinnesorgane) als Verschmelzung von Spiritualität und Sinnlichkeit;
Wirkung: sympathisch-östrogen,
aktiviert die Sinnesorganfunktionen und Kopffunktionen mit harmonisierender Tendenz.

Aquarom **Rosmarin** (Rosmarin officinale, verbanone)
aktiviert den Zuckerstoffwechsel der Leber und der Körperzellen durch Zuckerverbrauch und damit die Energiefreisetzung; wirkt dadurch blutzuckersenkend. Fördert die Insulinbildung des Inselorgans (Pankreas), wirkt kreislaufanregend und blutdrucksteigernd auf den gesamten Organismus, fördert die periphere Durchblutung und des Nervengewebes im Gehirn;
Wirkung: parasympathisch-androgen,
arterielle Kreislaufaktivierung und der systolischen Aktion des Herzens.

Aquarom **Lavendel** (Lavendula officinalis)
beruhigt den Zuckerstoffwechsel der Leber und fördert die Umwandlung der Stärke in Zucker (Glukagonwirkung), blutzuckersteigernd, wirkt aufbauend und stellt neue Energien bereit. Aktiviert die Glukagonbildung des Inselorgans (Pankreas). Wirkt blutdrucksenkend, beruhigend bis zur Einschlafhilfe, entspannt die Blutgefäße und beruhigt Hautirrita-

tionen und Rötungen (allergische Reaktionen), versorgt verstärkt das Nervengewebe einschließlich des Gehirns mit Nährstoffen und Sauerstoff aus gesteigertem Gewebswasserangebot der entspannten Kapillaren;
Wirkung: sympathisch-östrogen,
venöse Kreislaufaktivierung und der diastolischen Aktion des Herzens.

Aquarom **Thymian** (Thymus vulgaris, thymol)
aktiviert die Ausscheidungs- und Entgiftungsfunktion und reguliert den Wasserhaushalt des Organismus durch Anregung von Niere und Nebenniere. Es wird die Sekretion sämtlicher Schleimhäute (Darm, Atmungstrakt, Geschlechtsorgane) und der Drüsen der Haut angeregt, stabilisiert die Darm- und Schleimhautflora (Scheidenflora), wirkt bakterizid und antimykotisch. Wirkt heilend auf das gesamte Urogenitalsystem.
Wirkung: parasympathisch-androgen,
entgiftend, harntreibend.

Aquarom **Salbei** (Salbei officinalis)
vermindert die Ausscheidung und reguliert den Wasserhaushalt des Organismus durch Anregung von Niere und Nebenniere. Steigert die Resorptionskraft der Schleimhäute und stärkt die Darm-, Scheiden- und Schleimhautflora. Regt die Resorptionskraft der Niere (Ultrafiltrat-Resorption) an. Wirkt aufbauend auf das gesamte Urogenitalsystem.
Wirkung: sympathisch-östrogen,
reduziert übermäßige Sekretion.

Aquarom **Sandelholz** (Santalum album)
aktiviert die Geschlechtsorgane und die hormonelle Keimdrüsenfunktion, regt die Peristaltik und Darmfunktion an und steigert in diesen Organsystemen die Durchblutung, fördert die Darmsekretion (Verdauungsfermente) und die Entgiftung. Steigert die Androgenbildung im Hinblick auf ein geschlechtsspezifisches ausgeglichenes Verhältnis von Androgenen und Östrogenen, stärkt die Abwehrfunktion der Scheidenflora.
Wirkung: parasympathisch-androgen,
abführend (diuretisch) bei Verstopfung (Obstipation), anregend für das Geschlechtsleben.

Aquarom **Vetiver** (Vetiveria zizanoides)
wirkt beruhigend auf die Geschlechtsorgan- und Verdauungsfunktion,
stimuliert die hormonelle Keimdrüsenfunktion im Hinblick auf eine
verstärkte Östrogenbildung im Rahmen eines geschlechtsspezifisch
ausgeglichenen Verhältnisses von Androgenen und Östrogenen. Beruhigt
die Peristaltik des Darms, fördert die Resorptionskraft der Darmzotten;
Wirkung: sympathisch-östrogen,

> regeneriert die Scheidenflora, gegen Durchfall (Diarrhöe),
> steigert die Weiblichkeitsmerkmale der Frau (und des
> Mannes).

22. Aromatische Pflanzenpflege

Die ökologische Bedeutung von Heilkräutern und ihrer Essenzen im biologischen Landbau

Ätherische Öle oder Essenzen werden in den verschiedensten
Pflanzenorganen gebildet und gelagert. Alle Pflanzen bilden solche
leicht verdunstbaren, stark duftenden, flüchtigen Fette aus, die jedoch
keinen Fettfleck auf dem Papier hinterlassen. Jedoch ist in den meisten
Pflanzen die Konzentration dieser Essenzen so gering, daß man sie kaum
riecht und auch eine Gewinnung durch Pressen oder Destillieren nicht
lohnt. Es sind die sogenannten Öldrogen, die als Pflanzen einen höheren
Prozentsatz dieser leichtflüchtigen, ätherischen Duftstoffe produzieren
und in ganz bestimmten Organen ihres Pflanzenleibes bilden bzw. ablagern. Es gibt auch Pflanzen, die in allen ihren Teilen ätherische Öle ausbilden und lagern, wie eine Reihe der Vertreter der Doldenblütler (Umbelliferea), wie Dill, Kerbel, Koriander, Petersilie, Sellerie, Kümmel, Fenchel und Anis. Diese bekannten Küchenkräuter haben ihre Essenzen sowohl in den besonders stark entwickelten Wurzeln (dort lagert auch die größte Menge ihrer ätherischen Öle) als auch im Stengel, in den Blättern und Samen.

Die ätherischen Ölpflanzen betonen bzw. signalisieren ihre jeweilige
Schwerpunktfunktion ihrer Wachstums- und Bildungsprozesse durch die
Bildung und Anreicherung von Essenzen in den entsprechenden Pflanzenorganen:

Wurzelbetonte Pflanzen lagern ihr ätherisches Öl bevorzugt im Wurzelorgan ab.

Blatt- bzw. *sproßbetonte* ätherische Ölpflanzen lagern ihre Essenzen vorwiegend in den grünen Blättern und Stengeln ab.

Blütenbetonte ätherische Ölpflanzen lagern ihre Essenzen überwiegend in den Blütenteilen, wie Blütenblätter, Fruchtknoten, Staubgefäße und Samen, ab.

Diese ätherischen Öle bleiben aber nicht bei oder in der Pflanze, sondern dienen als Botenstoffe (Ektohormone) für die Insekten, die im Blütenbereich für die Bestäubung nützlich sind, während die Blattöle durch ihren Duft die umgebende Luft „würzen". Die Wurzelöle locken verschiedene Bodenorganismen entweder an oder stoßen sie ab.

Die soziale Bedeutung der ätherischen Öle auf Pflanze und Tier in der Lebensgemeinschaft ist kaum erforscht. Bekannt ist aber, daß ätherische Öle unter anderem folgende ökologische Bedeutung und Aufgabe haben:

— Sie sind z. T. giftige Ausscheidungen im Zuge des Abbaustoffwechsels der Pflanze,
— sie dienen dem Schutze vor Schädlingsbefall (Pilze, Bakterien, Flechten, Viren und Insekten) und wirken dann allgemein antibiotisch, antimykotisch, antibakteriell oder zytotoxisch,
— sie steuern als Ektohormon das Sozialverhalten bei Tieren (wie den Bienen und Insekten) und auch bei Pflanzen, indem sie zum Beispiel andere Pflanzen und ihre Früchte oder Samen zu Entwicklung und Reife anregen (bekannt ist, daß, wenn man Kartoffeln und Äpfel zusammen in einem Kellerraum lagert, erstere viel früher keimen).

Die ätherischen Öle haben also offenbar die ökologische Aufgabe, andere pflanzliche und tierische Organismen zu beeinflussen. Sie entsprechen in der Lebensgemeinschaft ihres Standortes (Biozönose) den Hormondrüsen im Innern des menschlichen Leibes, welche gleichfalls alle anderen Körperorgane und Gewebe beeinflussen und stimulieren. Die Essenzen sind so für Pflanze, Tier und Mensch lebensfördernd.

Ätherische Öle und Duftstoffe in hoher Verdünnung wirken über alle lebenden Organismen auf andere Organismen ein, so daß eine rege gegenseitige Beeinflussung geschieht.

Eine besondere und wichtige Bedeutung liegt in der Verhütung des Auftretens von Schädlingen. Denn auch die moderne biologische Schädlingsbekämpfung setzt in zunehmendem Maße erfolgreich Pheromene,

d. h. geruchsaktive Stoffe in Form von Ektohormonen, zur Insektenvernichtung ein (Beispiel Apfelwickler). Das löst allerdings nicht das Problem, denn das übermäßige Auftreten des Schädlings „Apfelwickler" signalisiert eine gestörte Ökologie der Anbaupflanzen, die dadurch nicht behoben wird, sondern eine reine Symptombekämpfung darstellt. Offenbar fehlen verschiedene Pflanzen- und Tierarten, die die Vermehrung in Grenzen halten.

Wir kennen erfolgreiche Beispiele der Anpflanzung von Mischkulturen, die sich durch ihre Aromastoffe in der Entwicklung gegenseitig fördern bzw. in ihrer Abwehr stärken. Es ist in diesem Sinne hilfreich, ab und zu eine Knoblauchpflanze zwischen die Rosen zu pflanzen oder Salbei, Lavendel und Thymian zwischen die Obstbäume oder Reben zu setzen, um dem Schädlingsbefall vorzubeugen. Gerade in der heutigen kostenaufwendigen Landwirtschaft mit häufiger teurer Spritzung der Anbaufrüchte wird diese Frage zunehmend aktueller!

Der Schlüssel zur aromatischen Pflanzenpflege

Offensichtlich haben die ätherischen Ölpflanzen die Aufgabe, in der Natur überschüssige Kräfte und Energien zu entwickeln, um diese in Form von Heilkräften ihrer Umwelt und allen bedürftigen Lebewesen mitzuteilen! Heilkräuter ganz allgemein sind nicht nur die „Ärzte" für uns Menschen, sondern auch im gleichen Maße für alle Lebewesen, für Pflanzen, Tiere und einzellige Lebewesen.

Ätherische Öle sind nichts anderes als ein konzentriertes, duftendes Kraftfeld, welches von den Pflanzenorganen an die Lebensgemeinschaft (Biozönose) verschenkt und verströmt wird, um diese in Wachstum, Regeneration und Fortpflanzung zu stimulieren oder gar die Reifung zu beschleunigen.

Darin liegen auch die Grundlagen eines künftigen *aromatischen Pflanzenschutzes* oder einer *aromatischen Pflanzenpflege*, wenn man nun die verschiedensten Essenzen in Form verdünnter Lösungen (1 : 10000 oder 1 : 100000 in Wasser mit Lösungsvermittler) auf die Anbaupflanzen verspritzt! (Erste Versuche in der Landwirtschaft und im Gartenbau zeigen sehr positive Ergebnisse.)

Ätherische Öle beinhalten das *Kraftfeld* ihres pflanzlichen Herkunftsorganes und übertragen es ektohormonell verstärkend auf das Kraftfeld anderer Pflanzen: Blütenöle beinhalten die konzentrische Kraft, Wurzelöle die zentrifugalen Wachstumskräfte und Blattöle die rhythmisch abwechselnden Kräfte von Ausdehnung und Zusammenziehung, Ein- und Ausatmung.

Das Prinzip der Heilkräuter-Essenz-Therapie ist: Gleiches wirkt auf Gleiches, gleiche Funktionen werden von gleichen Kräften gesteuert.

1. Die Sinnes- und Konzentrationsfunktion wirkt in der Pflanzenblüte und im Kopf des Menschen.
2. Die Kreislauf-, Assimilations- und Atemfunktion wirkt im Pflanzensproß und im Oberkörper des Menschen.
3. Die Verdauungs- und Regenerationsfunktion wirkt in der Pflanzenwurzel und im Unterkörper des Menschen.

Diese *Wirkungsbeziehung zwischen Heilpflanze und Mensch* hat als verbindendes Glied das ätherische Öl der Pflanze, welches in Verdünnung mit einem Basisöl auf die Haut des Menschen aufgetragen wird und aufgrund des schnellen Eindringungsvermögens in wenigen Minuten über Lymphe und Blut seine Wirkung im entsprechenden Körperabschnitt entfaltet.

Bei den Nutzpflanzen kann man aber die Pflanzen-Essenzen direkt auf die Planzen anderer Art anwenden, um so deren Wurzel, Blatt- oder Blütenfunktionen zu stärken, so daß der Anwendungsschlüssel eines aromatischen Pflanzenschutzes oder einer aromatischen Landwirtschaft folgendermaßen aussieht:

a) *Wurzel- oder Holzöle* stärken das Wurzelwachstum und die Bodenorganismen.
b) *Blatt- oder Sproßöle* stärken das Blattwachstum und die Blattfunktionen.
c) *Blütenöle* (aus Frucht und Samen) stärken den Blütenansatz, das Erblühen, die Frucht- und Samenbildung und sämtliche Blütenfunktionen!

Dadurch wird die Regenerations- und Abwehrkraft der gesamten Pflanze gestärkt, kurzum ihre Vitalität und Lebenskraft gesteigert. Dies ist wie eine feinstoffliche Düngung und zugleich ein Pflanzenschutz gegen mögliche Schädlinge! Es ist interessant zu beobachten, daß Blatt- oder Sproßöle, die verdünnt auf Rosen gespritzt werden, die Blattläuse nach kurzer Zeit verschwinden lassen und zugleich das Blattwachstum durch neuen Austrieb der Knospen anregen. Es ist weiterhin interessant, daß Wurzel- und Bodenschädlinge durch Zugabe von Wurzelöl auf die Wurzeln in der Erde nach kurzer Zeit ebenfalls verschwinden!

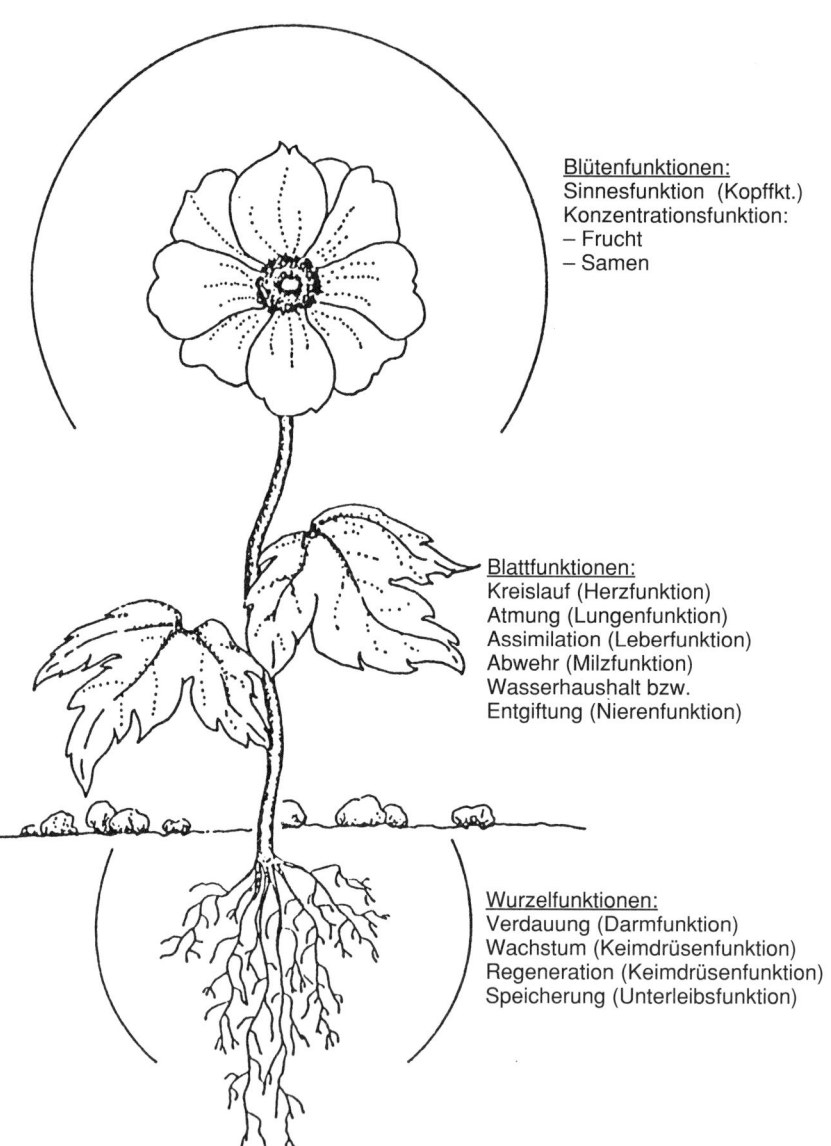

Blütenfunktionen:
Sinnesfunktion (Kopffkt.)
Konzentrationsfunktion:
– Frucht
– Samen

Blattfunktionen:
Kreislauf (Herzfunktion)
Atmung (Lungenfunktion)
Assimilation (Leberfunktion)
Abwehr (Milzfunktion)
Wasserhaushalt bzw.
Entgiftung (Nierenfunktion)

Wurzelfunktionen:
Verdauung (Darmfunktion)
Wachstum (Keimdrüsenfunktion)
Regeneration (Keimdrüsenfunktion)
Speicherung (Unterleibsfunktion)

Abb. 45: Konzentrationskraft der Blüte, Zentrifugalkraft der Wurzel.

260

Es sollten daher Blüten-, Frucht- oder Samenöle abwehrend auf Schädlinge und Krankheiten der Blüten-, Frucht- und Samenorgane wirken!

Außerdem ist zu erwarten, daß z. B. Getreide, welches sich durch einen verstärkten Samenbildungsimpuls auszeichnet, im Fruchtansatz durch Spritzung mit Samenölen wie Fenchel, Kümmel oder Anis gestärkt und gefördert werden kann bei gleichzeitiger Abwehr möglicher Krankheiten und Schädlinge in dieser Region.

Im Weinbau müßte man vor allem zunächst den Boden und die Wurzeln mit Spritzungen aus Wurzelölen, später die Blätter mit Blattöl- und dann die Fruchtansätze mit Blütenöl-Spritzungen versehen.

Bei den Wurzelfrüchten wie den Kartoffeln könnten wir das Wachstum des Knollenansatzes durch Wurzelöle und zugleich der Blätter zusätzlich noch mit nachfolgenden Blattöl-Spritzungen fördern. Wir wollen ja nichts „bekämpfen" oder vernichten, sondern stärken, das heißt Leben fördern durch die Harmonie aller Lebensfunktionen!

Solche ätherischen Öle haben also immer eine doppelte Wirkung: Einmal *stärken* sie die Organfunktion der Anbaupflanzen und zum anderen *wehren* sie den Krankheits- und Schädlingsbefall ab!

Wir verweisen hier noch einmal auf die antibakterielle, antiseptische (eigentlich „pro-biotische") Wirkung der meisten ätherischen Öle, was wissenschaftlich nachgewiesen wurde.

In diesem Sinne erfüllt die aromatische Pflanzenpflege eine vielseitige Funktion: Sie düngt feinstofflich, wehrt Schädlinge und Krankheiten ab, schädigt nicht den Landwirt und ist zugleich im höchsten Maße auch für den Menschen gesundheitsfördernd. Die aromatische Pflanzenpflege trägt somit dazu bei, die Integration von Körper, Seele und Geist, von Erde, Mensch und Gott zu fördern.

V Verzeichnis der benutzten Literatur

ABC-Chemie: Fachlexikon (2 Bde.). Verlag Harri Deutsch. Frankfurt/M. 1979.

Benninghoff-Goerttler: Lehrbuch der Anatomie des Menschen. Verlag Urban und Schwarzenberg. München-Berlin. Bd. 1 8. Aufl. 1961; Bd. 2 6. Aufl. 1962; Bd. 3 6. Aufl. 1960.

Blechschmidt, E.: Anatomie und Ontogenese des Menschen. Biologische Arbeitsbücher 22. Quelle & Meyer. Göttingen 1978.

Blechschmidt, E.: Sein und Werden − Die menschliche Frühentwicklung. Urachhaus-Verlag. Stuttgart 1982.

Braun, Hans: Heilpflanzen-Lexikon für Ärzte und Apotheker. 3. Aufl. Gustav-Fischer-Verlag. Stuttgart 1978.

Brockhaus ABC-Biologie: Brockhaus-Verlag. Leipzig 1967.

Brud, Wladislaw S.: Der Geruch des Menschen. Dragoco Report 24, 1/1977, 3−15.

Buchbauer, G.; Hafner, M.: Aromatherapie, Pharmazie in unserer Zeit, 14, 1/85, 8−18.

Dworzynski, A.: Das Johanneische Menschenbild. Selbstverlag. Kaufbeuren 1983 (zu beziehen über den Autor D. Gümbel).

Faller, A.: Der Körper des Menschen. 8. Aufl. Thieme-Verlag. Stuttgart 1978.

Ferner, H.: Grundriß der Entwicklungsgeschichte des Menschen. Ernst Reinhardt Verlag. München-Basel 1967.

Forth, W.; Henschler, D.; Rummel, W.: Pharmakologie und Toxikologie. B.I. Wissenschaftsverlag. Wien-Zürich 1983.

Fritsche, H.: Der Erstgeborene. Ein Bild des Menschen. Ernst Klett Verlag. Stuttgart 1953.

Gildemeister, E.; Hoffmann, Fr.: Die ätherischen Öle. Akademie-Verlag. Berlin 1968.

Gümbel, D.: Die drei Schichten der Haut als Spiegel des ganzen Menschen. Kosmetik International, Baden-Baden 1/81, Sonderdruck.

Gümbel, D.: Die kostbarste kosmetische Heilpflanze des Altertums − INDISCHE NARDE. Kosmetik International. Baden-Baden 10−12 Sonderdruck (1981).

Hagers Handbuch der Pharmazeutischen Praxis. Springer Verlag. Berlin-Heidelberg-New York 1978.

Hamperl, H.: Lehrbuch der Allgemeinen Pathologie und der pathologischen Anatomie. 26. Aufl. Springer Verlag, 1965 Berlin-Heidelberg.

Henglein, M.: Die heilende Kraft der Wohlgerüche und Essenzen, Schönbergers Verlag, München 1985.

Huber, U. A.: Erfassen des Geruchs von Riechstoffen, SÖFW, 110, 15/1984, 448 – 451.

Jaminet, L.: Ätherische Öle. Riechstoffe, Riechdrogen. Verlag Cram, de Gruyter. Berlin 1949.

Kahle, W.; Leonhardt, H.; Platzer, W.: Taschenatlas der Anatomie für Studium und Praxis. Georg Thieme Verlag. Stuttgart 1979.

Karlson, P.: Kurzes Lehrbuch der Biochemie. Thieme-Verlag. Stuttgart 1970.

Knußmann, R.: Der Mann ein Fehlgriff der Natur. Stern-Buch. Gruner & Jahr Verlag. Hamburg 1982.

Knußmann, R.: Vergleichende Biologie des Menschen. Lehrbuch der Anthropologie und Humangenetik. Gustav-Fischer-Verlag. Stuttgart 1980.

Kubeczka, K.-H.: Vorkommen und Analytik ätherischer Öle. Ergebnisse internationaler Arbeitstagungen in Würzburg, Freiburg u. Münster. Georg Thieme Verlag. Stuttgart 1979.

Kubeczka, K.-H.: Ätherische Öle. Analytik, Physiologie, Zusammensetzung. Ergebnisse internationaler Arbeitstagungen in Würzburg und Groningen. Georg Thieme Verlag. Stuttgart 1982.

Montagu, A.: Körperkontakt – Die Bedeutung der Haut für die Entwicklung des Menschen. Ernst-Klett-Verlag. Stuttgart 1974.

Morris, Edwin T.: Vetiver – ein Geschenk an die Kosmetik. Dragoco Report 30/6/1983, 158 – 165.

Papertian, G.: Geruch und psychosomatische Medizin. Dragoco Report 24/1/1977, 16 – 21.

Pešić, M. Č. (Hrsg.): Thymus, Zentrale der Immunität und endokrines Steuerungsorgan, Karl F. Haug Verlag, Heidelberg 1984.

Portmann, A.: Einführung in die vergleichende Morphologie der Wirbeltiere. Schwabe & Co.-Verlag. Basel-Stuttgart 1969.

Popp, F. A.: Krank sein – wenn Zellen nicht mehr miteinander reden. Bild der Wissenschaft 8 (1977) 90 – 97.

ro-ro-ro Pflanzenlexikon: Systematische Darstellung des gesamten Pflanzenreichs in 5 Bänden. Rowohlt-Verlag. Hamburg 1977.

Rücker, C.; Glauch, G.: Die „Narde", eine alte asiatische Arzeneipflanze. Deutsche Apotheker-Zeitung **107**, 27 (1967) 921 – 926.

Sobotta-Becher: Atlas der deskriptiven Anatomie des Menschen. Bd. 1 15. Aufl. 1957; Bd. 2 15. Aufl. 1960; Bd. 3 16. Aufl. 1962. Urban & Schwarzenberg. Berlin-München.

Stüttgen, G.: Die normale und pathologische Physiologie der Haut. Gustav-Fischer-Verlag. Stuttgart 1965.

Tietze, G.: Botschaften aus dem Mutterleib. Pränatale Eindrücke und deren Folgen. Ariston-Verlag. Genf 1984.

Tisserand, B.: Aromatherapie. Heilung durch Duftstoffe. Bauer-Verlag. Freiburg 1980.

Troll, W.: Allgemeine Botanik. Ein Lehrbuch auf vergleichend biologischer Grundlage. Ferd.-Enke-Verlag. Stuttgart 1959.

Udupa, Tripathi: Natürliche Heilkräfte. Beeren, Gemüse, Gewürze. Ex-Libris-Verlag. Zürich 1980.

Valnet, J.: Aromatherapie. Die Behandlung von Krankheiten mit Pflanzenessenzen. P. Kart-Verlag. Lausanne 1976.

Weberling, F.: Monographie der Gattung Nardostachys DC. (Valerianaceae). Bot. Jahrb. Syst. **99** 2/3, Stuttgart 1978.

VI Stichwortverzeichnis

VII Abbildungsverzeichnis